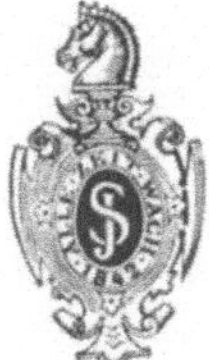

H. Krebs · H. Schipperges

Heidelberger Chirurgie

1818—1968

Eine Gedenkschrift zum 150jährigen Bestehen
der Chirurgischen Universitätsklinik

Springer-Verlag Berlin · Heidelberg · New York 1968

Heinrich Krebs,
Dr. med., Oberarzt der Chirurgischen Universitätsklinik Heidelberg

Heinrich Schipperges,
Dr. med. et phil., Direktor des Institutes für Geschichte der Medizin
der Universität Heidelberg

Mit 14 Porträts und 27 Abbildungen

ISBN-13: 978-3-540-04215-0   e-ISBN-13: 978-3-642-48059-1

DOI: 10.1007/978-3-642-48059-1

Vorwort

Mit dem Kongreß der Vereinigung Mittelrheinischer Chirurgen im Oktober 1968 kann die Chirurgische Klinik der Universität Heidelberg zugleich ihr hundertfünfzigjähriges Bestehen feiern. Im Rückblick auf das Jahr 1818 eröffnet sich für die Heidelberger Chirurgie ein gewaltiger Zeitraum, in dem nicht nur die Begründung und Entfaltung einer modernen Krankenanstalt zum Ausdruck kommen, sondern auch die Entwicklung der Chirurgie zur Wissenschaft und damit eines der aufregendsten Kapitel moderner Wissenschaftsgeschichte. Von eigenwilligen Persönlichkeiten geprägt hat sich die Heidelberger Chirurgie in charakteristischen Phasen und mit spezifischen Schwerpunkten zu einem vielgliedrigen und ungemein lebendigen Fachbereich entfaltet, aus dem sich jetzt schon die Perspektiven ihrer künftigen Entwicklung deutlich abzeichnen.

Es kann nicht im Sinne einer solchen Festschrift liegen, eine lückenlose Aufführung der Archivmaterialien oder aller bibliographischen Daten zu geben. Gleichwohl sind überall Quellen erster Hand wie Akten, Autobiographien, Memoranden, Korrespondenzen, Unterrichtspläne, Nekrologe, aber auch vorbereitende Dissertationen, Gedenkreden und Überblicke herangezogen worden. Der Anhang bringt Quellenbelege und Verweise. Eine Zeittafel dient der chronologischen Differenzierung und Verdeutlichung. Abbildungen wollen den Text beleben und anschaulich interpretieren. Ein Biographisches Register kann die zahlreichen mit der Heidelberger Chirurgie verbundenen Persönlichkeiten noch einmal zeitlich wie fachlich fixieren. Die Literaturhinweise möchten dem interessierten Leser eine weiterführende Lektüre vermitteln.

Keine Galerie berühmter Meister soll vorgeführt werden, kein Familienalbum für festliche Stunden, vielmehr ein Stück Geistesgeschichte, mit allen menschlichen Motiven, fachlichen Konflikten, gleichbleibenden Problemen und Schwerpunkten, wie sie sich aus der Sache selbst heraus ergeben.

Die vorliegende Festschrift verdankt ihr Entstehen der ideenreichen Anregung und tatkräftigen Förderung des jetzigen Direktors der Chirurgischen Klinik, Professor FRITZ LINDER, der nach seiner Amtsübernahme zunächst mit

Dr. RUEF, dann mit Dr. KREBS eine Sammlung der Klinikgeschichte begann. Diese Arbeit wurde durch die Dissertationen von CORNELIUS ECKERT, BURKHARDT HAUBOLD, DIETER KRAMER, URSULA RENNER und IRIS SCHLECHT unterstützt. Besonderer Dank gebührt den Diplom-Bibliothekarinnen, Frau BRÄUNIG von der Chirurgischen Klinik und Frau GÄRTNER vom Institut für Geschichte der Medizin, sowie Frau MATTES und Herrn KRAMER vom Fotolabor der Chirurgigischen Klinik. Nicht zuletzt sei auch dem Springer-Verlag der Dank für das lebendige Interesse und die großzügige Ausstattung ausgesprochen.

Heidelberg, im September 1968   Die Verfasser

Inhalt

Einleitung 1

Erster Teil

Zur Entwicklung der modernen Chirurgie 5
  I. Die Situation der Chirurgie im 18. Jahrhundert 7
  II. Wesen und Formen des chirurgischen Unterrichts 13
  III. Chirurgie im alten Heidelberg 20

Zweiter Teil

Die Heidelberger Chirurgen 27
  I. Der Wirkraum der Heidelberger Chirurgen 29
  II. Die Lehrstuhlinhaber von 1818 bis 1968 35
  III. Schulen und Richtungen 118

Dritter Teil

Struktur und Wandel der Chirurgischen Klinik 127
  I. Die Gründung der Chirurgischen Universitätsklinik 129
  II. Die chirurgischen Kliniken der Universität Heidelberg 135

Perspektiven der Heidelberger Chirurgie 159

Anhang

Anmerkungen 169
Zeittafel 171
Abbildungen und Legenden 174
Literatur 191
Biographisches Register 195

Einleitung

Die Geschichte der Heidelberger Chirurgie von 1818 bis 1968 entspricht paradigmatisch und in allen Punkten jenem großartigen Panorama, in dem sich die Chirurgie zu einer wissenschaftlichen Disziplin entwickeln und zu ihrer Weltgeltung entfalten konnte. Zu Beginn des 19. Jahrhunderts noch in einem weitgehend empirischen Stadium befangen, konnte sich die Chirurgie um die Mitte des vorigen Jahrhunderts auf wissenschaftliche Fundamente stellen, um von da aus in der zweiten Jahrhunderthälfte ihren eigentlichen technischen Durchbruch zu erfahren. Daß die Persönlichkeiten der Heidelberger Chirurgie diesen großartigen Aufbruch mitgetragen haben und ihre Leistungen zur Weltbedeutung der Chirurgie von heute und morgen mitverhalfen, dies in erster Linie macht den historischen Rückblick so aktuell und rechtfertigt eine detaillierte Beschäftigung mit den alten Institutionen, mit an sich überholten Techniken, mit merkwürdigen Instrumentarien und unbeholfen erscheinenden Methoden, die von den Fortschritten unserer Generation so weit in den Schatten gestellt wurden.

Die Chirurgie jeder Epoche hat sich auf der Höhe ihrer Zeit und auf einem absoluten Gipfel verstanden. Im Jahre 1826 konnte der französische Chirurg Alexis Boyer seinem Handbuch die stolze Feststellung einverleiben: „Die Chirurgie unserer Tage hat die größten Fortschritte gemacht, so daß sie den höchsten oder nahezu den höchsten Grad der Vollkommenheit, deren sie überhaupt fähig ist, erreicht zu haben scheint."

Demgegenüber glaubt ein moderner Historiker der Chirurgie, Frederick F. Cartwhright, konstatieren zu müssen, daß gerade zu diesem Zeitpunkt eine ernstzunehmende Chirurgie erst ihren Anfang genommen habe. Und auch er stellt „The Development of Modern Surgery" (1967) in jenen Rahmen der letzten 150 Jahre, in denen auch die Heidelberger Chirurgie zu ihrer Gestaltung und Ausreifung kam.

Ein solcher paradigmatischer Aufriß einer wissenschaftlichen Disziplin wird freilich erst überzeugend auf der Folie einer Gesamtüberlieferung und vor dem kulturhistorischen Hintergrund einer Zeit darzustellen sein. Ältere Perioden bilden dafür nicht allein das Vorfeld, sondern stellen auch die lebendigen Vektoren in einem einheitlich zu verstehenden Transformierungsprozeß vielschichtiger Gliederungen dar. Ehe wir die klinischen Institutionen der Heidelberger Chirurgie kennenlernen und die an ihr wirkenden Persönlichkeiten zu würdigen haben, sollte dieser Hintergrund einer Chirurgie im ganzen deutlicher vorgestellt werden.

Die Chirurgie mit einer Tradition von fünftausend Jahren stellt bereits in ihrem Ursprung ein überraschend geschlossenes systematisches Feld dar. In den älteren Texten der indischen Heilkunst steht zu lesen: „Die Chirurgie ist die erste und höchste Abteilung der heilenden Kunst, am wenigsten anfällig für Betrug, durchsichtig in sich selbst, voll Beweglichkeit in ihrer Anwendung, das würdige Produkt des Himmels, die sichere Quelle des Ansehens auf Erden."

Ihrer Theorie nach hat es die Chirurgie mit den drei grundlegenden Abteilungen der Heilkunde zu tun: mit der Physiologie als der Lehre vom gesunden Menschen; mit der Pathologie als der Lehre von den Krankheiten und mit der Therapeutik als der Lehre von dem zu heilenden Menschen. Als praktische Disziplin hat die Chirurgie innerhalb der Tradition eine der drei Grundsäulen des therapeutischen Vorgehens gebildet: neben der Diätetik als der Kunst der ärztlichen Lebensführung und neben der Pharmazeutik als Arzneimittelschatz hat zu allen Zeiten die Chirurgie als das Eingreifen mit der Hand und dem Instrumentarium als bevorzugte Möglichkeit der Heilkunst gestanden.

In der altindischen Heilkunde wurde aus diesen Gründen die Chirurgie am unmittelbarsten in die Medizin integriert und nur derjenige als ein vollkommener Arzt angesehen, der die Medizin und die Chirurgie in sich vereinige. „Der Arzt, der nur einen Zweig kennt, gleicht einem Vogel mit nur einem Flügel. Denn der Nur-Theoretiker ist am Krankenbett einem feigen Mann im Kriege vergleichbar: Er sieht die Gefahr und weiß nicht, wie er sie abwenden soll" [1].

In der Spätantike erst und ohne verbindliche Stützung auf Hippokrates hat man sich gezwungen gesehen, die Chirurgie von der übrigen Medizin abzutrennen; bei den alexandrinischen Ärzten und besonders unter den sich weitläufig spezialisierenden Heiltechnikern im späten Rom ist es zu einer eigenständigen Begründung der Chirurgie mit großen technischen Verbesserungen, aber auch einem wachsenden Prestigeverlust gekommen. Die Zweiteilung des ärztlichen Standes, die sich so unheilvoll bis in die neueste Zeit hinein auswirken sollte, hat hier ihre Wurzel.

Gleichwohl sollte nicht vergessen werden, daß das klassische Jahrtausend der arabischen wie lateinischen Scholastik hohe Ansprüche an einen gebildeten Chirurgen gestellt hat und die Einheitlichkeit des ärztlichen Berufes in einem aus-

2

gewogenen durchgegliederten „Haus der Heilkunde" niemals aufgeben wollte. Der arabische Chirurg Abulcasis hat um das Jahr 1000 auf die breite Ausbildung der Chirurgen, vor allem in der Anatomie, den größten Wert gelegt. Im 13. Jahrhundert konnte der an der Pariser Schule gebildete Chirurg Lanfranc sich nicht allein auf die gesamte Medizin, sondern auch auf die Naturwissenschaften, und darin eingeschlossen alle Sparten der Philosophie, berufen. Wie der Arzt hat auch der Chirurg die gesamten „Artes liberales" zu beherrschen: „Er soll um die natürliche Logik wissen, damit er die Schriften überhaupt versteht. Er hat sich angemessen auszudrücken, worin ihn die Grammatik unterweist. Er soll seine Vorstellungen rationellen Gründen angleichen: das zeigt ihm die Dialektik. Er soll schließlich darauf achten, daß seine Ratschläge auch ankommen; in dieser Kunst hat die Rhetorik sein Lehrer zu sein."

Mit diesen Motiven und Argumenten sehen wir im hohen Mittelalter ausgerechnet einen Chirurgen auf jene ältere abendländische Überlieferung Bezug nehmen, wonach die Heilkunst, ihrer intimen Beziehung zu den sieben freien Künsten wegen, geradezu als eine „secunda philosophia" angesprochen worden war. Als „zweite Philosophie" wird sie dem werdenden Chirurgen alles das anzubieten haben, was die Physik auf der einen Seite und die Ethik auf der anderen Seite lehren. Will sie doch den Chirurgen zu einem vollkommenen Wissenschaftler machen, was nicht möglich erscheint, ohne daß die Praxis mit einer Theorie der Medizin verbunden wird: „Omnis practicus est theoricus: Omnis cyrurgicus est practicus: Ergo omnis cyrurgicus est theoricus" [2]. Mit diesem einfachen und bestechenden scholastischen Syllogismus wird der Chirurgie ihr wissenschaftlicher Standort angewiesen.

Wesentlich pragmatischer verhält sich die Medizialgesetzgebung Friedrichs II. von Hohenstaufen, in der wir ein erstes Modell unserer Bestallungsordnung erblicken dürfen. Für das Studium der Chirurgie und ihre Prüfung werden im Jahre 1231 durch den Hohenstaufen bereits genauere und verbindliche Bestimmungen festgelegt: „Da die medizinischen Wissenschaften niemals gelernt werden können, wenn nicht vorher Kenntnisse in der Logik erworben sind, bestimmen wir, daß keiner Medizin studieren soll, wenn er nicht vorher mindestens drei Jahre Logik studiert hat." Nach diesem Logikum anstelle eines Physikums erst steht es ihm frei, im Studium der praktischen Medizin voranzuschreiten und hierbei insbesondere die Chirurgie, die — wie es ausdrücklich heißt — ein Teil der Medizin ist, zu erlernen. „Ferner setzen wir durch diese dienliche Konstitution unverbrüchlich fest, daß kein Chirurg zur Praxis zugelassen werden soll, wenn er nicht schriftliche Zeugnisse der in der Medizinischen Fakultät lesenden Professoren vorweist, daß er wenigstens ein Jahr lang den Teil der Medizin studiert, der in der chirurgischen Geschicklichkeit unterweist, daß er weiter die Anatomie der Menschenkörper in den Kollegien kennengelernt hat, und daß er in dem Teil der Medizin völlig ausgebildet sei, ohne den Operationen weder zweckdienlich ausgeführt, noch vollkommen ausgeheilt werden können" [3].

Bis zum Ausgang des 18. Jahrhunderts sind an allen Universitäten diese so feierlich wie umständlich vorgetragenen Bestimmungen berücksichtigt worden, wenngleich auf den praktischen Gebieten seit dem 15. Jahrhundert zunehmend der chirurgische Stand an Prestige eingebüßt hat und sich seine Rechte erst auf grotesken Umwegen zurückerobern mußte. Ohne die Kenntnis dieses Umweges wird auch die Leistung der Heidelberger Chirurgie kaum recht einzuschätzen sein.

Eine Festschrift zu Ehren der Heidelberger Chirurgen wird daher ganz bewußt auf die Entwicklung der Chirurgie im 18. Jahrhundert eingehen müssen; hierbei sollen insbesondere die Spielarten des chirurgischen Unterrichts herausgestellt und diskutiert werden. Erst mit diesem Vorfeld repräsentiert sich uns der Zeitraum zwischen 1818 und 1968 in seiner besonderen Dramatik als ein Stück Problemgeschichte, das uns darauf hinweist, wie sehr gerade für ein so modernes Fach wie die Chirurgie die Überlieferung ein lebendiger Antrieb bleibt, ein stetiges Korrektiv gibt mit allen Möglichkeiten zu kritischer Distanzierung wie auch zu entschlossenem Fortschreiten in einem nunmehr volleren und lebendigeren Bedeutungskontinuum.

Zur Entwicklung der modernen Chirurgie

I. Die Situation der Chirurgie im 18. Jahrhundert

Als der Heidelberger Chirurg Vincenz Czerny im Jahre 1900 einen Rückblick auf die Fortschritte der Chirurgie gab, konnte er unter allgemeiner Zustimmung seiner Zeitgenossen die allgemeinen und ans Wunderbare grenzenden Errungenschaften der speziellen Chirurgie konstatieren. Wenn man heute, um die Jahrhundertwende, so meint Czerny, einem so erfahrenen Chirurgen wie Johann Friedrich Dieffenbach (1792—1847) die Operationsberichte einer Chirurgischen Klinik um 1900 vorlegte, so würde er darüber ungläubig den Kopf schütteln, als handele es sich dabei um einen Phantasieroman von Jules Verne. Zu enorm seien die Fortschritte und damit auch die neuen Aufgaben geworden. Der Alltag eines Chirurgen von heute, er sei so aufregend geworden wie ein Seiltänzerakt!

Wie hätte erst angesichts dieser Fortschritte und solcher kunstvollen Akte ein Chirurg des 18. oder 17. Jahrhunderts den Kopf geschüttelt und seinen Fachkollegen anstaunen müssen! Gleichwohl kann nicht bestritten werden, daß auch zwischen der empirischen Wundarzneikunst der beginnenden Neuzeit und den technischen Leistungen des ausgehenden 19. Jahrhunderts deutliche genetische und fachliche Abhängigkeiten zu finden sind und sich aus dem kontinuierlichen Fortgange einer Wissenschaft erst ihre eigensten, beharrlichsten und weiterwirkenden Bestrebungen erkennen lassen.

Ein so erfahrener Wundarzt wie Wilhelm Fabry aus Hilden (1560—1634), den Theodor Billroth noch einen „echten Chirurg von Gottes Gnaden" nennen konnte, hat seine Schüler auf das Ganze der Medizin verwiesen, in der es seit Hippokrates immer nur die Natur war, die aus einem Übel das Beste zu machen verstand und der auch der Chirurg mit wacher Aufmerksamkeit oder seinem geschliffenen Instrumentarium lediglich beizuspringen vermag. Für den Chirurgen sei es daher wichtig, eventuelle Zwischenfälle, die das Werk der Natur verhindern und stören, auszuschalten, um dann nach einem überdachten Vorgehen seinen eigenen Heilplan ins Werk zu setzen. Hier aber, sagt Hildanus, ist neben dem praktischen Verstand auch eine gewisse Gelehrsamkeit notwendig, vor allem auf dem Gebiete der Anatomie, die für ihn zum „Schlüssel und Steuerruder der Medizin" geworden ist [4].

Diese allgemeinen Kriterien behalten auch im Übergang vom 17. zum 18. Jahrhundert, einer ausgesprochenen Phase des Niederganges der alten stolzen Zünfte, ihre Gültigkeit. So sieht noch Schelhammer (1697) das Haus der Heilkunde nach den alten Disziplinen gegliedert: „triplice enim ex fonte hauriuntur remedia: Pharmacia, Chirurgia, Diaeta." Als Schüler der Wundarzneikunst stellten sich bis weit ins 18. Jahrhundert in erster Linie die „Auswürflinge der lateinischen Schulen" zur Verfügung. Mit halber Vorbereitung kamen sie in die Lehre eines Baders, wo sie den Bart scheren, die Ader zu öffnen und allenfalls Schröpfköpfe zu setzen lernten. Erst nach und nach werden sie mit orthopädischen Maßnahmen und dem Verbandswesen vertraut gemacht, sammeln zwischendurch Kräuter und Wurzeln und bereiten sich selber ihre Pflaster zu.

Erst als Geselle konnte der angehende Wundarzt eigene Erfahrungen sammeln. Er geht nach dreijähriger Lehrzeit auf die Wanderschaft, verdingt sich bei einem Meister und wird mit dessen Spezifitäten vertrauter. Nach dieser Zeit kann er sich bei einer Medizinischen Fakultät zur Prüfung stellen. Im 18. Jahrhundert hatten die Fakultäten noch durchlaufend ihre Aufsicht über die Examina der Chirurgen wie auch das Aufsichtsrecht über jede chirurgische Praxis behalten. Die Fakultätsprotokolle sind voll vom Streit um diese Privilegien und von Übertretungen einzelner Chirurgen wie auch angeblichen Anmaßungen der Zünfte. So wird großer Wert darauf gelegt, daß die sog. Morgensprache, die reguläre Versammlung der Zunftgenossen unter Vorsitz eines Meisters, keinerlei Einfluß auf das Chirurgenexamen gewinne.

Die „Bartmacherzunft", wie sie noch 1785 in dem offiziellen Fakultätsprotokoll der Kieler Medizinischen Fakultät genannt wird, hat sich durchaus mit ihrer zweitrangigen Funktion zu begnügen. Gleichwohl ist es schon vor der Mitte des 18. Jahrhunderts zu einer allgemeinen und in ganz Europa sich durchsetzenden Emanzipierungsbewegung gekommen, die am Ausgang des Jahrhunderts die volle Gleichberechtigung erbrachte. Die soziale Nivellierung im Gefolge der Französischen Revolution hat diese zunächst nur zögernd, sich bald aber stürmisch durchsetzende Gleichstellung gefördert. Gestützt auf eine breite Basis spezialisierter Chirurgenschulen konnte sich dieser Impuls rasch auf den akademischen Unterricht auswirken und im beginnenden naturwissenschaftlichen Zeitalter auch die wissenschaftliche Strukturierung der Chirurgie begründen helfen.

Im Jahre 1731 bereits wurde die „Académie de Chirurgie", in Paris durch Maréchal und Lapeyronie, die Leibärzte Ludwigs XV., begründet, der Medizinischen Fakultät gleichgestellt. Damit fanden leidenschaftliche Kontroversen, die seit der Mitte des 16. Jahrhunderts zwischen den korporierten Chirurgen und den akademischen Medizinern ausgefochten wurden, ein Ende. Unter den großen französischen Meistern Chopart und Désault wurde im Jahre 1750 die „École Pratique de Chirurgie" in Paris eröffnet.

An den deutschen Universitäten war es vor allem das fortschrittliche Würzburg, wo seit 1720 regelmäßig chirurgische Vorlesungen gehalten wurden. Im Jahre 1725 wurde der Oberchirurg des Julius-Hospitals mit dem Unterricht am Krankenbett betraut. 1769 konnte unter Karl Kaspar von Siebold in Würzburg die erste deutsche Chirurgische Klinik eröffnet werden. Unter dem Einfluß von Würzburg wurde in der 1743 neu gegründeten Universität Erlangen von Anfang an Chirurgie gelehrt. Hier gab vor allem Johann Philipp Julius Rudolph, der auch praktisch-chirurgisch tätig war, seit 1769 den Unterricht.

Im Ingolstädter Studienplan von 1780 finden wir im zweiten und dritten Jahrgang auch die Chirurgie. Erster Chirurg war 1754 Johann Leonhard Obermayer, der einen Teil seiner Studien in Heidelberg absolviert hatte und 1759 verstarb. 1781 erhielt Göttingen unter der Initiative des berühmten Chirurgen August Gottlieb Richter eine Chirurgische Klinik. 1785 hatte Kaiser Joseph II. die „Medicinisch-chirurgische Akademie" in Wien begründet, das „Josephinum", das heute das Wiener Institut für Geschichte der Medizin beherbergt.

In Frankreich selbst wurde während der Französischen Revolution (1792) der chirurgische Unterricht vorübergehend lahmgelegt. 1794 wurden auf Vorschlag von Chaussier und Fourcroy die „Écoles de Santé" gestiftet, in denen dann erstmals auch die Medizin und die Chirurgie brüderlich vereint auftraten. Analog waren die Verhältnisse im übrigen Europa. Und auch in England war 1800 aus der zunftmäßigen „Company of Surgeons" das standesbewußte „Royal College of Surgeons" hervorgegangen.

Innungen der Wundärzte oder Barbiere bestanden gleichwohl noch während des ganzen 18. und beginnenden 19. Jahrhunderts. 1783 wurden die Innungen zunächst in Wien aufgehoben; 1804 verzichtete Bayern auf einen solchen Zunftzwang. 1811 hörte dann auch in Preußen die Barbiergerechtigkeit auf, die bis dahin immer noch Vorbedingung für eine praktische Ausübung der Chirurgie gewesen war. Aus den hartnäckigen Auseinandersetzungen geht hervor, mit welcher verbissenen Energie der Prestigestreit von beiden Seiten ausgetragen wurde.

Im Jahre 1782 noch hatte der Medizinprofessor Matthäus Mederer von Mederer und Wuthwehr in Freiburg zwei temperamentvolle Akademische Reden gehalten über die „Notwendigkeit, beide Medizinen, die Chirurgische und die Klinische, wieder zu vereinigen". So sei es der laute Wunsch aller wahren Ärzte, die zugleich ihren Beruf als Menschenfreunde erkannt hätten.

Andere gleichermaßen aufgeklärte Menschenfreunde jedoch wie der Jenenser Mediziner Christian Gottfried Gruner (1744—1815) hielten noch am Ausgang des 18. Jahrhunderts der notwendigen Spezialisierung der Fächer wegen die Trennung der Ärzte und Chirurgen in einen je eigenen Stand für dringend notwendig. In seinem „Almanach für Aerzte und Nichtaerzte" (1787) warnt Gruner mit leidenschaftlichen Worten: „Laßt sie nicht ohne Aufsicht der Ärzte"; sonst werden die Chirurgen nicht anderes sein können als zuletzt doch nur „Gehülfen des Totengräbers". Im Jahre 1792 beklagt Gruner in seinem Almanach, daß das System der Medizin am Ende des 18. Jahrhunderts und unter den Händen gewissenloser Aufklärer nur ungewisser und zweifelhafter als je zuvor geworden sei. „Wer bloß praktische Teile treibt und die theoretischen darüber vergißt, entzieht sich den Schlüssel zu den Geheimnissen der Natur".

Auch ein so ausgesprochen theoretischer Aufklärer und Sozialreformer wie der Arzt Johann Benjamin Erhard, den Immanuel Kant als Kronzeugen in seiner Altersschrift „Der Streit der Fakultäten" (1798) herangezogen hat, glaubt an der reinlichen Differenzierung der Stände festhalten zu müssen. Der Arzt sei ein Aktivbürger und könne demnach kein bürgerliches Gewerbe betreiben, weil er unter allen Künsten „das Prinzip für die Ausübung seiner Kunst" sich selber gebe. Gerade dies aber könne vom Chirurgen wie auch vom Apotheker nicht behauptet werden; beide übten ihre Künste nur als einen Teil der Medizin und jeweils nach der Vorschrift des Arztes aus. Sie bilden daher auch besondere bürgerliche Verhältnisse. Der Chirurg hat daher zu verrichten, was der Arzt verordnet; „er ist aber nicht Taglöhner des Arztes, sondern von diesem, seiner bürgerlichen Lage nach, frei und unabhängig". Die Chirurgie qualifiziert sich demnach zu einem bürgerlichen Gewerbe; der Chirurg braucht daher auch kein Aktivbürger zu sein. Seine Vorschriften erhält er vom „Arzt in abstracto, als Besitzer der Heilkunde"[5].

Die gesellschaftliche Stellung des Chirurgen war somit zu Beginn des 19. Jahrhunderts und im unmittelbaren Vorfeld der Heidelberger Chirurgie noch immer umstritten. Ihre wissenschaftliche Gleichberechtigung hatte sie in erster Linie hervorragenden Einzelpersönlichkeiten zu verdanken, die sich im akademischen Raume durchzusetzen vermochten. Ihre Programme und ihre Prägungen werden wir mit dem chirurgischen Unterricht kennen lernen, der auch in Heidelberg eine große Rolle gespielt hat. Einzelne Zentren in Europa hatten der Chirurgie schon frühzeitig ihren wissenschaftlichen und damit auch akademischen Rang eingeräumt, so vor allem Wien und Paris. Paris besaß um die Jahrhundertwende eine derartige Anziehungskraft für die europäischen Chirurgen, daß Friedrich Schlegel in seiner Zeitschrift „Europa", redigiert 1803 in Paris, berichten konnte: „Wer Operationen sehen und sich selbst im Operieren unter guter Anleitung üben will, der versäume, wenn er nur irgend kann, es ja nicht, nach Paris zu kommen."

So wird man — trotz allen Widersprüchlichkeiten und Schwierigkeiten — das 18. Jahrhundert als ein großes Jahrhundert der Chirurgie benennen können. In Frankreich hatten Jean-Louis Petit (1674—1760) und François Chopart (1743 bis 1795) den Ton angegeben. England hatte seine großen Pioniere der Chirurgie in den beiden Hunters, vor allem in John Hunter (1728—1793), in Percival Pott (1713—1788) und der Familie Monro. In Italien hatte Antonio Scarpa (1747 bis 1832) mit seinen anatomischen Forschungen auch der Chirurgie zu Ansehen verholfen. Und in Deutschland waren es vor allem Lorenz Heister (1683—1758) und August Gottlieb Richter (1742—1812), die nicht nur die gesamte europäische Chirurgie auf ihrem modernsten Forschungsstande zu repräsentieren verstanden, sondern auch ihren eigenen Leistungen nach zu Recht als die Begründer einer wissenschaftlichen Chirurgie in Deutschland gefeiert worden sind.

Diese wissenschaftliche Chirurgie im empirischen Stadium stellt allerdings am Übergang vom 18. zum 19. Jahrhundert noch ein umfassendes und wenig ausdifferenziertes Sammelgebiet dar. Eine Lösung von den Grundlagenfächern Anatomie, Physiologie und Pathologie war noch nicht erfolgt. Die Spezialisierung in die klinischen Fachfächer, die uns heute vorwiegend als Errungenschaft des 19. Jahrhunderts imponiert, sollte erst in den nächsten Jahrzehnten erfolgen. Auf weiten Strecken wurden unter der Allgemeinen Chirurgie die gesamte Frauenheilkunde und Geburtshilfe, eine Augenheilkunde und Ohrenheilkunde, die Orthopädie und die Zahnmedizin, die Kinderheilkunde und die Hautkrankheiten mitvertreten. Die Aufsplitterung in detaillierte Einzelfächer innerhalb der Speziellen Chirurgie sollte erst der Entwicklung des 20. Jahrhunderts vorbehalten bleiben.

Nirgendwo wird man daher in den ersten Phasen der Heidelberger Chirurgie umbrechende Neuerungen erwarten dürfen. Die Chirurgie konnte ihrer Technik nach vor der Mitte des 19. Jahrhunderts keinen umwälzenden Durchbruch erfahren. Ihre Aufgaben lagen in Eingriffen am Knochen, der Unterbindung großer Gefäße, dem Steinschnitt, plastischen Operationen oder einer Verbandskunst. Ihre Diagnostik wie auch die Therapie beruhte auf physikalischen Maßnahmen. Auch wo man unüberschaubare Eingriffe wagte, war es die Erfahrung, welche die Hand lenkte und eher eine Ahnung von Vorgängen, die erst unter rationelleren Methoden analysiert werden konnten. So kannte man eine Blutstillung auch ohne Thrombus, durch direkte Verklebung der Gefäßwandungen unter Wucherung des Epithels, und wagte damit Gefäßabbindungen, obwohl die realen Vorgänge erst später unter Zuhilfenahme des Mikroskops histologisch geklärt werden konnten.

Gleichwohl hatte sich der fortschrittliche Chirurg bewußt auf den Weg der Naturwissenschaften begeben. Dem empirischen Stadium folgte der technisch-therapeutische Plan. Den Weg selber aber zeigt nichts deutlicher als ein systematischer Überblick über die Möglichkeiten, die Grenzen und auch Konsequenzen eines chirurgischen Unterrichts in und außerhalb der Universitäten.

II. Wesen und Formen des chirurgischen Unterrichts

Zu Beginn des 20. Jahrhunderts, als nach langen Jahrzehnten wieder einmal
ein Heidelberger Chirurg das Rektoramt übernahm, hielt Vincenz Czerny eine
damals viel beachtete und mehrfach gedruckte Akademische Rede „Ueber die Entwicklung der Chirurgie während des 19. Jahrhunderts und ihre Beziehung zum
Unterricht" (1903). Der Redner läßt zunächst zur allgemeinen Befriedigung der
Festversammlung „die glänzenden Erfolge des abgelaufenen Jahrhunderts" Revue
passieren, um dann selbstkritisch zu fragen, „ob denn wirklich auch alles Gold ist,
was glänzt, und ob die Grundlagen, welche unseren Fortschritt angebahnt haben,
so feste sind, daß sie keiner Verbesserung mehr bedürfen". Zweifellos habe im
Raume der Chirurgie das vergangene Jahrhundert mehr geleistet als die 2200 Jahre
von Hippokrates bis zur Gründung der „Académie de Chirurgie" zu Paris. Die
Einführung der allgemeinen Narkose wie auch die antiseptische Wundbehandlung
habe einen bahnbrechenden Aufschwung in die Wege geleitet, der sich in alle
Zweige der medizinischen Spezialgebiete segensreich fortgeleitet habe.

Im Hinblick auf die akademische Ausbildung der jungen Ärzte und Chirurgen
macht Czerny auf den alten Grundsatz aufmerksam, wonach erst nach dem selbst-
verständlich naturwissenschaftlich zu fundierenden Eingriff das eigentliche ärztliche Handeln beginne, so bei einem unheilbaren Kranken, aber auch schon bei
jedem chronischen Leiden. Da erst heißt es für den humanen Arzt: „seinen Mann
stellen"![6]

Seinen Mann zu stellen über die fachliche Instruktion hinaus lernte der angehende Chirurg auch bei den großen Meistern der vorakademischen Ära. Aus den
alten vertrockneten scholastischen Lehrtexten sind im Laufe des 18. Jahrhunderts
oft kleine Meisterstücke chirurgischer Gelehrsamkeit geworden. Während vor allem
im chirurgischen Unterricht schon frühzeitig die deutsche Sprache Verwendung
fand, konnte sich etwa um 1840 noch der Kieler Gustav Biedermann Günther
(1801—1866) darauf versteifen, seine „Chirurgische Klinik" in lateinischer
Sprache zu lesen, weil er es als barbarisch ansah, in Gegenwart des Kranken
deutsch sprechen und den Studenten seine Fälle in der Volkssprache erklären zu
müssen.

In welcher Weise der Unterricht systematisch gegliedert wurde, geht aus „Stundenplänen für Wundärzte", etwa an der Stuttgarter Hohen Carlsschule um 1785, hervor[7]. Im ersten Semester konzentrierte sich der Unterricht auf Anatomie und Physiologie, im zweiten auf chirurgische und medizinische Pathologie und Therapie, in den beiden letzten Semestern auf chirurgische Operationsübungen und das „Accouchement" im Rahmen der chirurgisch-medizinischen Praxis.

Was zu dieser Epoche von einem rechtschaffenen und gewissenhaften Barbier und Bader verlangt wurde, zeigt am farbigsten die Schrift „Des getreuen Eckardt's verwegener Chirurgus" vom Jahre 1698. Nach bestandenen Lehrjahren sollte er große Hospitäler besuchen und zu berühmten Chirurgen reisen oder auch als Schiffs- oder Feldchirurg dienen. Die Kenntnis der lateinischen und neueren Sprachen sowie der Botanik sei wichtig. Vor allem müsse er Anatomie treiben, denn „ohne sie sei Chirurgie nichts". Bei Mangel an Leichen hülfen die Tierkadaver aus, denn wenn die Doktoren sich nicht scheuten, daran zu studieren, so „würde es einem Nase-weisen Barbier- oder Bader-Gesellen an seinen Ehren ihnen nachzufolgen nicht schaden." Für die Chirurgie empfahl man die Bücher von Fabricius von Hilden, Paré, Wuertz. Unter den 16 verschiedenen Tugenden eines Barbiers stand die Gottesfurcht obenan: „Er sollte sorgfältig, verständig, nüchtern, ambidexter sein, nichts in den Tag hinein gebrauchen, denn die Vorsicht sei die schönste Zierde eines Chirurgen. ... Kein Fauler richte etwas Fruchtbarliches aus, weil die Wund-Arznei-Kunst einen ganzen Menschen erfordere. ... Durch bescheidenes Zureden wird er bei Verzagten Vertrauen erwecken. ... Ein gewissenhafter Barbier wird nicht einen Aderlass machen, nur um zwei oder drei Groschen zu bekommen, unbekümmert, ob derselbe zuträglich ist oder nicht. Manche sind aber so verzweifelt böse Buben, dass sie, wenn sie nicht bald bezahlt werden, dem Kranken große Schmerzen machen, dass er sich wiederum ihrer bedienen muss. ... Er soll nicht auf den Bierbänken von seinen Curen plaudern ... den Kranken nicht wie die Sau den Bettelsack anfahren und mit ihm tyrannisch und nach seiner Wuth umspringen. Er muss Personen unterscheiden; mit einem zarten Mann nicht als wie mit einem Drescher, noch mit einem Menschen gleich mit einem Hunde umgehen ... nicht zu hart gegen Patienten sein, so dass sie nicht lieber den Henker als den Barbierer kommen sehen. ... Die Medicos muss er zu Rathe ziehen, ihren Anordnungen gehorsam nachkommen ... die Kleider nicht mit vielem Bande, Nesteln und Spitzen tragen, denn Manschetten und Handkrausen sind beim Aderlass hinderlich. ... Er soll nicht zwölf Thaler fordern, wo er nur zwei Thaler verdient. ...

14

Die Hoffart scheint am meisten auf Barbiere übergegangen, denn ein gemeines Sprichwort sagt: Barbiere sind stolze Thiere. Man sieht sein Wunder, wenn man die Meister und Gesellen, was sie vor Einbildung bei sich hegen, recht betrachtet, der eine raget mit dem Bauche hervor, brüstet sich in den Gassen und Strassen und gehet mit solchen gravitätischen Schritten, als wenn ihm die ganze Welt zu eng wäre. ... Er darf nicht schele Augen auf des anderen glücklichen Fortgang werfen, ihm das Brot vor dem Munde wegnehmen, sondern in gefährlichen Curen sich getreulich beistehen. Ich muss mich verwundern über den grossen Hass und Neid, welchen die Barbiere wider die Bader hegen, sogar dass auch die rotzigen Lehrjungen untereinander den ersten Anfang zu künftigem Hasse legen. ... Nicht blindlings wird er darauf losschneiden, denn, mein guter Freund: es ist Menschen- und kein abgeschlachtetes Rind- oder Schweinefleisch, die Haut wird gar theuer angeschrieben. Auch soll er in gefährlichen Umständen die Medicos und andere Mit-Meister zu Rathe ziehen. ... Wer nur bartscheren kann und doch Chirurg sein will, erschrickt oft bei einer verlangten Cur, als wenn man ihm siedendes Wasser über den Leib schüttete; ein Anderer steht, als wenn er angepflöcket wäre." Soweit des getreuen Eckardt verwegener Chirurgus! [8]

In der Praxis galt in der Tat noch im 18. Jahrhundert das Schröpfen, das den Badern überlassen wurde, für Wundärzte als nicht standesgemäß. In der Regel aber wird bei der Breite des empirischen Vorgehens und dem Anspruch des leiden den Patienten eine solche diffizile Unterscheidung wenig Sinn gehabt haben. Neben dem unblutigen Schröpfen, einer Art Hyperämietherapie, wie sie später mit der Bierschen Saugglocke systematisiert wurde, fanden Fontanellen und Haarseile Verwendung, daneben immer auch noch die Vesicatorien, blasenziehende Mittel als Kantharieden angebracht, später auch als „Aderlaß im Lymphsystem" gekennzeichnet. Es waren jahrhundertelang die alten Probleme der Blutung, der Eiterung, des Schmerzes, denen sich der Wundarzt gegenübergestellt sah.

In der ersten Hälfte des 18. Jahrhunderts kam es an mehreren Stellen zur Einrichtung von Lehranstalten für Wundärzte, die nicht zur Universität fanden. Ein solches „Collegium medico-chirurgicum" wurde 1716 in Hannover begründet. Auf den Rat des General-Chirurgen E. K. Holtzendorff wurde 1724 eine ähnliche Anstalt für Militärärzte in Berlin ins Leben gerufen. Sie entwickelte sich unter Einfluß des General-Chirurgus Goercke zu einer der ersten Ausbildungsstätten Europas, wurde 1810 Medizinisch-Chirurgische Akademie und hat als Pépinière zahlreiche bedeutende Mediziner des 19. Jahrhunderts ausgebildet. Ein „Collegium medico-chirurgicum" wurde 1748 in Dresden eingerichtet, ein weiteres 1753 in Klagenfurt, bis es in der zweiten Jahrhunderthälfte zu zahlreichen Gründungen kam, so in Frankfurt, Hamburg, Regensburg, Bruchsal, Braunschweig, Celle, Kassel, Dillingen, um 1780 in Zürich und 1754 auch — im Vorfeld der Heidelberger Chirurgie — in Mannheim.

Nach dem Modell der „Académie Royale de Chirurgie" zu Paris wurde am 4. September 1754 auf Vorschlag des kurfürstlichen Leibchirurgen Raymond de Vermale (gest. 1756) vom Kurfürsten Karl Theodor (1724—1799) in Mannheim eine Lehranstalt für Wundärzte errichtet. Sie trug den offiziellen Namen „Collegium anatomico-chirurgicum electorale palatinum militare" (Kurpfälzische Chirurgische Militärschule mit Anatomischem Theater). Diese Anstalt wurde zunächst in dem 1739 erbauten Mannheimer Garnisonslazarett untergebracht. Die hauptsächlichen Unterrichtsfächer waren Anatomie und Chirurgie, erstere durch einen Dr. Johann Adam Clossmann (1716—1772) vertreten, letztere durch Vermale persönlich. Nach Vermales Tod im Jahre 1756 ruhte der Unterricht in Chirurgie und wurde erst 1765 durch den Oberstabschirurgen Anton Winter (1734—1804) wieder aufgenommen. Im Jahre 1766 konnte der Unterricht auf eine Ausbildung in Geburtshilfe durch Dr. Lorenz Fischer (1743—1810) ausgedehnt werden; Fischer unterrichtete gleichzeitig die Hebammenschülerinnen.

Korrepetitor an dieser Lehranstalt war auch Franz Anton Mai (1742—1814), damals schon einer der originellsten und vielseitigsten Ärzte des kurpfälzischen Raumes, der 1785 nach Heidelberg berufen wurde, von dort aus 1805 die Mannheimer Hebammenschule nachzog und auf diese Weise die Keimzelle zur späteren Heidelberger Frauenklinik legte.

Im Jahre 1784 wurde die Chirurgenschule aus dem Garnisonslazarett in die Mannheimer Rheintor-Kaserne verlegt, mußte aber 1789 bereits wieder an ihren ersten Bestimmungsort zurück. Durch die Kriegsereignisse der Jahre 1794 und 1795 wurde der Unterricht empfindlich gestört; er konnte zwar noch für einige Jahre durchgehalten werden, wurde aber um 1798 endgültig eingestellt. Mit dem Tode Karl Theodors am 16. Februar 1799 war die Militärchirurgische Lehranstalt in Mannheim praktisch geschlossen.

Einer ihrer letzten Lehrer, Professor Aloys Hagenmeier (1764—1806), „in Mannheim als Professor der Anatomie und Stabschirurg angestellt", wurde — wie es im Bericht der Medicinisch-Chirurgischen Zeitung vom 27. Mai 1799 heißt —

16

„wegen des nunmehr daselbst aufgehobenen Instituts" an die Militärchirurgische Schule nach München berufen[9].

Diese vom Geist des aufgeklärten Pragmatismus getragenen Lehranstalten haben zweifellos für die Präzisierung des Unterrichts wie auch für die gesellschaftliche Hebung des Chirurgenstandes ihre großen Verdienste gehabt. Hier traten die Lehrer in unmittelbaren Kontakt und nahmen ihre Instrumente selbst in die Hand. Für einen Universitätsprofessor der Chirurgie war es um diese Zeit durchaus noch üblich, nach rein theoretischen Weisungen die Operationen durch einen Wundarzt durchführen zu lassen. So hat Albrecht von Haller, Professor für Anatomie und Chirurgie, nie einen chirurgischen Eingriff vorgenommen. Der später klassisch gewordene chirurgische Unterricht, mit Klinik, Verbandslehre und Operationskurs, ist erst auf dem Umweg über diese Lehranstalten auch in die Universitäten eingedrungen.

Über den praktischen Alltag an diesen Lehranstalten informiert uns eine zwar aus ganz anderen Motiven entstandene, in ihrem Unterrichtswesen aber instruktive Anstalt, die Hohe Carlsschule zu Stuttgart. Hier wird nicht allein der Aufbau eines Unterrichts lebendig, sondern auch die zahlreichen Mißstände, die in solchen Militäranstalten gang und gäbe waren. So beschwert sich in Stuttgart ein polnischer Bankier im Jahre 1782 beim Intendanten: die früh zu Bett getriebenen Knaben gäben sich Ausschweifungen hin, „wovor einem Jüngling von Religion und Grundsätzen die Haut schauert"[10]. Als Strafe war es hier durchaus noch üblich, Rutenstreiche „ad posteriora nuda" zu verabreichen!

Ein großer Teil dieser Anstalten löste sich um die Jahrhundertwende auf und wurde in die Universität integriert; andere kamen zu eigenständiger Blüte. Gleichzeitig mit dem Wiener Josephinum (1785) waren die berühmt gewordenen Chirurgenschulen in Petersburg (1783) und Kopenhagen (1785) errichtet worden. Wien hatte am Ende des 18. Jahrhunderts allein drei Lehrkanzeln, zwei an der Universität und eine am Josephinum[11]. Konkurrenz und Rivalität sind nicht von heute auf morgen verschwunden. Noch 1838 konnte an der Wiener Universität Johann Freiherr Dumreicher von Österreicher (1815—1880) eine Dissertation einreichen mit dem postulatorischen Titel: „De unione medicinae et chirurgiae".

Erst vom Jahre 1849 ab wurden alle diese Lehranstalten aufgelöst und der chirurgische Unterricht ganz auf die Universitäten beschränkt. Ausnahmen bildeten lediglich die Medizinisch-chirurgische Akademie in Wien und das Militärärztliche Institut zu Berlin.

Daß die Integrierung einer akademisch gewordenen Medizin in die Universitäten, wie sie am Heidelberger Beispiel systematisch aufgewiesen werden soll, nicht ohne Muster vonstatten gehen konnte, zeigt ein kurzer Überblick über die großen Chirurgen des 18. Jahrhunderts, die bereits im Raum der Universität zur Wirksamkeit kamen. Wir greifen nur die beiden bedeutendsten in ihrer jeweiligen Charakteristik heraus: Lorenz Heister und August Gottlieb Richter.

Lorenz Heister wurde 1683 in Frankfurt am Main geboren und kam nach einem Anfangsstudium in Gießen nach Leiden und Amsterdam, wo er die bedeutendsten Köpfe der theoretischen und praktischen Medizin hören konnte. Im Jahre 1707 wird er Hilfsarzt in der Armee der Föderierten in Brabant, begibt sich aber alsdann nach der akademischen Sitte der Zeit auf eine europäische Bildungsfahrt, die ihn abermals nach Leiden führt, wo er Albinus, Bidloo und Boerhaave kennen lernt. Nach weiteren Jahren im praktischen Feldschererdienst wird Heister 1710 Professor der Anatomie und Chirurgie an der Universität Altdorf; 1719 wird er nach Helmstedt berufen, wo er neben der Anatomie und Chirurgie auch die Botanik und praktische Medizin vertritt. Im Jahre 1758 ist Lorenz Heister auf einer Konsultationsreise verstorben.

Mit Recht hat man Heister als den Begründer einer wissenschaftlichen Chirurgie in Deutschland gefeiert. Seine chirurgischen Werke, vor allem die „Institutiones chirurgicae" (1739) behandeln alle Gebiete der damals noch weitgehend empirisch unterbauten Wundarzneikunst. Das Werk hat viele Auflagen erlebt und ist in zahlreiche Sprachen übersetzt worden. Lorenz Heister besaß eine Bibliothek von über 12 000 Bänden; er hatte sich ein Herbarium in 90 Bänden sowie eine reichhaltige anatomische Sammlung angelegt. Seine Instrumente, 470 an der Zahl, die meisten aus Silber, fanden die Bewunderung seiner zahlreichen Besucher. In diesem ersten akademisch gebildeten Pionier haben wir zugleich auch einen der letzten großen barocken enzyklopädischen Gelehrten zu erblicken.

Noch systematischer war die Summe empirischer Materialien von August Gottlieb Richter (1742—1812) zusammengetragen worden. Richter studierte in Göttingen, begab sich auf die obligatorische Studienreise und wurde 1766 Professor der Chirurgie in Göttingen, wo er 1781 eine Chirurgische Klinik errichtete. 46 Jahre Lehrtätigkeit lassen eine Fülle an akademischen Erfahrungen vermuten, zumal Richter einer der letzten Lehrer war, die noch das gesamte therapeutische Spektrum — Diätetik, Materia Medica, Chirurgie — in eigener Hand erfaßten.

Richters Erfahrungen fanden ihren literarischen Niederschlag in den 15 Bänden einer „Chirurgischen Bibliothek", die zwischen 1771 und 1797 erschienen. Hier wird eine geschlossene Übersicht über die gesamteuropäische Entwicklung der Medizin gegeben und mit der Repräsentation ihres letzten Standes zugleich auch die unentbehrliche Brücke zum 19. Jahrhundert geboten. Richter spricht auch da ganz aus der Erfahrung, wo er in einem zweiten größeren Werk die „Anfangsgründe der Wundarzneykunst" (in sieben Bänden zwischen 1782 und 1804) gibt. „Wo mir Erfahrung fehlt, spreche ich zweifelhaft", heißt es in der Vorrede zu diesem Werk; zu sehr komme es gerade in der Chirurgie auf die „Menge kleiner Umstände" an, die man eben nicht in den Büchern finde und nur auf Umwegen vermitteln könne.

In der Vorrede 1782 hat August Gottlieb Richter sich zu den Grenzen seiner Kunst bekannt, wenn er glaubt, daß es angesichts der wachsenden Materialien kaum noch in den Kräften eines einzelnen Mannes liegen könne, „eine solche Wissenschaft in ihrem ganzen Umfange zu übersehen, in allen ihren einzelnen Teilen gleich genau und erfahrungsgemäß zu kennen". Diese Klage aus dem Mund eines Chirurgen ist oft wiederholt worden. Als Bernhard von Langenbeck 1782 in Berlin die Gesellschaft für Chirurgie eröffnete, wußte er von dem wachsenden Unbehagen seines berühmten Kollegen Albrecht von Graefe zu berichten, der von der Übermacht des Wissens bedrängt würde, und auch Langenbeck fügte hinzu, daß heute kaum jemand noch sein Fach übersehen und beherrschen könne!

Richters Verdienst besteht umso mehr darin, noch einmal im Übergang zum wissenschaftlichen Zeitalter die Situation der europäischen Chirurgie aufgezeigt und darüber hinaus durch die Kunst seiner Didaktik und seines literarischen Stils, die deutsche Chirurgie mit der französischen und englischen auf ein ebenbürtiges Niveau gestellt zu haben. Und während die Ärzte seiner Zeit sich noch eines pomphaften, mit ausländischen Redensarten dekorierten rhetorischen Stils bedienten und allenthalben naturphilosophischen Schulen oder dogmatischen medizinischen Systemen anhingen, kommt hier in der Schrift eines Chirurgen zum erstenmal Klarheit des Denkens mit Bestimmtheit und Einfachheit der Aussage zu einer glücklichen Verbindung. Zum ersten Male ist in der Persönlichkeit Richters der Prototyp des alten Feldscherers überwunden und das Porträt eines gebildeten und profilierten Chirurgen vor Augen gestellt.

III. Chirurgie im alten Heidelberg

Als Maximilian Joseph von Chelius im Mai des Jahres 1818 die Chirurgische Klinik an der Universität eröffnete, war damit nicht nur einer geschlossenen, organisch aus eigener Gesetzlichkeit wachsenden Entwicklung Raum gegeben worden, sondern auch eine höchst verwirrende, so widerspruchsvolle wie unzulängliche Periode chirurgischer Versuche zum Abschluß gekommen. Obschon von einer systematischen Chirurgie vor Chelius in Heidelberg nicht die Rede sein kann, dienen die Ansätze und Anstöße wie auch die Hemmnisse und Rückschläge doch dem Verständnis der auf diesem Vorfeld aufbauenden Entwicklung.

Eine Chirurgie hat es an der ehrwürdigen Universität Heidelberg vor dem 19. Jahrhundert nicht gegeben. Bis ins 17. Jahrhundert hinein wurde der Unterricht in der Medizin nach dem klassischen Pariser Modell von einem Vertreter der „Theorica" und einem der „Practica" gegeben, wobei die Fachbereiche sich weitgehend überschneiden konnten. Nur bei wenigen Professoren für Anatomie sind chirurgische Interessen verzeichnet.

Im Jahre 1614 war auf eine dritte medizinische Professur Simon Obsopaeus berufen worden, der jüngere Bruder des nach einem unrastigen akademischen Leben 1596 an der Pest verstorbenen Heidelberger Physiologen und Botanikers Johannes Koch, genannt Obsopaeus (geboren 1556 in Bretten in der Pfalz). Simon Obsopaeus muß während seiner Studienzeit in Italien nähere Beziehungen mit der dort aufblühenden Anatomie und Chirurgie bekommen haben. Es heißt von ihm nicht nur, daß er eine vortreffliche theoretische Ausbildung genossen und mit einem „Doctor in Chirurgia" promoviert worden sei, sondern auch in der Praxis mit Hand angelegt und in allen Bereichen der Wundarzneikunst Erfahrung gezeigt habe.

So berichtet Professor Ludovicus Gravius, 1547 in Heidelberg geboren und später Leibarzt des Kurfürsten Friedrich IV., daß Obsopaeus „nicht allein in omni parte Medicinae gelehrt ad profidendum et disputandum aptus" sei, daß er vielmehr darüber hinaus auch eigene chirurgische Praxis aufzuweisen habe. „Wie er denn in praxi chirurgica die Hand, wo vonnöten, selbsten anleget, indem er nicht allein Vulnera et Ulcera periculosa verbindet, sondern auch in Luxationibus et fracturis ossium, weilen er die Beinrichterkunst bei Meister Ohwalden, gewesenem Beinrichter allhier, ordentlich und wohl gelernet, sich bis hero mit sonderlichem Ruhm hat lassen gebrauchen". Weiter wird dem Meister in diesem Gutachten bescheinigt, daß er mit den Autoritäten der alten Chirurgie, mit Hippokrates, Galen und Oreibasios, wohl vertraut war. „Und sonderlich könnte er genugsamen Bericht lehren, welcher Gestalt der alten Medicorum Proceß in Heilung der Beinbrüch und Luxationibus mit der neuen Wundärzten modo curandi übereinstimmen und respective discrepiere, und welcher modus curandi nach Ausweisung täglicher Erfahrungen am besten sei" [12].

Literarisch ist Simon Obsopaeus, im Gegensatz zu seinem Bruder Johannes, von dem wir mehrere Hippokrates-Ausgaben (Frankfurt 1587) und eine Schrift „De partibus corporis humani" (Heidelberg 1595) kennen, nicht hervorgetreten. Lediglich eine Abhandlung über das Asthma (1615) stammt aus seiner Feder. Im Jahre 1619 ist Simon Obsopaeus in Heidelberg verstorben.

Einen weiteren Einfluß, wenngleich nur bei gelegentlichen chirurgischen Interessen, gewann ein zweiter Heidelberger Lehrer, Johann Konrad Brunner (1653 bis 1727). Brunner stammt aus Dießenhofen in der Schweiz, hat in seinen frühen Schaffensjahren zusammen mit Peyer und Wepfer die Schaffhausener Schule gegründet, aus der beachtliche Arbeiten zur experimentellen Anatomie und Physiologie hervorgingen, unter anderen Arbeiten zum Pankreas (1683) und der Beschreibung der Drüsen des Zwölffingerdarms (1687), die als Brunner'sche Drüsen in die ältere anatomische Nomenklatur eingegangen sind. Im Jahre 1686 erhielt Brunner in Heidelberg einen Lehrstuhl für Anatomie und Physiologie, mit Botanik im Nebenfach. Zusammen mit dem Chirurgus P. Caré, dem Aufseher des „Hortus Medicus", pflegte Brunner in den ersten Jahren seiner Heidelberger Tätigkeit botanische Exkursionen durchzuführen.

Lediglich in Heidelberg promoviert wurde der Nürnberger Physiker Johannes Helfricus Juengken, der 1692 ein „Compendium chirurgiae manualis absolutum" herausgab. In der Vorrede zu seiner 1700 erschienenen „Chirurgia manualis" wird auf die Trennung der Chirurgie von der Medizin hingewiesen, obschon doch bekannt sei, „daß diese Kunst das dritte Theil der Medizin ausmache und billig von einem jeden rechtschaffenen medico experimentaliter solle erlernt werden gleich als von den ersten medicis geschehen". Der Gesamttitel lautet in der modischen Manier des Barock: „Chirugia manualis; oder kurzer doch vollkommener Begriff derer zu der Chirurgie in specie gehörigen Operationen oder Handarbeiten, wie solche von einem rechtschaffenen chirurgo experimentaliter zu erlernen und zu wissen absolutim nöthig sind, mit dazu gehörigen nöthigen Kupfern gezieret. Norimburgae 1700".

Leider sind wir nicht näher unterrichtet über ein Chirurgisches Institut, das 1783 von dem Oberamtsphysikus Schwarz, der von 1780 bis 1782 der Medizinischen Fakultät als außerordentlicher Professor angehört hat, in Heidelberg errichtet wurde. Schwarz verwandte die Innungsgelder, die anderenorts in der Regel verschmaust wurden, zur Anschaffung einer Bibliothek, über deren Umfang und Verbleib wir ebenfalls keine näheren Informationen haben[13].

Trotz solcher Ansätze und vereinzelter Interessen kann nicht bestritten werden, daß vor dem Jahre 1810 auf dem Gebiete der praktischen Ausbildung zum Arzt, geschweige zu einem Chirurgen kaum etwas geschehen ist. Es fehlte an Institutionen, die an anderen Universitäten relativ leichter zu installieren waren. So wird in diesen Jahren auch immer wieder, besonders heftig um 1812, der Plan diskutiert, die Medizinische Fakultät aufzugeben und als Ganzes nach Freiburg zu verlegen, wo bessere Mittel zur Ausbildung zur Verfügung standen[14].

Am Ausgang des 18. Jahrhunderts befand sich die Heidelberger Medizin in einem allgemeinen und zunehmenden Niedergang. Zwischen 1796 und 1800 waren in Heidelberg durchschnittlich 91 Studenten immatrikuliert worden, darunter lediglich 6 % Mediziner! Angesichts dieser Situation ist der Aufschwung umso überraschender, den die Medizin, und mit ihr auch die Chirurgie, mit dem Beginn des neuen Jahrhunderts nahm. Hierzu müssen allerdings die politischen Verhältnisse und soziologischen Bedingungen eingehender geschildert werden.

Nach dem Reichsdeputationshauptschluß vom Jahre 1803 war die rechtsrheinische Pfalz — damit auch Heidelberg — badisch geworden. Bereits am 13. Mai 1803 hatte der Markgraf von Baden, Karl Friedrich, in einem besonderen Organisationsedikt aus der pfälzischen Landeshochschule eine badische Universität gemacht. Dieses Organisationsedikt sollte die Grundlage weitausgreifender Reorganisationen und beständiger Reformen werden. Es führte zu einer raschen Konsolidierung aller Universitätsverhältnisse und zog bald schon frische Studenten nach Heidelberg. So hatten sich bereits zum Wintersemester 1805 in Heidelberg wieder 432 Studenten immatrikuliert, bei einem Abgang von 100 und einem Zugang von 115 Studenten. Die Mehrzahl bildeten mit 223 Studenten die Juristen; hinzu kamen 70 Kameralisten und 74 Theologen. Mit 51 Medizinern bei nur 14 Philosophen hatte die Medizinische Fakultät immer noch einen beachtlichen Anteil.

Zur Medizinischen Fakultät zählten damals fünf Professoren, unter denen zweifellos Franz Anton Mai der führende Kopf war. Mai war ein gebürtiger Heidelberger, wurde 1766 Leiter der Mannheimer Hebammenschule und erhielt 1773 eine außerordentliche Professur in Heidelberg. 1789 wurde er Leibarzt der Kurfürstin; 1798 war Franz Anton Mai Rektor der Universität. Als Leiter der ersten Heidelberger Entbindungsanstalt (1805) hat Mai sich große Verdienste um die Praxis der Geburtshilfe gemacht, die ab 1810 durch Franz Karl Naegele (1777—1851) selbständig vertreten wurde.

Weit im Schatten von Franz Anton Mai stand der Vertreter der Chirurgie, Franz Xaver Moser (1755—1833). Moser hatte als Regimentsarzt Erfahrungen in der Wundarzneikunst sammeln können und war 1792 zum Demonstrator für Chirurgie und Anatomie ernannt worden. 1799 mit dem Lehrstuhl für Chirurgie betraut, war er nach der Reorganisation (1803) mit in die neue Fakultät übernommen worden, ohne eine deutliche Rolle zu spielen. Ihm rühmte man praktische Erfahrungen als Militärchirurgen nach; daneben aber soll er des Lateinischen durchaus unkundig gewesen sein.

Vertreter der theoretischen Chemie und Pharmazie wie auch der praktischen Therapeutik war Daniel Wilhelm Nebel (1735—1805), der sich durch die Beschreibung des „Steinkindes" einen gewissen Namen gemacht hat. Das von Johann Konrad Brunner eingerichtete Laboratorium war im Jahre 1772 bereits derart verfallen, daß Nebel seine Experimente in der Privatwohnung durchführen mußte. Auf dem Gebiete der Praktischen Pharmazie war Wilhelm Mai (1760—1827), ein Bruder von Franz Anton Mai und selber praktizierender Apotheker, tätig.

Stärkere Bindungen an die Chirurgie und weiterreichende Einflüsse hatte der letzte Vertreter der Medizinischen Fakultät, Jakob Fidelis Ackermann (1765 bis 1815), der vom Jahre 1805 ab neben der Anatomie und Physiologie auch die Chirurgie repräsentierte. Auf sein Werk muß im Übergang zum 19. Jahrhundert näher eingegangen werden.

Jakob Fidelis Ackermann wurde am 23. April 1765 in Rüdesheim geboren, studierte in Würzburg und Mainz, wo er 1787 promoviert wurde. Nach seiner Bildungsreise über Göttingen, Wien und Pavia, wo er mit Johann Peter Frank in Beziehungen trat, habilitierte er sich 1789 in Mainz für Gerichtliche Medizin und Medizinische Polizei. 1804 wurde Ackermann Nachfolger Loders in Jena. Von hier erreichte ihn 1805 ein Ruf nach Moskau und Heidelberg. Heidelberg erhielt den Vorzug.

In seinem Hauptwerk „Versuch einer physischen Darstellung der Lebenskräfte organischer Körper" (Bd. I, 1797; Bd. II, 1800; 2. Aufl. 1805) sieht Ackermann im Überschritt zum neuen Jahrhundert auch eine neue Epoche für die Heilkunde heraufziehen. Die empirische Masse physischer Erfahrungen wird zusammengetragen und findet im dynamischen Wirken der Lebenskräfte eine neue Stütze: es bedarf „nur eines einzigen wissenschaftlich-kühnen Schrittes", um die zerstreuten Einzelerfahrungen zu verbinden. „Ich glaube nicht zu irren, wenn ich diesen großen Vereinigungspunkt in der Entdeckung der Lebenskräfte erblicke" [15]. Dieses Grundwerk, seinem Lehrer Johann Peter Frank im Gedenken an die „goldenen Lehren" am Krankenbette gewidmet, bekennt sich zum Vitalismus; er möchte jedoch in der „vis vitalis" eine komplexe organismische Kraft erblicken, die erst von den Fortschritten der Naturwissenschaften näher bestimmt werden könne. Gegen den psychophysischen Dualimus eingestellt, glaubt Ackermann, in der Lebenskraft die spezifische koordinative Leistung des Organismus erfassen zu können.

Noch Ende März 1805 in Jena, auf dem Wege nach Heidelberg, glaubte Ackermann, in seinem System „die einzig haltbaren Grundsteine für ein festes Lehrgebäude in der Medizin geben zu können". In der Tat hatte Ackermann, wie später eindeutiger Schleiden und Virchow, die ersten Elemente des Organismus „in einem zelligen Schleimgewebe, und nicht in der Faser" suchen wollen [16]. Die Heidelberger Zeit war freilich weniger solchen konkreten Analysen als einer naturphilosophischen Überschau gewidmet.

In einer Akademischen Rede über die Würde der menschlichen Natur, „insofern sie durch das Studium der Wissenschaften und schönen Künste ausgebildet werden soll und kann", gehalten für die „berühmtesten Doktoren und Professoren auf der Ruperto-Carolinischen Akademie" sowie für „auserlesene Commilitonen", geht Ackermann noch einmal systematisch von der „physischen Werkstätte des menschlichen Körpers" aus, um alsbald auf die Bildekraft des „geistigen Vermögens" zu kommen. Ganz diesem Geiste ist die Spätschrift von 1812 „Ueber die Natur des Gewächses" gewidmet, worauf noch einmal der Untertitel hinweist: „Eine philosophische Einleitung in seine botanische Vorlesungen". Als „des Großh. Policlinischen mediz. chirurgischen Krankeninstituts Director" entwirft Ackermann hier, wie bereits im ersten Bande der „Heidelbergischen Jahrbücher der Literatur" (1808), eine „dynamische Konstruktion" des Tierreiches und der Pflanzenwelt mit jeweils charakteristischen Polen zur Vegetation oder Animalisation hin.

24

Bei Ackermann ist ein erster Ansatz zur experimentellen Naturforschung, die aus dem „Labyrinth medizinischer Theorien" herausführen sollte, zu finden. Der Ansatz ist zu keiner eigenen Methode ausgebaut worden, sondern bald schon in eine naturphilosophische Spekulation übergegangen. Beachtlich bleiben jedoch die organisatorischen Leistungen bei der Installierung der anatomischen und klinischen Institute. Das Anatomische Institut, seit 1805 im Friedrichsbau des Dominikanerklosters untergebracht, wurde 1810 unter Ackermann in das Universitätshospital in der Plöck verlegt. Nach einem Plan der Jahre 1805/1806 wurde des weiteren eine Ambulatorische Klinik eingerichtet, in der auch chirurgische Fälle betreut wurden.

In diesem Vorfeld der Heidelberger Chirurgie haben wir kurz auch auf die Hochblüte der „Heidelberger Romantik" einzugehen, die um das Jahr 1810 im Kommen war. Joseph Görres (1776—1848) las zwischen 1806 und 1808 nicht nur über die „Philosophie in ihrer Totalität", sondern auch über die „Erhaltung des organischen Gleichgewichtes" (worunter er die ältere Hygiene verstand) oder über die „Lehre von der Organopoie, nach seiner Exposition der Physiologie" (von Görres als „Iatropoetik" bezeichnet). Die empirisch eingestellte Medizinische Fakultät nahm Görres freilich nicht zur Kenntnis; lediglich im Sommersemester 1807 wird seine physiologische Vorlesung einmal unter der Rubrik „Arzneygelehrsamkeit" angekündigt.

Zu sehr stand um diese Zeit noch das „Glaubensbekenntnis" des älteren Franz Anton Mai (1805) im Bewußtsein der Ärzte, wonach „der junge praktische Arzt alle transzendenten Träumereien der sich so sehr blähenden Naturphilosophie meiden" müsse, um sich „demütig als ruhiger Beobachter ans Krankenbett" niederzulassen. Daß mit dem Studium der Therapie erst der angehende Arzt „den realen Boden der heilenden Kunst, von dem aus sein Handeln und Wirken entsprießen soll", betreten habe, war auch die Ansicht des Heidelberger Pathologen und Pharmakologen Johann Jacob Loos, der 1777 in Heidelberg geboren wurde. Im Jahre 1810, kurz vor Ausbruch seiner geistigen Umnachtung, in der er noch bis 1838 lebte, hatte Loos seine „Gedanken über medicinischen Unterricht" bei Mohr und Zimmer als „Einladung zu seinen Vorlesungen" publiziert. In diesem interessanten Werk, in dem übrigens die Chirurgie nicht einmal namentlich erwähnt wird, bleibt alles ohne Berücksichtigung der Realien. Das Buch gipfelt im Zitieren eines immer noch gültigen Goethe-Wortes: „Es ist die schlimmste Anmaßung, wenn Jemand Ansprüche an den Geist macht, dem der Buchstabe noch nicht geläufig geworden". Mit dem ABC der geforderten praktischen Heilkunde aber sollte sich im angebrochenen Jahrhundert niemand geistreicher beschäftigen als der Chirurg!

Zweiter Teil

Die Heidelberger Chirurgen

I. Der Wirkraum der Heidelberger Chirurgen

Während der Heidelberger Rektor Franz Anton Mai seiner geliebten Universität im Jahre 1798 noch die „Gebrechen des höchsten Alters: Stumpfheit und Untätigkeit" anlasten wollte, konnte Adolf Kußmaul in seinen „Jugenderinnerungen eines alten Arztes" in Heidelberg ein „modernes Salerno" erblicken, „wohin Kranke aus allen Teilen der Welt kommen, um Hilfe zu suchen". Daß es im Verlaufe weniger Generationen zu einer solch radikalen Wende gekommen ist, war nicht zuletzt den Heidelberger Chirurgen zu verdanken.

Der auffallend rasche Aufschwung der Heidelberger Chirurgie hatte sich bereits in der ersten Hälfte des 19. Jahrhunderts angebahnt; er hatte um die Jahrhundertmitte seine kritischen Punkte und typischen Stadien; der Durchbruch erfolgte nahezu gleichlaufend mit dem allgemeinen Siegeszug der Naturwissenschaften innerhalb der modernen Heilkunde; seine Vektoren und Motive wirken nach bis in die Perspektiven und Programme der Heidelberger Chirurgie von heute und morgen.

Diese bedeutungsvolle Umstrukturierung der Chirurgie in Heidelberg wird nicht ohne einen Überblick über die Entwicklung der Gesamtfakultät zu verstehen sein. Hierbei fällt auf, wie sehr gerade in Heidelberg, das allenthalben als „Hort der Romantik" gepriesen wurde, die ersten Ansätze einer wissenschaftlichen Medizin in Deutschland überhaupt zu finden sind. Dieser Umbruch zeichnet sich am deutlichsten um das Jahr 1815 ab, als — kurz vor der Eröffnung der Chirurgischen Klinik durch Chelius — eine Reihe von wichtigen Lehrstühlen von der Fakultät neu besetzt werden mußte [17].

Vom Jahre 1815 ab wurden die Anatomie und Physiologie vertreten durch Friedrich Tiedemann (1781—1861), der nach Studien in Marburg, Bamberg und Würzburg Rufe nach Würzburg und Landshut erhalten hatte und von 1815 bis 1849 Anatom in Heidelberg war. Die Medizinische Klinik wurde im gleichen Jahre von Johann Wilhelm Heinrich Conradi (1780—1861) eingerichtet. Conradi hatte in Marburg studiert, wo er 1805 eine Poliklinik aufbaute und ab 1812 die Medizinische Klinik geleitet hatte. 1823 folgte Conradi einem Ruf nach Göttingen. Die Chemie vertrat Leopold Gmelin (1788—1853), der sich 1813 als Doktor der Medizin in Heidelberg für Chemie und Mineralogie habilitierte und 1815 Direktor des Chemischen Laboratoriums wurde.

Mit diesen drei Persönlichkeiten war ein neuer Geist in die Medizinische Fakultät eingezogen. Exemplarisch dafür ist das grundlegende Werk von Tiedemann und Gmelin geworden: „Die Verdauung nach Versuchen" (Heidelberg und Leipzig 1826—1827). Von jetzt ab wird man die Heilkunde, und darin eingeschlossen auch die Chirurgie, nur noch dann als eine wissenschaftliche Disziplin betrachten können, wenn Pathologie und Therapeutik Fuß gefaßt haben in einer induktiv erarbeiteten Physiologie. Wissenschaft in diesem Sinne bedeutete jetzt und hier: klare Begriffe, Stellung einer exakten Aufgabe, Erarbeitung der je eigenen Methodik, Übersicht über Quellen und Anwendung der Hilfsmittel unter Einbeziehung aller Analogien zu anderen Wissenschaften. Auch für die Chirurgie dominierte die Maxime dafür: „Analyse, Synthese, Induktion".

Die Entfaltung zu einer nüchternen Naturwissenschaft ging so rasch und deutlich voran, daß bereits im Jahre 1820 Friedrich Creutzer in seinen „Deutschen Schriften" sich entsetzt über die bloßen „Brotstudien" der Heidelberger beklagen konnte und — mit einem treffenden Blick auf die Mediziner — meinte, daß hier ganz „nordamerikanische Ansichten" um sich gegriffen hätten. Was sich durchgesetzt hatte und weiter um sich greifen sollte, war zum ersten die Forderung, bewährte Überlieferung auch in die neue Wissenschaft hineinzutragen, weil sich, wie Tiedemann schrieb, „Erfahrung und Nachdenken die Hand reichen müssen". Damit im Verbund stand ein pragmatisch gehandhabter Hippokratismus, sich — wie F. A. Mai in seinem „Stolpertus" (1777) meinte — „ans Krankenbett zu setzen, nachzudenken und die wahre Heilart zu wählen". Nicht zuletzt aber mußten mit allen methodischen Neuerungen und bei aller Besinnung auf ein ehrwürdiges Erbe neue Institute und Kliniken eingerichtet werden.

Auch die Chirurgie hatte sich auf ihrem Wege zu einer wissenschaftlichen Fundierung eine Zeitlang von der romantischen Naturphilosophie tragen lassen. Ein so ausgezeichneter Chirurg wie Philipp Franz von Walther konnte noch in seinem „System der Chirurgie" aus dem Jahre 1843 die Idee vertreten, daß die Heilkunde nicht nur auf Naturforschung beruhe, sondern „fortgesetzte Naturforschung selbst" sein müsse. Es ist dies die Zeit, in der Maximilian von Chelius hier in Heidelberg der Chirurgie den ersten Weltruhm verschaffen konnte und in der es in einer Festgabe für Philipp Franz von Walther (1843) heißt, daß man alle Fortschritte der Medizin durch ihre Verbindung mit den Naturwissenschaften nur in jenem Lichte der Philosophie sehen solle, „das den Arzt wie den Naturforscher an die Tiefe der Erscheinungen führte".

In diesem Lichte hatte sich allerdings um 1840 auch bereits eine völlig neue Situation in der Chirurgie gezeigt: „Wie man in Beginne des Jahrhunderts die dynamische Seite des Lebens zu ergründen strebte, so erforschte man den Lebensprozeß nunmehr vom mechanischen und chemischen Gesichtspunkte aus; das anatomische Messer und die chemischen Reagentien haben die Spekulation in den Hintergrund gedrängt" [18]. Philipp Franz von Walther, „der Philosophie, Medizin und Chirurgie Doktor", hat sich als einer der ersten diesem Geist verschrieben: „Die Medizin kann wahre Fortschritte nur dadurch machen, daß die ganze Physik, Chemie und alle Naturwissenschaften auf sie angewendet, und daß sie auf die gegenwärtig erstiegene Höhe derselben gestellt und mit ihren glänzenden Fortschritten in Übereinstimmung gebracht wird". Auch die Chirurgie hat diesen Entwicklungsgang nehmen müssen. „Aus einem zunftmäßigen Treiben, das noch im vorigen Jahrhundert ersichtlich, gestaltete sie sich durch die Pflege tiefgebildeter Ärzte zu eigentlicher Wissenschaft" [19].

Tiefgebildete Ärzte waren es auch in den ersten Heidelberger Chirurgengenerationen gewesen, deren Pflege der Wissenschaft Heidelberg den Ruf eines „modernen Salerno" eingetragen hat. In seiner Festrede bei der Eröffnung des neuen Operationssaales am 15. Juli 1894 gab Vinzenz Czerny einen Rückblick auf die Leistungen seiner drei Vorgänger: Chelius, Weber und Simon. „Ein großes Erbe habe ich in Heidelberg angetreten, dessen Verwaltung meinen Händen anvertraut ist." Jeder von ihnen sei ein Mann ganz eigener Art gewesen: „würdige Typen für die mächtige Entwicklung der deutschen Chirurgie in diesem Jahrhundert" (Czerny, 1895):

Maximilian Joseph von Chelius in erster Linie, der mit 18 Jahren Doktor der Medizin zu Heidelberg wurde und 23 jährig den so wichtigen Lehrstuhl für Chirurgie übernahm! Ein Mann, der 47 Jahre lang als Lehrer, als Arzt, als Operateur gewirkt hat! Sein Handbuch der Chirurgie erlebte zwischen 1822 und 1857 acht Auflagen und wurde in elf Sprachen übersetzt. Ihm verdankt es Heidelberg vor allem, daß es aus der verachteten Medizinschule zu einem zweiten Salerno wurde.

Ihm folgte Karl Otto Weber, „welcher wie ein glänzendes (!) Meteor am Chirurgenhimmel Deutschlands aufstieg", Weber, der mit fieberhafter Tätigkeit an der wissenschaftlichen Begründung seiner Kunst gearbeitet hatte und zum Mitbegründer einer Chirurgie auf pathologisch-anatomischer Grundlage wurde. Mit 40 Jahren wurde er in der Vollkraft seines Schaffens dahingerafft!

Gustav Simon schließlich, für Czerny und seine Zeitgenossen noch in lebendiger Erinnerung, anknüpfend an die beste Chirurgentradition eines Albrecht von Graefe, eines Dieffenbach, Stromeyer und Langenbeck, einer der „Begründer der operativen Gynäkologie im modernen Sinne", ein chirurgischer Pfadfinder ersten Ranges, vor allem mit seinem „durch experimentelle Vorarbeiten wohlverdienten Siege in der Nierenchirurgie". Soweit Czernys Rückblick auf sein Erbe!

Bei der Zentenarfeier der neuen Universität Heidelberg im Jahre 1903 konnte der Dekan der Medizinischen Fakultät, Vierordt, mit Stolz den Abschluß einer säkularen Umwälzung konstatieren und für die Medizin mit Recht bekennen: „auch sie ist eine Naturwissenschaft geworden" [20]. Die Medizin hat gebrochen mit den spekulativen Systemen der alten Schulen, sie hat veraltete Dogmen abgestreift und sich der induktiven Forschung verschrieben: „Die Medizin also ist eine reine Naturwissenschaft geworden", eine Wissenschaft aber auch, deren Seele nur die Humanität sein könne.

So sehr sich freilich die technische Entwicklung der Chirurgie im Rahmen dieser Zuwendung der Medizin zur Naturwissenschaft verändern mußte, so beständig blieb das Profil des Chirurgen selbst, auf das wir rückblickend noch einmal achten sollten, ehe wir den profilierten Chirurgen in eigener Person begegnen. Daß gerade auf dem Felde der Chirurgie die ärztliche Persönlichkeit wichtiger sein müsse als alles Hand-Werk und jedes Werk-Zeug, hatte bereits Celsus im ersten nachchristlichen Jahrhundert betont. Bis in unsere Tage hinein ist hier das klassische Porträt eines Chirurgen getroffen:

„Ein Wundarzt muß im kräftigen Mannesalter oder wenigstens diesem näher stehen als dem reiferen Alter. Seine Hand sei sicher und fest und zittere nie; er sei ebenso geschickt im Gebrauch der linken wie der rechten Hand. Scharf und hell sei die Sehkraft seiner Augen, furchtlos sein Gemüt, und mitfühlend sei er nur in der Weise, daß es sein fester Wille ist, den in Behandlung genommenen Kranken zu heilen, ohne sich durch das Geschrei desselben rühren und zu größerer Eile, als es die Umstände erfordern, oder zu weniger und kleineren Schritten als nötig sind, bestimmen zu lassen. Vielmehr führe er alles aus, als ob durch das Klagegeschrei des Patienten bei ihm gar kein Mitleid erregt würde."

Diese harte Hand allerdings gilt nur für den Chirurgen vor der Anästhesie. Inzwischen hat sich eher der Ausspruch des großen deutschen Chirurgen Ernst von

Bergmann bestätigt: daß ihm diejenigen Chirurgen die lieberen seien, die mehr eines Kindes Herz als das des Löwen in der Brust trügen. Auf alle diese großen Chirurgen der Vergangenheit aber trifft das schöne Wort zu, das Viktor von Weizsäcker einmal in seiner Gedenkrede auf den Lehrer Otfrid Foerster geprägt hat: „Die Arbeit der Hände war die verzehrende Arbeit eines Geistes" — das beste Lob wohl, was einem solchen Hand-Werk — eben der „cheir-ourgia" — zugesprochen werden kann.

II. Die Lehrstuhlinhaber von 1818 bis 1968

1818—1864   Maximilian Joseph von Chelius (1794—1876)

1865—1867   Karl Otto Weber (1827—1867)

1867—1876   Gustav Simon (1824—1876)

1877—1906   Vincenz Czerny (1842—1916)

1906—1910   Albert Narath (1864—1924)

1910—1918   Max Wilms (1867—1918)

1918—1933   Eugen Enderlen (1863—1940)

1933—1942   Martin Kirschner (1879—1942)

1943—1962   Karl Heinrich Bauer (geb. 1890)

ab 1962   Fritz Linder (geb. 1912)

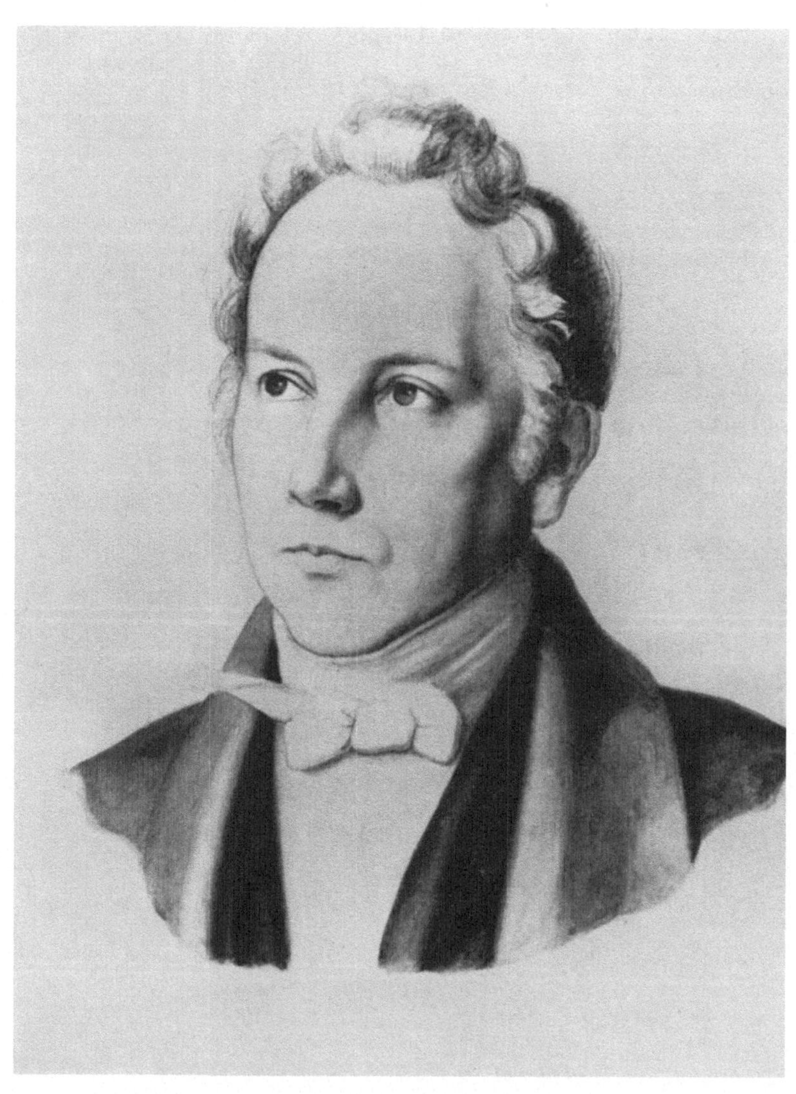

Maximilian Joseph von Chelius

In der Festschrift der Universität Heidelberg zur „Zentenarfeier ihrer Erneuerung" (1903) beschreibt Vincenz Czerny mit begeisternden Worten, wie der junge Maximilian Joseph von Chelius „noch als ganz junger Militärarzt an den letzten Zuckungen der französischen Weltherrschaft aktiven Anteil genommen" und die entscheidenden Anregungen bei den Pariser Chirurgen bekommen habe, um alsbald seiner Universität „den Ruf eines modernen Salerno, an welchem wir jetzt noch zehren", zu verschaffen. In langen Jahrzehnten erschien Chelius — wie im gleichen Jahre Erich Marcks in seiner Akademischen Festrede betont hat — „wie die Verkörperung dieser Blüte: ein vornehmer ruhiger Mann und berühmter Operateur, als Arzt, als Organisator und Schriftsteller ein Repräsentant seiner selbständig gewordenen Wissenschaft über Europa hin" [21]. Ihm war es zu verdanken, daß Heidelberg zu einer „vielgesuchten Krankenstadt" geworden war.

Chelius wurde am 16. Januar 1794 als Sohn des Geburtshelfers Christoph Chelius in Mannheim geboren. Mit 15 Jahren bezog er die Universität Heidelberg und zeichnete sich bald bei einer medizinischen Preisaufgabe aus. Am 8. Oktober 1812 erwarb Chelius den medizinischen Doktorgrad. In seiner Inauguraldisputation in verschiedenen Abschnitten wurden zunächst gynäkologische und geburtshilfliche Fragen angeschnitten: „Welches ist die Lage der Gebärmutter im nicht schwangeren Zustande; welche Veränderungen erleidet ihre Lage bei der Menstruation und in dem ersten und den folgenden Monaten der Schwangerschaft? Welchen Fehlern oder Abnormitäten der Lage ist der Uterus in seinen verschiedenen Zuständen, z. B. im nichtschwangeren, im schwangeren Zustande, im Wochenbette unterworfen" [22]. Nach weiteren Stellungnahmen, unter anderem noch zu Aphorismen des Hippokrates, wurde Chelius mit der chirurgischen Frage konfrontiert: „Was heißt man ein Geschwür, wie entsteht es, und durch was unterscheidet es sich von einem Abszeß? Wieviele Arten desselben gibt es, wie wird der Heilungsprozeß eingeleitet?" Auf Grund seiner Leistungen wurde Chelius der „Doctor der Arzney- und Wundarzneykunst" zuerkannt.

Der Sitte seiner aufgeklärten Zeit entsprechend begab sich der junge Doktor auf eine wissenschaftliche Bildungsfahrt durch Europa, von der er erst 1817 zurückkehrte. Wir finden ihn nach einem kurzen Ausbildungsaufenthalt im Münchener Zivil- und Militärhospital bald in Landshut bei Philipp Franz von Walther, von dem er entscheidende Anregungen erhalten sollte. Bei einer Typhusepidemie unter französischen Kriegsgefangenen in Ingolstadt (1813) meldet sich Chelius freiwillig zur Krankenbetreuung. 1814 wird er Regimentsarzt eines Badischen Linien-Infanterie-Regiments in Frankreich, wenig später Garnisonsarzt in Karlsruhe.

Waren gebildete Chirurgen des 18. Jahrhunderts, wie Lorenz Heister, zu den holländischen Schulen, etwa nach Leiden, gezogen, so begab man sich zu Chelius' Zeiten neben Paris vor allem nach Wien. Hier hatte Johann Nepomuk Rust (1775 bis 1840) im Jahre 1810 die Stelle eines Primar-Chirurgen am Allgemeinen Krankenhaus übernommen und richtete eine vorbildliche Chirurgische Klinik ein. Hier hatte Georg Joseph Beer (1763—1821) soeben (1812) einen eigenen Lehrstuhl für Ophthalmologie übernommen und das Interesse an der Augenheilkunde bei Chelius geweckt. Seine „Bibliotheca ophthalmica", 1800 in drei Teilen zu Wien erschienen, sollte auch den reiferen Chelius zeitlebens begleiten. Vor allem aber mag es Vincenz Ritter von Kern (1760—1829) gewesen sein, der mit seinem 1807 errichteten Chirurgischen Operationsinstitut den jungen Chelius nach Wien gezogen hat. Kerns „Annalen der chirurgischen Klinik an der hohen Schule in Wien" (ab 1807) haben mit Sicherheit auf die zahlreichen Veröffentlichungen Chelius' in den „Heidelberger Klinischen Annalen" einen Einfluß gehabt.

In Begleitung seines Freundes K. J. Betz und unterstützt von einem Stipendium in Höhe von 400 Gulden besuchte Chelius chirurgische Ausbildungsstätten in Jena, Halle, Leipzig und Würzburg. Nicht versäumt wurde ein Besuch in Paris, wo Chelius mit dem berühmtesten Chirurgen seiner Zeit, mit Guillaume Dupuytren (1777—1835), zusammentraf.

Im Jahre 1817, mit 23 Jahren, erhielt Maximilian Joseph Chelius einen Ruf nach Heidelberg. Bereits am 17. November 1818 wurde er ordentlicher Professor für Chirurgie und Augenheilkunde. Am 22. April des folgenden Jahres ehelichte der junge Direktor der Chirurgischen Universitätsklinik Anna von Sensburg, eine Tochter des Staatsrates Freiherrn von Sensburg, des späteren Finanzministers des Großherzogs von Baden. Aus der Ehe gingen fünf Kinder hervor, darunter ein Sohn Franz, der an der Chirurgischen Klinik als Assistent arbeitete und auch Vorlesungen seines Vaters übernehmen konnte, ohne daß der Lieblingswunsch des Vaters, seinen Sohn als Nachfolger zu sehen, in Erfüllung ging.

Im Jahre seines 50jährigen Doktorjubiläums (1864) bat Chelius um Versetzung in den Ruhestand. Seine Vermögensverhältnisse hatten es ihm gestattet, im Jahre 1831 ein stattliches Haus in der Hauptstraße, das heutige Kurpfälzische Museum, zu erwerben. Chelius war der erste Heidelberger Universitätsprofessor, der sich in einer eigenen vierspännigen Kutsche zeigte. 1866 wurde er in den erblichen Adelstand erhoben; ein Jahr darauf verstarb seine Frau. Chelius selbst ist am 17. August 1876 in Heidelberg gestorben.

Sechsundvierzig Jahre lang hatte Chelius die Chirurgische Klinik geleitet. Generationen von Chirurgen und jungen Ärzten sind durch seine Vorlesungen und praktischen Kurse gegangen. Bereits die am 14. März 1818 in der Aula gehaltene Antrittsvorlesung beschäftigte sich mit einem hochaktuellen Thema: der Verbindung und inneren Verbundenheit des Studiums von Medizin und Chirurgie. Im Sommersemester des gleichen Jahres las Chelius die spezielle Chirurgie täglich von 10.00 bis 11.00 Uhr, ferner über „Krankheiten der Sinnesorgane mit Vorzeigung der dabei nothwendigen Operationen" und schließlich einen „Kursus der Operationslehre, verbunden mit Übungen seiner Zuhörer im Operieren am Leichnam". Bis zum Jahre 1822 hat darüber hinaus auch Professor Moser noch chirurgische Vorlesungen gehalten.

Das breite Vorlesungsprogramm wie auch die Persönlichkeit von Chelius zogen bald schon die Studenten nach Heidelberg. Vom Sommersemester 1827 bis zum Sommersemester 1831 hat sich die Zahl der Medizinstudenten mehr als verdoppelt. Auf die fachliche Umstrukturierung der akademischen Chirurgie hat Billroth in seiner Wiener Gedenkrede auf Chelius vom 13. Oktober 1876 noch einmal eindrücklich aufmerksam gemacht: „Obwohl auf allen Universitäten Chirurgie gelehrt wurde, war doch die Ausübung der Wund-Arznei-Kunst meist in Händen von nicht promovierten, ja meist wenig gebildeten Chirurgen. In England und Frankreich wuchs am Anfang dieses Jahrhunderts im Anschluß an die Entwicklung der Anatomie und Physiologie unter dem Einfluß sehr bedeutender Männer die Chirurgie mächtig empor, und die gelehrten wissenschaftlichen Chirurgen griffen dort bereits tätig in die Praxis ein". Was sich hier zu Beginn der akademischen Tätigkeit von Chelius ereignet hat, nennt Billroth in seiner Gedenkrede den „Anfang der Erhebung des chirurgischen Kunsthandwerkes zur chirurgischen Wissenschaft", und er glaubt, daß dies ein Ziel sei, von dem man auch jetzt, bei Chelius' Tode, zwar noch weit entfernt sei, „dem wir uns aber an der Hand der naturwissenschaftlichen Forschungsmethode sicherer als früher nähern". Chelius nun habe in erster Linie zu denjenigen Männern gehört, „welche dem Weg der damaligen französischen und englischen Heroen unserer Wissenschaft eifrig folgten und mit den Resultaten ihrer Erfahrungen die moderne deutsche Chirurgie begründen halfen".

Ein Überblick über die Heidelberger Vorlesungen von 1817 bis 1864 zeigt am ehesten, in welcher Breite und Dichte Chelius sein chirurgisches Wissen der akademischen Öffentlichkeit vorgelegt hat, in Vorlesungen wie auch praktischen Demonstrationen jederzeit von der gleichen Ruhe und Würde getragen, von einer Lebensart, über die Kußmaul enthusiastisch schreiben konnte: „Ich sah ihn niemals aufbrausen und heftig werden, nie seine edle Haltung verlieren und auch die gemeinsten Naturen hielt er durch seine feinen Formen und klugbemessenen Worte in den gebührenden Schranken" [23]. Nicht zuletzt diese Vorlesungen und Übungen waren es, die mit dazu beitrugen, die „moderne deutsche Chirurgie" zu begründen.

Unter den Vorlesungen dominierte die „Lehre der chirurgischen Krankheiten", die weitergeführt wurden durch den „Kursus der Operationslehre mit Übungen an der Leiche" und kombiniert waren mit der „Medizinischen Klinik internistisch zusammen mit Naegele". Daneben fanden sich speziellere Vorlesungen wie die „Krankheiten des Gehörganges", oder „Krankheiten der Sinnesorgane mit den notwendigen Operationen", insbesondere aber die „Augenkrankheiten mit Vorzeigen der dazugehörigen Operationen". Lehrbuchmäßig wurden abgehandelt die „Knochenkrankheiten", eine „Bandagen- und Maschinenlehre Henke's", die „Gerichtliche Medizin nach Henke's Lehrbuch". Gekrönt wurde dieser Zyklus durch das zusammenfassende „Examinatorium über die gesamte Chirurgie".

In seinen „Jugenderinnerungen eines alten Arztes" hat Kußmaul von diesem Vorlesungsbetrieb ein lebendiges Bild gezeichnet: „Im Sommer gab Chelius den Operationskurs früh 5 Uhr. Wir Studenten waren oft schlaftrunken, er einen Morgen wie den anderen frisch und munter. Die Vorlesungen über Chirurgie und Augenheilkunde hielt er morgens von 8—9 im Winter, von 7—8 im Sommer. Obwohl er sehr gut aus dem Stegreif sprach, las er doch seine Handbücher ab, nur nicht in der Weise Puchelts wie ein murmelnder Quell, sondern pathetisch, fast feierlich. Die Klinik begann um 11 Uhr und dauerte 1—2 Stunden, je nachdem operiert wurde oder nicht. In der ambulatorischen Klinik, die nur bei größeren Operationen vorher vom Assistenten allein erledigt wurde, gab es viel zu sehen und zu verordnen, beim Untersuchen aber ging es oft flüchtig zu und gaben die „Schnelldiagnosen" zu manchen Scherzen Anlaß" [24].

In seinem Lebenswerk bietet Chelius auch ein heute noch zu beachtendes Dokument wissenschaftlicher Tätigkeit. Mit großer Regelmäßigkeit gab er in den Heidelberger Klinischen Annalen seine Übersichten über die „Ereignisse in der chirurgischen und ophthalmologischen Klinik" wie auch über sonstige „Klinische Institute an der Universität Heidelberg". Beobachtungen, Operationen, Krankengeschichten werden mit Sorgfalt und Umsicht vorgetragen und zur Debatte gestellt. Gemeinsam mit Puchelt und Naegele hat Chelius diese Annalen zu einem der angesehensten Archive der medizinischen Literatur Deutschlands machen können. Eine Fortsetzung dieser Berichte findet sich über die Jahre 1830 bis 1834 in den Medizinischen Annalen.

Aus den zahlreichen Monographien, unter anderem über die Hornhautfunktion (1818), die Staphylome des Auges (1858), die Kauterisation der Blasen-Scheidenfistel (1844), ist als bedeutsamstes Werk das Handbuch herauszustellen. Sein „Handbuch der Chirurgie zum Gebrauch bei seinen Vorlesungen" erschien in den Jahren 1822 und 1823 zu Heidelberg, erlebte rasch acht Auflagen und wurde ins Französische, Russische, Englische, Griechische, Spanische, Holländische, Japanische, Italienische und Dänische übersetzt. Dieses Handbuch stellt eine besonders geglückte Kombination von Erfahrungen der eigenen Vorlesungen, von frischen Eindrücken aus Reisen und aus den Hörsälen aller damals berühmten Chirurgen Mitteleuropas, ferner aus literarischen Studien und dem ständigen Einbau von kasuistischen Beobachtungen dar. Als Handbuch umfaßt es noch den gesamten Bereich einer Allgemeinen Chirurgie, wobei unter den Spezialitäten insbesondere die Augenheilkunde hervortritt. Erkrankungen der Nase und der Ohren werden ebenso systematisch behandelt wie die der weiblichen Geschlechtsorgane. Die Lehre von den Verletzungen mit ihren Komplikationen, das Wundfieber, die allgemeinen Heilungsvorgänge, die Lehre von den Frakturen und Luxationen, die Verbände, eine Instrumentenkunde und vieles andere hat in diesem Werk seinen literarischen Niederschlag gefunden.

Hierbei waren die kasuistischen Beobachtungen wie auch die operativen Errungenschaften gerade auf dem Gebiete der Augenkrankheiten so zahlreich geworden, daß Chelius in den Jahren 1839 bis 1843 ein eigenes „Handbuch der Augenheilkunde zum Gebrauch bei seinen Vorlesungen" in Angriff nahm; der erste Band erschien 1839, ein zweiter 1845.

Die äußerst glückliche Begabung, eine wissenschaftliche Materie zeitgemäß literarisch zu gestalten, war es, die — wie Billroth in seiner Gedenkrede hervorhebt — neben seinem „glänzenden ärztlichen und operativen Talent" die Weltgeltung von Chelius gesichert hat. Unter den prominenten Patienten, die ihn zu sich riefen oder in Heidelberg aufsuchten, waren der König Georg von Hannover, ferner Napoleon III., der ihn zum Kommandeur der Ehrenlegion ernannte, Kaiser Don Pedro von Brasilien, die Königin von Holland, der Serben-Fürst Mikosch und Lola Montez. Chopin, den Chelius in Baden-Baden kennen gelernt hatte, kam zur Behandlung nach Heidelberg, um eine Vereiterung der Hand behandeln zu lassen; der geheilte Chopin gab Chelius in seinem Heidelberger Haus ein Konzert.

Es sei in allem die harmonisch ausgebildete, liebenswürdig und zugleich imponierende Persönlichkeit von Chelius gewesen, die — wie Billroth sagt — rasch Sympathie und Vertrauen erweckte: „Man fühlte sich wohl in der Hingabe an diesen Mann, ohne durch seine wissenschaftliche Bedeutung und seine soziale Stellung bedrückt zu werden. So wird er von denen geschildert, die ihn kannten. ... Universell hochgebildet, lebhaft und geistreich in der Unterhaltung, elegant und von feiner Vornehmheit, zog er alle, die mit ihm in Berührung kamen, unwiderstehlich an ... Er war einer der berühmtesten und beliebtesten Ärzte Europas und gehörte zu denjenigen, welche nicht nur die deutsche Chirurgie akademisch, sondern auch die deutschen Chirurgen salonfähig gemacht haben" [25].

In Kilians Übersicht über „Die Universitäten Deutschlands" ist Chelius als einer der vorzüglichsten, gediegensten und in jeder Hinsicht gebildetsten Wundärzte Deutschlands herausgestellt worden [26]. Als einer der tüchtigsten Chirurgen des Vaterlandes erscheint er im „Hesperus", der Enzyklopädischen Zeitschrift für gebildete Leser: „Allem theoretischen Gefasel abhold (was sich überdies für die Chirurgie am allerwenigsten schicken würde), ist sein Vortrag am Krankenbette rein, gediegen, praktisch; seine Handlungsweise entschieden, nicht von Zaudern und Wortklaubereien unterbrochen" [27]. Mit seinem Lebenswerk und durch seine Persönlichkeit hat Chelius — wie Billroth im Nachruf schrieb — „die Wissenschaft und Kunst der Chirurgie schön und klar geformt" [28].

Karl Otto Weber

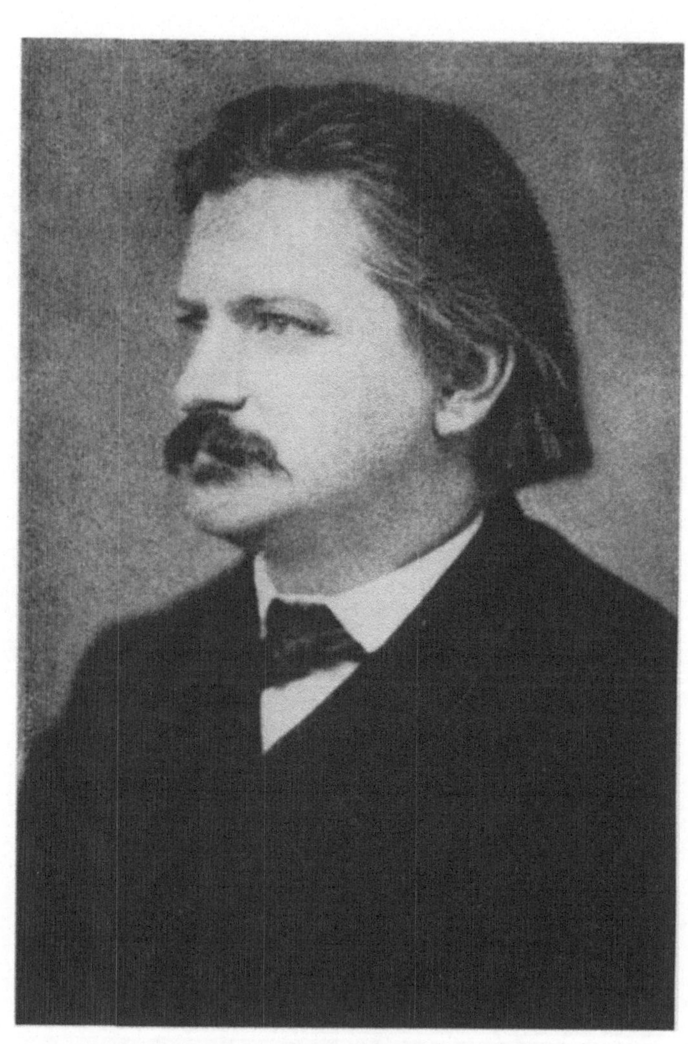

Nur fünf Semester akademischer Lehrtätigkeit und chirurgischen Wirkens waren dem zweiten Heidelberger Lehrstuhlinhaber für Chirurgie, Karl Otto Weber, beschieden. Dem ritterlichen Vorkämpfer folgte der Pionier der Grundlagenforschung. Die Medizinische Fakultät hatte sich als gut beraten erwiesen, auf den wichtigen Lehrstuhl von Chelius einen Mann zu berufen, der aus dem jüngsten und zukunftsträchtigsten Gebiet der aufstrebenden Naturwissenschaften kam: aus der Pathologischen Anatomie. Weber stand damit im Brennpunkt einer revolutionären Entwicklung auch für die Chirurgie, die nach Jahrhunderten einer groben anatomisch-topographischen Schulung sich zum ersten Male die Errungenschaften der Pathologischen Anatomie, Histologie und Physiologie zunutze machte. Nicht von ungefähr war es denn auch Hermann Helmholtz, der Johannes Müller-Schüler, der bei der Wahl des ihm von Bonn her befreundeten Weber den Ausschlag gab.

Karl Otto Weber wurde am 29. Dezember 1827 in Frankfurt am Main geboren. Er studierte in Bonn, wo er neben der Medizin sich besonders den Naturwissenschaften zuwandte, und wurde 1846 mit einer Dissertation „Ossium mutationes osteomalacia universali effectae" promoviert. Seine wissenschaftliche Fortbildungsreise führte ihn im Sommer 1852 nach Paris, doch wurde er bereits im Wintersemester Assistent an der Chirurgischen Klinik in Bonn, wo er, in Anbetracht der zunehmenden Sehschwäche von Wutzer, bereits frühzeitig mit selbständigen Aufgaben betraut wurde. 1853 konnte Weber sich in Bonn für Chirurgie habilitieren. Als der Bonner Lehrstuhl für Chirurgie im Jahre 1855 an Wilhelm Busch fiel, widmete sich Weber auf Anraten der Fakultät vermehrt der Pathologischen Anatomie, wurde 1857 Extraordinarius und im Jahre 1862 zum ordenlichen Professor der Pathologischen Anatomie ernannt.

Hatte Weber bereits in seine Dissertation ausführliche chemische und mikroskopische Untersuchungen eingebaut, die seine Arbeit weit über das Maß der damals üblichen Pflichtübung hinausragen ließen, so wandte er sich in dieser Periode ausschließlich pathologisch-anatomischen Analysen zu, die zum Teil in „Virchows Archiv" publiziert wurden, zum größeren Teil zu einer ersten großen Monographie über „Die Knochengeschwülste in anatomischer und praktischer Beziehung" (Bonn 1855) führten. In diesen letzten Bonner Jahren wie auch in der ersten Heidelberger Zeit liegen die eigentlichen literarischen Leistungen Webers.

Ostern 1865 trat Karl Otto Weber die Nachfolge Chelius' in Heidelberg an. Bis zur Berufung Webers war die Augenklinik noch mit der Chirurgischen Klinik verbunden gewesen; Weber trennte die Augenklinik ab, die von Knapp selbständig weitergeführt wurde. Im gleichen Jahre machte Weber bereits in einer kleinen Denkschrift auf einige fundamentale Mängel des alten Akademischen Krankenhauses aufmerksam und versuchte, die Notwendigkeit eines Neubaus eindringlich zu begründen. Auf dieses Memorandum hat sich Knauff noch im Jahre 1879 stützen können.

Trotz des kurzen Wirkens in Heidelberg vermochte auch Weber — wie Chelius — Schüler von weither anzuziehen und zu wissenschaftlicher Arbeit in seinem Sinne anzuregen. Die Schule mit ihrem so eigenartigen Junktim von pathologisch-anatomischer Grundlagenforschung und chirurgischer Technik hat den Meister weit überlebt. Am 11. Juni 1867, kaum 40 Jahre alt, verstarb Weber an den Folgen einer Diphtherie. Die Sektion wurde durch Julius Arnold durchgeführt, der neben der Diphtheritis des Pharynx und Larynx eine fettige Degeneration des Herzens konstatierte, vermutlich als Residuum einer Scharlach-Perikarditis aus dem Jahre 1850.

Das gesamte Lebenswerk des Frühvollendeten offenbart eine ungemein intensivierte Arbeitskraft, die Billroth (1868) nur noch mit der von Rudolf Virchow vergleichen zu können glaubte. Weber besaß neben der gleichen scharfen klinischen Beobachtungsgabe die auf eigenen Analysen basierende pathologisch-anatomische Grundlage. Bereits die erste größere Arbeit über die Knochengeschwülste, im einzelnen die Exostosen und Enchondrome (1856), zeigt die Vielseitigkeit seiner Methoden: Weber ist historisch gebildet und literarisch versiert; er beherrscht neben den chemischen Analysen alle anatomischen, histologischen und histogenetischen Möglichkeiten; zur klinischen Beobachtung paaren sich die Statistik und eigene Illustrationen. Alles das verbindet sich zu einem therapeutischen Spektrum, das er meisterlich zu handhaben pflegte.

Vor allem aber war es der systematische Einbau der durch Rokitansky grundgelegten, von Reinhardt, Virchow, Henle, Remak und Koelliker ausgebauten Pathologischen Anatomie in die Grundlagen einer wissenschaftlichen Chirurgie, der die Bedeutung Webers ausgemacht hat. Eingearbeitet in alle Zweige der Histologie, geriet Weber erst zwei Jahre vor seinem Tode in ein breiteres chirurgisches Fahrwasser. „Unzweifelhaft hätte sich Weber als Chirurg in Heidelberg immer bedeutender entwickelt." Grundlegend wurden seine experimentellen Studien über Pyämie, Septikämie und Fieber, in denen ihm der Nachweis gelang, daß Fieber immer die Folge einer Blutintoxikation sei. Gemeinsam mit seinem Schüler Heine konnte er die Übertragbarkeit des Hospitalbrandes durch Impfung im Tierversuch nachweisen.

Wie viele der großen Pathologen Heidelbergs, und immer wieder auch zu allen Perioden die Chirurgen, hatte Weber ein — wie Billroth sagt — „tiefes Verständnis der kulturhistorischen Bedeutung epochemachender Persönlichkeiten" und damit auch für den unersetzlichen Wert der Medizingeschichte für die Probleme des Alltags. In den ersten beiden Jahrgängen der „Preußischen Jahrbücher" erschienen aus der Feder Webers biographische Studien über „Johannes Müller" und „Alexander von Humboldt und sein Einfluß auf die Naturwissenschaft". Im „Archiv für Klinische Chirurgie" schrieb er den Nekrolog für seinen Lehrer „Karl Wilhelm Wutzer". Im „Grenzboten", einer Zeitschrift für Politik und Literatur, berichtete er „Über die Anfänge der pathologischen Anatomie" und in der „Deutschen Klinik" (1860) über „Die Bedeutung der pathologischen Anatomie für die medizinische Wissenschaft und Praxis".

Theodor Billroth schildert ihn in seinem Nachruf (1868) als einen Mann von stämmigem Bau mit angegrautem wallendem Haar, der in der Regel völlig in seinen wissenschaftlichen Gedanken versunken schien. Weber hatte wenig Freunde, in Bonn Helmholtz und Pflüger, in Heidelberg wiederum Helmholtz und später Friedreich. Dafür kamen Ärzte aus aller Welt nach Heidelberg, um bei Weber die wissenschaftliche Chirurgie zu erlernen. Jedermann wußte, wie glücklich dieser Kopf in der Wahl seiner Gegenstände war; diese wissenschaftliche Heuristik aber, so meinte Billroth, sei für einen Gelehrten ebenso wichtig, „wie etwa die Wahl des Stoffes bei der dramatischen Poesie". „Er liebte es, stets den geradesten, direktesten Weg zu gehen und konnte dabei recht derb sein, auch wohl verletzen. Hindernisse in der Erreichung seiner Bestrebungen konnten ihn sehr wohl sehr aufbringen und gereizt machen, doch lähmten sie seine Tätigkeit nicht, sondern stärkten sie nur; er besass eine zähe Ausdauer bei allem, was er angriff; das zeigen alle seine Arbeiten, besonders gibt sich diese Energie der Arbeit und des Strebens auch in den wiederholten Anstrengungen und Bestrebungen kund, den Neubau des akademischen Krankenhauses in Heidelberg zu beschleunigen. Er hatte um seine Patienten und wegen der Verkümmerung der Erfolge seiner Operationen in dem alten Spital viel zu leiden; der schleppende Geschäftsgang, die Energielosigkeit in den oberen Behörden, die Unterbrechung der Krankenhausprojekte durch den Krieg im vorigen Jahre (1866), das alles versetzte ihn im Laufe des letzten Jahres in eine gereizte, nervös sehr erregbare Stimmung, machte ihn wohl auch vorübergehend mutlos;

bald griff er die Sache wieder von neuem auf und verfolgte sie mit neuer Kraft und
Energie. Er konnte Ungerechtigkeiten, unzweckmäßige Einrichtungen nicht bestehen sehen, ohne sofort einzuschreiten. Indolenz war ihm in den Tod verhasst; er
musste immer handeln, wenn er etwas zu bessern fand; vielleicht ging er in solchen
Dingen manchmal etwas zu weit und machte sich dann Feinde, ohne der Sache zu
nützen; das lag eben in seinem Charakter und in seinem unruhigen, lebhaften
Temperamente." [30]

In Langenbecks „Archiv für klinische Chirurgie" (1868) findet sich nicht von
ungefähr hinter dem begeisternden Nekrolog Billroths ein bezeichnender Nachruf
New Yorker Ärzte, in dem es heißt: „daß der Wert des Hingeschiedenen, weit
über die engeren Grenzen des Vaterlandes hinaus, überall da, wo deutsche Wissenschaft eine Heimstätte gefunden, erkannt und sein Verlust empfunden wird" [31].
Weber sei im wahrsten Sinne ein Repräsentant des Fortschritts gewesen, und zwar
im Sinne der „spezifischen deutschen Chirurgie".

Gustav Simon

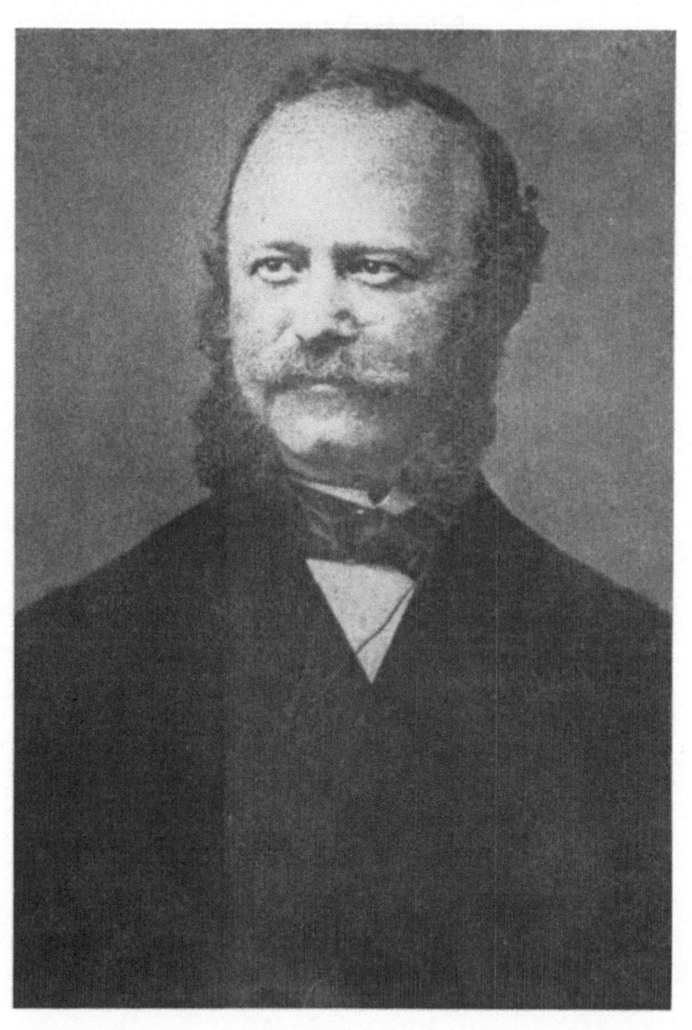

Einen gänzlich anders gearteten Bildungsgang hat der dritte Heidelberger Lehrstuhlinhaber der Chirurgie genommen, Gustav Simon, der vom praktischen Arzt über den Militärchirurgen zu einem der originellsten Operateure Deutschlands aufgestiegen ist. Er war nicht nur ein Autodidakt, der sich seinen Raum erkämpfen mußte, sondern auch ein Chirurg, der neue Wege wies und neue Fachgebiete zu installieren imstande war. Einen „bedeutenden Pfadfinder" hat Czerny ihn (1903) genannt, „dessen Vorzug in der Beschränkung auf ein enges Gebiet bestand, der aber gerade dadurch Neues und Dauerhaftes zustande gebracht hat" [32]. Beschränkung und Meisterschaft lassen sich von nun an in der modernen Chirurgie nicht mehr trennen; das Problem der Spezialisierung wird sich als beständigstes und beunruhigendstes Element des Fortschritts erweisen.

Christoph Jakob Friedrich Ludwig Gustav Simon wurde am 30. Mai 1824 in Darmstadt als Sohn eines Großherzoglich-Hessischen Rentmeisters geboren. Er studierte in Gießen und Heidelberg und wurde 1847 in Gießen mit einer Dissertation „Untersuchungen über den Luftgehalt der Lungen durch das Spirometer" promoviert. Simon trat als Militärarzt in das hessische Truppenkorps ein und veröffentlichte 1851 eine größere Abhandlung über Schußwunden und sonstige Erfahrungen im Badischen Feldzug des Jahres 1849.

Die entscheidenden Anregungen für seine spätere wissenschaftlich-chirurgische Tätigkeit jedoch erhielt Simon 1851 und 1852 in Paris, wo er sich zum erstenmal mit der Operation der Blasen-Scheiden-Fistel nach der Methode von Jobert de Lamballe auseinandersetzte. Nach seiner Rückkehr nach Darmstadt taten sich neun befreundete Kollegen zusammen und gründeten in Art einer frühen Gemeinschaftspraxis ein privates Spital für chirurgische und ophthalmologische Fälle. Hier erwarb sich Simon seinen ersten Ruf als bedeutender Fisteloperateur.

Im Jahre 1860 hatte Gustav Simon die Tochter des Großherzoglich-Hessischen Generalmajors Dingeldey in Darmstadt geehelicht. 1861 wurde er als Nachfolger von Strempel nach Rostock berufen und noch im gleichen Jahr zum Direktor der dortigen Chirurgischen Klinik ernannt. Bereits im Jahre 1864 konnte Simon eine größere Arbeit „Über die Operation der Blasenscheidenfisteln durch die blutige Naht" veröffentlichen und seine Modifizierung der Jobert'schen Methode einem größeren Kreise zur Diskussion stellen.

Zahlreiche Publikationen zwischen 1864 und 1866 sind auf dem Krankenlager verfaßt worden, an das er durch ein Hüftgelenksleiden gefesselt war. Vom Krankenlager aus, später an Krücken gehend, führte er seinen klinischen Unterricht durch. Auf Virchows Bitten ging er im Sommer 1866 als dirigierender Arzt an das Reservelazarett der ehemaligen Ulanenkaserne zu Moabit; im Herbst des gleichen Jahres kehrte er wieder nach Rostock zurück, wo ihn 1867 der Ruf nach Heidelberg erreichte. Am 28. August 1876, wenige Tage nach dem Tode von Chelius, ist Gustav Simon in Heidelberg verstorben.

Gustav Simon hat zahlreiche Auszeichnungen erhalten: er war Inhaber des Großherzoglich-Hessischen Ritterkreuzes I. Klasse, des Ordens Philipps des Großmütigen, des Großherzoglich-Mecklenburgisch-Schwerin'schen Haus-Ordens III. Klasse, des Großherzoglich-Badischen Ordens vom Zähringer Löwen I. Klasse mit Eichenlaub, des Königlich-Preußischen Kronen-Ordens III. Klasse mit rotem Kreuz auf weissem Feld und des Kaiserlich-Russischen St.-Annen-Ordens. Zahlreiche andere Ehrungen wurden Simon zuteil. Am 9. Oktober 1866 wurde Simon zum Großherzoglich-Badischen Hofrat ernannt, er wurde Ordentliches Mitglied des Vereins hessischer Aerzte in Darmstadt, des Naturhistorischen Vereins in Heidelberg, der Schwedischen Medizinischen Gesellschaft und der Geburtshilflichen Gesellschaft zu London. Simon war Ehrenmitglied der Gesellschaft für Natur- und Heilkunde in Dresden, der Amerikanischen Gynäkologischen Gesellschaft in New York, korrespondierendes Mitglied der Medizinischen und Naturhistorischen Gesellschaft in Jassy, der Société de Chirurgie in Paris, der Gynäkologischen Gesellschaft in Boston.

Wenn aus dem breiten und vielschichtig spezialisierten Lebenswerk Simons nur einige überragende Punkte herausgegriffen werden können, dann steht in erster Linie vor unseren Augen die Exstirpation einer Niere am 2. August 1869, die Simons Weltruhm begründet hat. Im Jahre 1861 bereits hatte der Amerikaner Wolcott eine Nephrektomie versucht; sie war gescheitert, wie auch der Ausschälung einer Niere durch Spencer Wells (1867) kein Heilerfolg beschieden war. 1868 hatte ebenso vergeblich Peaslee eine Nephrektomie bei großer Nierengeschwulst versucht. Erst Gustav Simon sollte nach einer Vorbereitungsphase im Tierversuch und nach reiflicher gewissenhafter Überlegung die Exstirpation gelingen.

Simon gibt darüber in der „Deutschen Klinik" [33] eine vorläufige Mitteilung, hauptsächlich um umlaufende Gerüchte und falsche Pressemeldungen in englischen und französischen Zeitschriften zu korrigieren. Bei seinem Fall handelte es sich um eine extraperitoneale Nephrektomie bei einer 46jährigen Patientin, die nach Exstirpation einer Eierstockgeschwulst eine Harnleiterfistel behalten hatte. Simon kündigt weitere Publikationen an, um Stellung zur „Zulässigkeit der Nephrotomie in unserem Falle" zu nehmen, um die Epikrise der Krankengeschichte zu geben und einige tierexperimentelle, physiologische und pathologische Fragen zur Diskussion zu stellen.

Simon war mit dieser Pioniertat ein bedeutender Durchbruch gelungen. Bis 1875 sind insgesamt 15 Operationen, bis 1880 schon 51 Nephrektomien durchgeführt worden. Im Jahre 1901 konnte Küster vor der Gesellschaft für Chirurgie bereits einen Überblick über drei Jahrzehnte Nierenchirurgie geben, in dem er eine Periode des vorsichtigen Tastens von der naiven Freude am Gelingen unterschied, welcher alsbald die Periode wissenschaftlicher Vertiefung folgen sollte.

Die „Glückliche Exstirpation einer Niere zur Heilung einer Harnleiter-Bauchfistel" (1871) bildete den ersten Teil von Simons „Chirurgie der Nieren"; der zweite umfangreichere Teil über „Operative Eingriffe bei Verletzungen und chirurgischen Krankheiten der Nieren und Harnleiter" (1876) konnte erst nach dem Tod des Verfassers erscheinen.

Einen zweiten Schwerpunkt seines Lebenswerkes bildete die operative Gynäkologie, der sich Simon nach seiner verantwortlichen Tätigkeit als Generalarzt der Badischen Reservelazarette im Kriege 1870/71 zuwandte. Bereits im Sommer 1870 hatte er zum erstenmal in Heidelberg einen gynäkologischen Kurs gehalten, in dem er nicht allein die Fortschritte in der Gynäkologie entwickelte, sondern auch systematisch gynäkologische Operationen demonstrierte und bei weniger schwierigen Eingriffen die Studenten selber operieren ließ. Diese Methode des klinischen Unterrichts zog mit den Studenten auch praktische Ärzte von weither an. Von hier aus fand die manuale Rektal-Palpation zur Diagnose von Unterleibstumoren rasch ihren Weg in die Praxis. Kleine gynäkologische Kongresse in den Herbstferien führten interessierte Ärzte aus der ganzen Welt nach Heidelberg.

In Richard Volkmanns „Sammlung klinischer Vorträge" (1875) finden sich Simons behutsame Darstellungen „Über die Methoden, die weibliche Urinblase zugänglich zu machen und über die Sondierung der Harnleiter beim Weibe". Die „Monatsschrift für Geburtskunde" (1859) berichtet über zahlreiche „Operationen an den weiblichen Geschlechtsteilen", so über einen Fall von rezidivierendem Sarkom an der großen Schamlippe, über Fälle von Abtragung der Vaginalportion des Uterus, auch — nach guter alter hippokratischer Tradition — über einen „Kaiserschnitt mit unglücklichem Ausgang". Aus seinen Rostocker „Mitteilungen" (1861—1865) seien neben den umfangreichen „Summarischen Berichten" auch die „Beiträge zur plastischen Chirurgie" hervorgehoben.

Unvergessen wird Gustav Simon nicht nur als Pionier der Nierenchirurgie bleiben, die er durch systematische Analysen im Tierexperiment und durch seine therapeutische Konsequenz in kurzer Zeit fruchtbar gemacht hat, sondern auch als der eigentliche „geistige Vater" der Gesellschaft für Chirurgie, die 1872 unter dem Vorsitz von Bernhard von Langenbeck in Berlin gegründet wurde. Im Rahmen der Chirurgischen Sektion der Gesellschaft Deutscher Naturforscher und Ärzte war Simon es gewesen, der 1871 für eine eigene Gesellschaft geworben hatte, der mit dazu beitrug, daß sich bis 1872 bereits 127 Chirurgen zum Beitritt in die neue Gesellschaft bereitfanden und der neben Baum, Bardeleben und Billroth auch ihrem ersten Vorstands-Ausschuß angehörte.

Nicht zuletzt Simon hatte Ernst von Bergmann gemeint, als er auf der 25. Tagung der Gesellschaft für Chirurgie in Berlin der Pioniere gedachte, „welche die Saat ausstreuten, aus der der Baum der modernen Chirurgie, von dessen Früchten wir zehren, hervorsproß und zu stolzer Höhe erwuchs".

Es sind gleichwohl nicht die Leistungen einzelner Persönlichkeiten allein gewesen, die der Chirurgie in Heidelberg und in ganz Europa zu einem solch abenteuerlichen Durchbruch verholfen hatten. Es waren ganz spezifische Errungenschaften vor und nach der Jahrhundertmitte, die zum erstenmal eine wissenschaftliche Chirurgie ermöglicht haben. Diese Situation geht charakteristischerweise aus einem Passus eines Fakultätsgutachtens hervor. Im Jahre 1876, dem Todesjahr von Chelius und Simon, berichtet der Ophthalmologe Otto Becker in seiner Rektoratsrede über dieses Gutachten, in dem es heißt:

„Die Zeit, wo ein philosophisches System die Fachwissenschaft beherrschte, ist in den Naturwissenschaften und in der Medizin im schlimmsten Andenken; und es basiert der neue großartige Aufschwung dieser Disziplinen von ihrer Empanzipation aus den naturphilosophischen Theorien. Wenn ohne Widerspruch jetzt die Analyse der Tatsachen uns als der einzige Weg vorgezeichnet ist, auf welchem wir fortzuschreiten haben, so ist die natürliche Folgerung, daß auch das Zusammenfassen des Einzelnen zu Resultaten von allgemeiner Geltung eher den mit dem empirischen Material Vertrauten als dem Philosophen vom Fach zufallen muß" [34].

So wollte es der Geist der Zeit; mit ganz ähnlichen Worten hat Johannes Müller kurz vor seinem Tod in einem Schreiben an Alexander von Humboldt die Forderung nach einer „Naturforschung höherer Instanz" erhoben, welche den Übergang vom philosophischen zum wissenschaftlichen Zeitalter in die Wege geleitet hatte.

Diesem Geist kamen beim Übergang von einer empirischen Wundarzneikunst zur wissenschaftlichen Chirurgie einige Entdeckungen entgegen, die in ihrer Tragweite gar nicht überschätzt werden können. Das ist zum ersten die Einführung der Inhalationsnarkose in das operative Verfahren. Im Jahre 1842 hatte in Danielsville (Georgia) Crawford W. Long Versuche mit der Äther-Betäubung gemacht; 1844 führte der Dentist Horace Wells aus Hartford (Connecticut) Eingriffe unter Lachgas durch, ähnlich wie dies Charles T. Jackson 1842 versucht hatte. Am 16. Oktober 1846 konnte dann William Morton in Boston die erste öffentliche Äthernarkose demonstrieren. Der Bann war gebrochen; der Kampf gegen den Schmerz entschieden; die Chirurgie konnte in unvorstellbarem Maße eingreifen.

In der achten Auflage seines „Handbuchs der Chirurgie" konnte Maximilian Joseph von Chelius bereits über erste Erfahrungen mit der neuen Narkose berichten. Seinen umsichtigen Vorsichtsmaßnahmen war es zu verdanken, daß er bis 1857 keinen Patienten durch Narkosezwischenfall verloren hat.

Der zweite epochale Durchbruch gelang nach der Jahrhundertmitte Lord Lister mit der seit 1867 immer konsequenter und immer rationaler durchgeführten antiseptischen Methode, die bald in Deutschland und Österreich aufgegriffen wurde und nach schweren Auseinandersetzungen zur Ära des aseptischen Operierens geführt hat. Der Erfolg Listers auf dem Gebiete der operativen Wundarzneikunst war es gewesen, der in der Folge auch der Bakteriologie einen ungeahnten Aufschwung gab und das bakteriologische Zeitalter einleiten sollte. Zum erstenmal konnten die gefürchteten Infektionskrankheiten mit kausalen Methoden bekämpft werden. Allein durch das Diphtherieserum Behrings wurde einer der gefährlichsten Schrecken in der Heidelberger Chirurgie endgültig gebannt. Es war nicht vergessen, daß Karl Otto Weber nach kurzem Wirken einer Diphtherieepidemie erlegen war. Einführung des Serums wurden auch in Heidelberg Tracheotomien immer seltener; die Therapie diphtherischer Kinder ging bald von der Chirurgie ganz auf die Kinderklinik über. Das Serum hatte, wie Czerny (1900) betont, dem Chirurgen „das Messer aus der Hand gewunden" und die Behandlung dieser mörderischen Krankheit dem Internisten überlassen.

Zwischen diesen beiden spektakulären Errungenschaften, die dem Jahrhundert der Chirurgen ihren dramatischen Hintergrund gegeben haben, stehen allerdings auch die unzähligen und unbeachteten Untersuchungen, vor allem auf dem pathologisch-anatomischen Gebiete, die gleichfalls in Leben und Werk der Heidelberger Chirurgen ihren paradigmatischen Niederschlag gefunden haben. Diese Leistungen aber sind es gewesen, die Czerny an der Jahrhundertwende zu seinem enthusiastischen Rückblick veranlassen konnte, in dem es heißt:

„Die moderne operative Chirurgie ist trotz der Vergänglichkeit ihrer Produkte vielleicht die größte und bewundernswerteste Kunstleistung des menschlichen Geistes; sie überragt die vielbewunderten Leistungen der modernen Technik um ebenso viel, wie der menschliche Organismus feiner und komplizierter zusammengesetzt ist als die sinnreichste Maschine"[35].

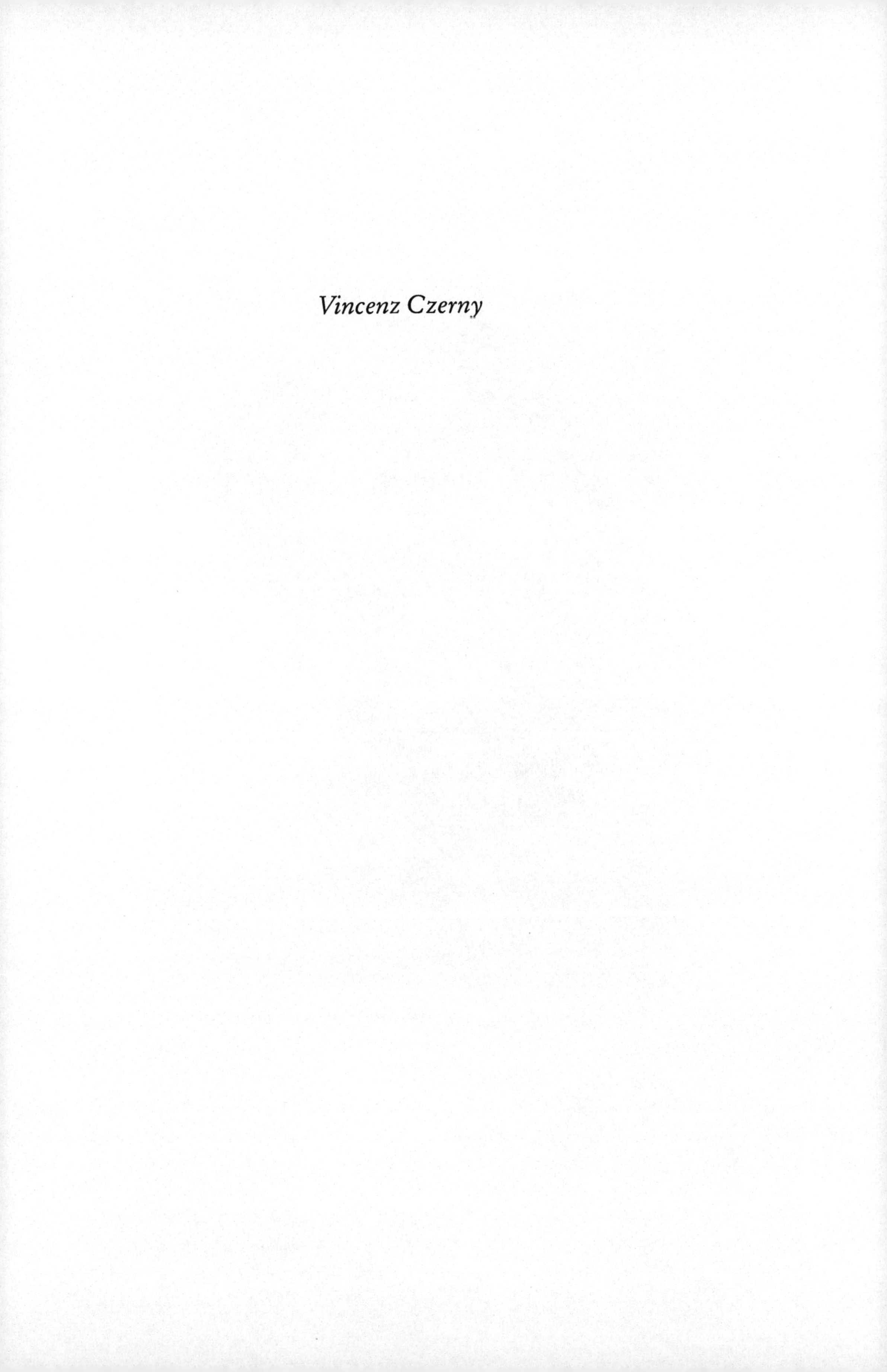

Vincenz Czerny

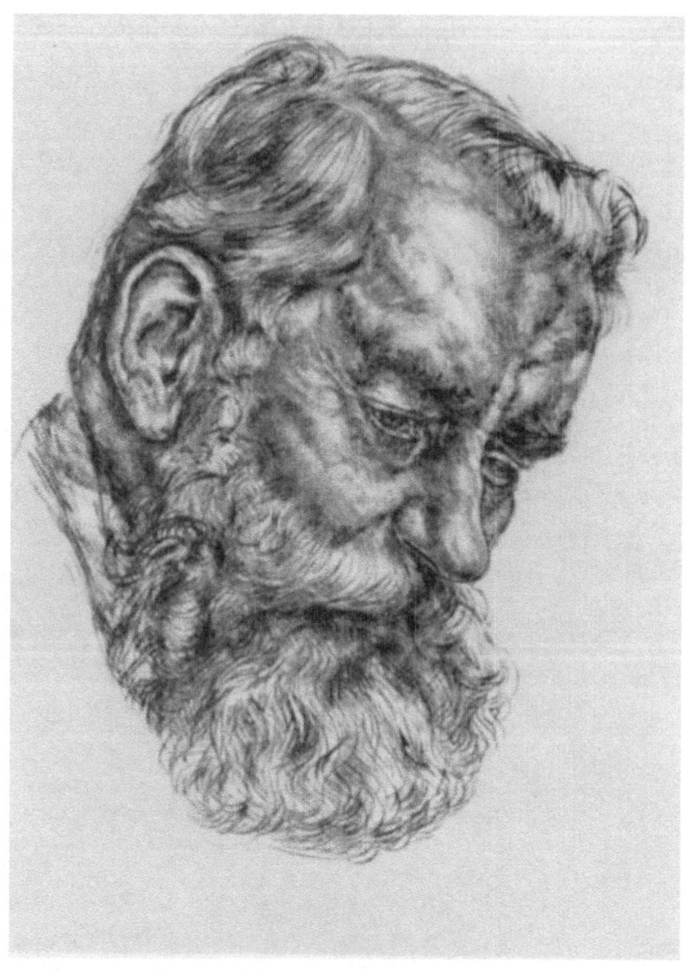

Nach einer Zeichnung von Siegfried Czerny

Die Heidelberger Chirurgie ist von einer der markantesten und fortschrittlichsten Persönlichkeiten des 19. Jahrhunderts in unser 20. Jahrhundert getragen
worden, von Vincenz Czerny, dem großen Schüler Theodor Billroths. Als Czerny
im Jahre 1901 in Berlin als Vorsitzender den 30. Kongreß der Deutschen Gesellschaft für Chirurgie eröffnete, konnte er an der Schwelle des Jahrhunderts mit
einem stolzen Rückblick auf die Leistungen seiner Generation den berechtigten
Hoffnungen und Wünschen „über die nächste Zukunft der Chirurgie" beredten
Ausdruck geben. An der Wiener Schule in gediegener Breite gebildet, hatte Czerny
noch die Komplikationen des Wundverlaufs und den Umschwung der antiseptischen Ära erleben können. Die grundsätzliche Umgestaltung der modernen
Chirurgie gehörte mit zu seinem Alltag. Darüber hinaus hat Czerny gegen Ende
seines Lebens einem neuen Forschungszweig, der experimentellen Krebsforschung,
zur Wirksamkeit verholfen und so in der Tat die Chirurgie gelehrt, „neue Wege
der Forschung einzuschlagen".

Die Würdigungen seines Lebens und seines Werkes sind in den letzten fünfzig
Jahren eher angestiegen als ausgeklungen. Neben zahlreichen Gedenkaufsätzen
und Nachrufen stehen die Ehrungen seiner Schüler, allen voran die von Fritz
Voelcker und Georg Schöne. Bioergographische Analysen und Dissertationen werden gekrönt von der autobiographischen Skizze „Aus meinem Leben", die in den
letzten Jahren in Heidelberg veröffentlicht wurde [36].

Am 19. November 1842 wurde Czerny als Sohn eines Apothekers in Trautenau (Böhmen) geboren. Aufgewachsen in einer der Naturforschung offenen
Atmosphäre wie auch im Fluidum des „josephinischen Liberalismus" bezog der
junge Czerny 1860 die Universität Prag, um Naturwissenschaften zu studieren.
Er schloß sich besonders dem Ritter von Stein an, der als hervorragender Protozoenforscher galt und damals die soeben erschienene Vergleichende Anatomie von
Gegenbaur exzerpierte und seine Lamarck-Studien vertiefte. In seiner Nähe bekam
Czerny, wie die Autobiographie vermerkt, die ersten Vorzeichen des Sturmes zu
spüren, „welchen bald Darwin in den Naturwissenschaften entfesseln sollte". Seinem Entschluß allerdings, Zoologe werden zu wollen, widersetzte sich Stein energisch und empfahl ihm dafür eine Ausbildung bei dem Wiener Physiologen
Brücke.

Im Oktober 1861 kam Czerny nach Wien, wo er viel im Haus des seiner
Familie bekannten Ophthalmologen von Arlt verkehrte, dessen Famulus er in den
letzten Semestern wurde. Bereits während seiner Studienzeit arbeitete Czerny täg

lich im Brücke'schen Laboratorium, praktizierte darüber hinaus bei dem Dermatologen Hebra und dem Physiopathologen Salomon Stricker. Aus diesen Jahren rührt seine Freundschaft mit Otto Becker, dem nachmaligen Heidelberger Ophthalmologen, her, der damals Assistent bei von Arlt war.

Czerny hatte eine breite, naturwissenschaftliche Ausbildung hinter sich, als er Ende 1866 mit „summa cum laude" promoviert wurde. Im Frühjahr 1867 wurde er Assistent beim Internisten Oppolzer, ohne seine physiologischen und pathologischen Studien zu vernachlässigen. Hierbei wurde der im Oktober 1868 als Nachfolger von Franz Schuh nach Wien berufene Theodor Billroth auf Czerny aufmerksam und bot ihm eine Assistentenstelle an. So wurde Czerny, ganz gegen seinen Willen, Chirurg, zunächst freilich nur als tastender „Operationszögling", bald jedoch als intensiver Mitarbeiter. Billroth hat es in der Tat verstanden, seine Begeisterung für die Chirurgie in seinen Schülern zu wecken und sie zu selbständigen Arbeiten anzuhalten. So assistierte Czerny bei Versuchen am Hund über die Exstirpation von Teilen des Oesophagus; er erweiterte sie zu Tierversuchen über die Totalexstirpation des Kehlkopfes, die zu einer Konstruktion des künstlichen Kehlkopfes führte, die später von Gussenbauer für den Menschen umkonstruiert und verbessert worden ist.

Billroth gab seinem begabten Schüler jede Förderung. Im Sommer 1869 schickte er ihn zur Weiterbildung zu Thiersch nach Leipzig und zu Volkmann nach Halle; ferner besuchte er Hueter in Greifswald und den damals auf der Höhe seines Ruhmes stehenden Bernhard von Langenbeck in Berlin. Im Jahre 1870 durfte Czerny seinen Lehrer Billroth auf den Kriegsschauplatz nach Weissenburg wie auch zur Organisation der Mannheimer Lazarette begleiten. Im Sommer 1871 konnte sich Czerny bereits in Wien für das Gebiet der Chirurgie habilitieren.

Im Alter von 29 Jahren, Ende des Jahres 1871, wird der junge Czerny als Chirurg nach Freiburg berufen, wo Stromeyer seine große Zeit gehabt hatte, der Lehrstuhl unter Hecker aber zurückgegangen war und die Medizinische Fakultät, vor allem durch die Initiative von Kußmaul, sich von einem jungen und modern ausgebildeten Chirurgen eine neue Blüte versprach. Auch während des Aufbaus der Klinik vernachlässigte Czerny nicht seine mikroskopischen Studien und seine Tierversuche. Zu Kußmaul kam er bald schon in freundschaftlichen Kontakt, der ein ganzes Leben andauerte. Im ersten Jahre seiner Freiburger Tätigkeit, am 26. Dezember 1871, verlobte sich Czerny mit Kußmauls Tochter Luise; die Vermählung fand Pfingsten des folgenden Jahres statt.

Ostern 1877 wurde Czerny als Nachfolger Simons nach Heidelberg berufen. Hier fand er eine neue Klinik mit 122 Betten vor, die er 29 Jahre leitete und zu großer Blüte brachte. Die von ihm begründeten „Jahresberichte" haben regelmäßig über Zusammensetzung, Ausweitung und Erfolg der klinischen und wissenschaftlichen Tätigkeit berichtet. Im Jahre 1906 trat Czerny von seinem Amte als Direktor der Chirurgischen Klinik zurück, um sich der Idee und dem Aufbau seines „Instituts für Krebsforschung" zu widmen.

In den letzten Jahren seines Lebens erkrankte Czerny an einer vielleicht durch seinen Umgang mit Röntgenstrahlen verursachten Leukämie, die seine Schaffenskraft empfindlich schwächte und der er am 3. Oktober 1916, kurz vor Vollendung seines 74. Lebensjahres, erlag.

Im Vordergrund des Lebenswerkes stehen die Arbeiten zur praktischen Chirurgie. Während seine ersten Veröffentlichungen auf dem Gebiete der Augenheilkunde und der Pathologischen Anatomie lagen, wendet sich der junge Assistent physiologischen und histologischen Fragen zu, wobei das Tierexperiment eine fundamentale Rolle spielte. Bereits seine Versuche zur Kehlkopfoperation, die auf von Langenbeck zurückreichen, zeigen seinen weitschauenden Blick, da er das Experiment mit der naturwissenschaftlichen Basis zu verbinden suchte. Es ist Czerny als erstem gelungen, einen Hund nach subtotaler Exstirpation des Magens am Leben zu erhalten. Von eminent praktischer Bedeutung wurden seine Studien über die Darmnaht, bei der er die zweireihige Naht mit Seide bevorzugte. Als Czerny'sche Pfeilernaht setzte sich seine Methode bei der Radikaloperation der Hernien durch. Auch die vaginale und sakrale Uterusexstirpation verdankt seinen Bemühungen den Durchbruch zu einer Standardoperation.

Die plastische Chirurgie, von der Urethroplastik über die Wangenplastik mit gedoppeltem Halslappen bis zur Operation der Blasenektopie, erhielt von ihm entscheidende Anregungen. Von der Kühnheit seiner Intentionen zeugte die Idee, einer Patientin die exstirpierte Mamma durch Implantation eines der Glutäalgegend entnommenen Lipoms zu ersetzen; die Übertragung freier Fettgewebe hat von hier aus ihren Ausgang genommen und die verschiedensten Modifizierungen erfahren.

Jede Wunde „streng nach Lister" zu behandeln, war zu einem allgemeinen Prinzip für Czerny geworden. „Sepsis und Pyämie sind äußerst seltene Gäste" in Heidelberg, konnte er 1882 mit Befriedigung in der „Wiener Medizinischen Wochenschrift" konstatieren. Aber schon im Jahre 1876 hatte er den Studenten in einer Semesterübersicht die Vorzüge der Antisepsis demonstrieren können. Im Gefolge

Neubers baute Czerny systematisch die Asepsis aus, ohne sich — ähnlich wie Bergmann — weiteren Möglichkeiten der antiseptischen Wundbehandlung zu verschließen. In seinen „Beiträgen zur Jodvergiftung nebst Bemerkungen über Karbolmarasmus" (1882) bekennt sich Czerny zur „Zukunft der antiseptischen Chirurgie", die nur auf experimenteller Basis aufgebaut und am Krankenbett erprobt werden könne: „Die Chirurgen und am Ende auch ihre Patienten haben in der Neuzeit so viel lernen müssen, daß sie sich am Ende auch daran (hier: an den Geruch!) gewöhnen würden. Weniger gern wird der muffig riechende Jodoformchirurg in der Gesellschaft gesehen, während der durch die öffentliche Meinung geheiligte Karbolduft wenigstens mit Achtung behandelt wurde" [37].

Neben den großen Leistungen auf dem Gebiete der Bauchchirurgie, an deren Entwicklung Czerny maßgeblichen Anteil hatte, ist während seiner klinischen Tätigkeit die operative Frauenheilkunde ständig weitergetrieben worden. Allerdings hielt Czerny an dem Grundsatz fest, nur solche Gebiete in der Gynäkologie aktiv zu betreuen, auf denen der Chirurg wirkliche Meisterschaft besitzt; in seinem Falle waren dies vor allem die vaginalen Operationen; so war ihm im Jahre 1878 die vaginale Exstirpation eines karzinomatösen Uterus gelungen.

Im Jahre 1900 wurden 1930 stationäre und 1521 ambulante Operationen durchgeführt. Die Operationen verteilen sich auf die einzelnen Ärzte der Klinik wie folgt:

CZERNY	439
MARWEDEL	216
PETERSEN	278
SIMON	47
NEHRKORN	95
KAPOSI	185
VON WUERTHENAU	178
VOELCKER	178
REICHENBACH	126
SCHILLER	40
VON EICKEN	75
Volontäre und Praktikanten	73

Im Jahre 1900 waren dabei 134 Todesfälle zu beklagen, die sich folgendermaßen aufgliedern:

Verletzungen	23
akute eitrige Infektionen	16
Tuberkulose	14
Tumoren	13
Laparotomien	49
Hernien	9
Verschiedenes	10

Sämtliche Todesfälle wurden in den „Jahresberichten" eingehend besprochen. Aus diesen Jahresberichten geht ferner hervor, daß im Jahre 1900 320 Gutachten erstellt wurden und 26 Arbeiten aus der Chirurgischen Klinik erschienen sind.

In einem Gedenkartikel zum 100. Geburtstag vom 19. November 1942 faßt der Münchner Medizinhistoriker Werner Leibbrand in der „Frankfurter Zeitung" die chirurgischen Leistungen Czernys zusammen: „Czerny lebte in der beglückenden Zeit, in der ein Organgebiet nach dem anderen dem Messer erschlossen wurde, in der die Chirurgie zu nie erahntem Ansehen als führende Spezialität aufschoß. Die Technik allein konnte ihr diese Stellung nicht erwerben. Sie war an das Ethos der Männer geknüpft, die sich um sie bemühten". Daß es neben der technischen Meisterschaft immer auch die humanitäre Gesinnung sein müsse, die das Messer führt, hat keiner glücklicher dokumentieren können als Vincenz Czerny.

Einer seiner begabtesten und erfolgreichsten Schüler, Fritz Voelcker, hat an vielen Stellen davon Zeugnis gegeben: bei der Festrede anläßlich der Umbenennung des Samariterhauses in Vincenz-Czerny-Haus wie auch im Gedenkartikel zum 100. Geburtstag sowie in zahlreichen begeisterten Nachrufen auf den verehrten Lehrer heißt es: „Auffallend war seine technische Begabung, die für den operierenden Chirurgen so sehr wichtig ist und gerade in jener Zeit, wo täglich neue technische Probleme aufkamen, doppelt wichtig war. Er hatte nicht jene theatralische Technik, mit welcher manche Chirurgen ihre Zuschauer zu blenden suchen. Das Theatralische lag Czerny nicht. Er operierte nicht für die Zuschauer, sondern für die Patienten. Er legte auch auf das Technische keinen allzu großen Wert; die Technik war ihm eine selbstverständliche Voraussetzung seines Berufes, aber nicht Selbstzweck" [38].

Voelcker zitiert an mehreren Stellen Czerny's Ausspruch: daß ein Schneider gut nähen müsse, aber nicht jeder, der gut nähen könne, nun auch ein guter Schneider sei. Seine Operationen waren ruhig, gemessen und sicher, immer aber auch rasch erledigt; ein englischer Beobachter hat diesen Eindruck mit „quick without a hurry" vortrefflich wiedergegeben.

Seine Rektoratsrede im Jahre 1903 widmete Czerny der „Entwicklung der Chirurgie während des 19. Jahrhunderts", wobei er die Beziehungen der Chirurgie zum akademischen Unterricht besonders herausstellte. Diese Rede ist vielfach, unter anderem auch in der von Maximilian Harden redigierten Zeitschrift „Die Zukunft", gedruckt worden. Dem Unterricht galt stets sein wachsames Interesse. 1894 schrieb er seine Richtlinien über die Methode des klinischen Unterrichts an der Heidelberger Chirurgischen Klinik nieder. Nach einer ausführlichen Darstellung der Verhältnisse in den Kliniken kam er auf eine detaillierte Ordnung mit Tagesplan und Stundenplan für Famuli (Amanuenses) und Assistenten zu sprechen; Klinikvisiten, Anleitungen und Hilfsmethoden sind ebenso berücksichtigt wie die Examensprobleme; auf eine Aseptik strengster Observanz wird besonders hingewiesen.

In seinen Forderungen nach allgemeiner Vorbildung der Chirurgen vor dem Berliner Chirurgenkongreß 1901 ist die Selbständigkeit der medizinischen Ausbildung herausgestellt worden: „Es darf also nicht am ärztlichen Stande allein herumexperimentiert werden". Energisch wendet sich Czerny gegen die Kuckuckseier der Philologen und Juristen, die als Schulreform „in unser Grasmückennest voll Hoffnungen auf zukünftige mens sana in corpore sano" gelegt worden seien! Als am 22. Februar 1906 der Chirurg Czerny den von der Medizinischen Fakultät Heidelberg gestifteten Kußmaul-Preis dem Chirurgen August Bier verleiht, kann er neben der Würdigung der ärztlichen Verdienste des Internisten Adolf Kußmaul noch einmal die Ausbildung zum Chirurgen und die Fortschritte der Chirurgie zum Mittelpunkt seiner Festrede machen. Czerny legt seinen Kollegen und Schülern den Gedanken nahe, „daß die moderne Chirurgie auf dem Wege ist, von dem Glauben an die allheilende Wirkung des Messers bekehrt zu werden und die Lehren der allgemeinen Pathologie zur Erzielung befriedigender Resultate wieder in höherem Maße heranzuziehen, als es in der jetzigen operationsfreudigen Ära der Fall ist" [39].

Daß Czerny mitten in der „operationsfreudigen Ära" nicht nur eine theoretische Lanze für die konservierende Medizin und für Probleme einer Allgemeinen

Chirurgie gebrochen hat, zeigt die letzte große Lebensleistung: die Errichtung eines Instituts für Krebsforschung im Heidelberger Samariterhaus. Bereits in jungen Jahren hatte Czerny ein brennendes Interesse für die Geschwulstproblematik gezeigt. Das Schicksal der inoperablen Krebskranken und der Rezidivpatienten ist ihm zeitlebens nahegegangen. So sehr der gefeierte Meister die operativen Möglichkeiten kannte und die Ausweitung der Grenzen schätzen gelernt hatte, so sehr war er davon überzeugt worden, daß das Problem der Geschwulsttherapie nicht allein durch die Vervollkommnung der operativen Technik gelöst werden könne. Die Erfolge der Serumtherapie, der Vakzinetherapie, die ungeahnten Möglichkeiten seines bakteriologischen Zeitalters im Kampf gegen die Infektionskrankheiten nährten seine Hoffnungen, nun auch im Kampf gegen den Krebs auf breiter Linie anzutreten, alle operativen Möglichkeiten mit den bakteriologischen zu kombinieren, alle Hilfsmittel der Röntgenstrahlen oder Radiumtherapie mithineinzureißen, auf die Entwicklung der elektrischen Behandlungsmethoden wie schneidender Lichtbögen und Fulguration zu achten, um so jede Chance auf wissenschaftlicher Grundlage und im experimentellen Felde systematisch wahrzunehmen. Dies in erster Linie war die Idee seines Krebsforschungsinstitutes, dessen Leitbild gerade in den letzten Jahren durch Karl Heinrich Bauer wieder unter dem Gedanken eines Deutschen Krebsforschungszentrums aufgegriffen, organisiert und weitergeführt wurde.

In der Vorbereitungsphase seines Instituts besuchte Czerny 1898 das im Bau befindliche Krebsspital Morosovs in Moskau, ferner 1901 ein Krebsforschungsinstitut in Buffalo. Im Jahre 1906 konnte das Institut im Samariterhaus eröffnet werden. Neben der Klinik war ein experimentelles Institut eingerichtet worden, dessen biologisch-chemische Abteilung von Dungern und dessen histoparasitologische Abteilung von Wasielewski unterstand. Während eines Jahres gingen beispielsweise 595 Kranke mit 13 555 Verpflegungstagen durch dieses Haus; hinzu kam eine Ambulanz von 40 Patienten täglich.

Am Lebensabend sind Czerny zahlreiche Ehrungen zuteil geworden. So war er 1901 Vorsitzender der Deutschen Gesellschaft für Chirurgie und wurde 1903 deren Ehrenmitglied. In diesem Jubiläumsjahre der Heidelberger Universität war er zum Prorektor gewählt worden und trug Ehre und Würde des Rektoramtes. Im Jahre 1908 war Czerny Präsident der Internationalen Gesellschaft für Chirurgie, 1910 der Internationalen Gesellschaft für Krebsforschung in Paris. Drei Rufe — 1877 nach Prag, 1882 nach Würzburg, 1894 nach Wien — hat Czerny abgelehnt, nicht

ohne bei den Abwendeverhandlungen beachtliche Vorteile für seine Klinik heraus-
zuhandeln. Nicht mehr zeitgemäß hingegen erscheint das Bekenntnis der Autobiographie: „Wenn man Geduld hat und seine Forderungen sachlich begründet,
kann man bei der badischen Regierung auf die Erfüllung aller vernünftigen
Wünsche rechnen".

Im Jahre 1900 hat Czerny sich rückblickend noch einmal zu den Fortschritten
der speziellen Chirurgie bekannt. Auf dem Gebiete der Trepanation, die bis in die
Urzeiten der Chirurgie zurückreicht und in deren Anwendung modische Chirurgen des 18. Jahrhunderts sich zu Exzessen hatten hinreißen lassen, sah Czerny
einen endgültigen Triumph: „Durch osteoplastische Aufklappung des Schädel-
daches konnte man ungestraft Einblick gewinnen auf die Gehirnoberfläche". Auf
dem Gebiet der Lungenchirurgie ließ er die weite Entwicklung von der Thorakotomie bis zur Thorakoplastik an seinem Auge vorüberziehen, mitsamt der Eröffnung
des Perikards und einer operativen Therapie bei Strukturen des Schlundrohres.
Im Bereich der Hals-, Nasen- und Ohrenkrankheiten war es ebenfalls zur selbständigen operativen Technik gekommen. Auf seiner eigenen Domäne, der Magen-
und Bauchchirurgie, führte Czerny die Resektion von Magenteilen bis zur Total-
resektion an, die technische Ausbildung der Gastrotomie, die bereits als palliative
Operation Verwendung findet, wie auch die Gastroenterostomie als Entlastung
bei inoperablen Karzinomen. In der Chirurgie der Niere und Blase hatte Czerny
noch die Einführung der Zystoskopie erlebt, die Punktion der Hydronephrose,
die Ureteroplastik, ganz abgesehen von routinemäßigen Verfahren wie der
Nephropexie bei Wanderniere und der Extraktion von Nierensteinen.

Viele seiner Verdienste hat Czerny in seiner Bescheidenheit seinen Mitarbeitern
und Schülern, wenn nicht gar dem „Zeitgeist" zugesprochen. Als sein Schüler und
kommissarischer Nachfolger im Amte Fritz Voelcker anläßlich einer akademischen
Feierstunde zur Umbenennung des Samariterhauses in Vincenz-Czerny-Haus
seine Festrede geschlossen hatte, fügte er noch ein kurzes Wort an die jungen
Kommilitonen hinzu: Es liege nun einmal in der Entwicklung und im Fortschritt
des Lebens begründet, daß die Jungen über die Alten und die Schüler über ihre
Lehrer hinauswüchsen. Darunter brauche aber die Hochachtung vor den Alten und
die Verehrung für den Lehrer nicht zu leiden. „Wenn ich Ihnen hier einen großen
Arzt gezeichnet habe, so geschah es zum Teil aus dem Wunsche, daß Sie dieses Bild
in Ihren Herzen aufnehmen und bewahren. Es wird Ihnen Wegweiser und Leit-
stern für Ihr eigenes Größerwerden sein."

Albert Narath

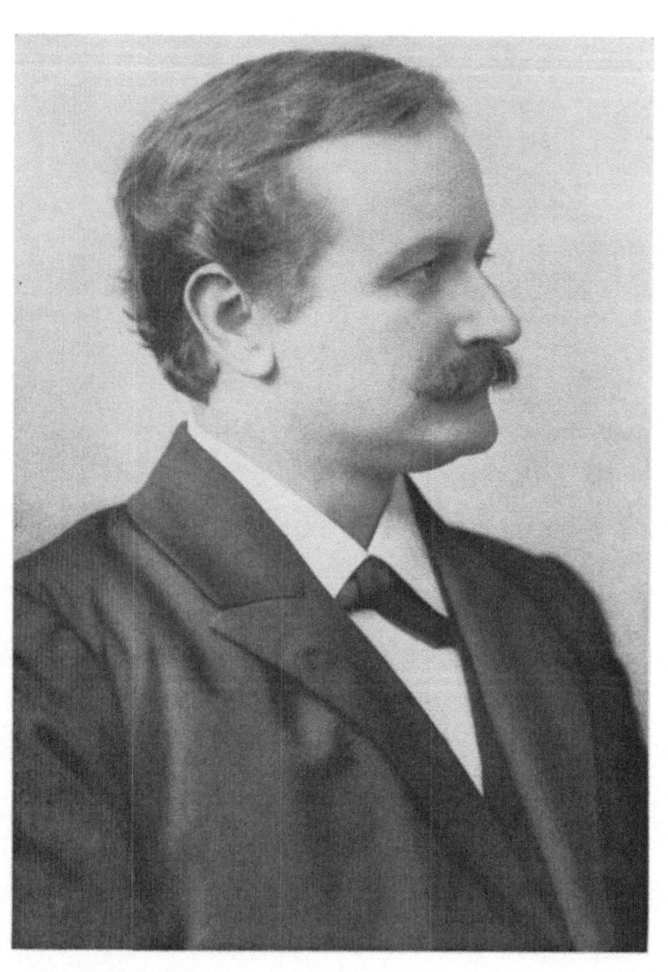

Czernys Nachfolger Albert Narath, auch ein Schüler Theodor Billroths, war es nur wenige Jahre vergönnt, die Heidelberger Chirurgische Klinik zu leiten. Er wurde am 13. 9. 1864 in Wien geboren. Während seines Studiums in Wien widmete sich Narath besonders der Anatomie, der seine Vorliebe galt. Vor Beginn seiner chirurgischen Laufbahn war Narath mehrere Jahre lang als Anatom tätig. 1887 war er Demonstrator und ab 1889 Prosektor und Assistent bei Zuckerkandl. Nach seiner Promotion am 14. 6. 1890 arbeitete Narath zunächst als Famulus und ab 1893 als Assistent bei Billroth. Frucht seiner anatomischen Tätigkeit war ein 1893 erschienener Vortrag über „Vergleichende Anatomie des Bronchialbaumes", der Naraths erste wissenschaftliche Publikation nach der Promotion darstellte. Auch später setzte Narath diese anatomischen Studien fort. Die Ergebnisse wurden in einer Monographie über den Bronchialbaum der Säugetiere und des Menschen niedergelegt und seinem Lehrer Billroth gewidmet.

Nach Billroths Tod blieb Narath bei dessen Nachfolger Gussenbauer. Als von Eiselsberg nach Königsberg berufen wurde, übernahm Narath 31jährig im Jahre 1896 den ordentlichen Lehrstuhl für Chirurgie in Utrecht und setzte damit dort als dritter Schüler die Tradition Billroths fort. In Utrecht gewann Narath bald die Zuneigung zahlreicher Kollegen und lernte beim Physiologen Engelmann in dessen Tochter Anna seine spätere Ehefrau kennen. Im Jahre 1900 erhielt Narath einen Ruf nach Königsberg, 1901 einen nach Amsterdam. Beide lehnte er ab, da ihm der Neubau der Klinik zugesagt wurde. Trotz des großen Betätigungsfeldes in Utrecht und der engen Freundschaft mit vielen seiner Kollegen vermißte Narath seine heimatlichen österreichischen Berge und konnte sich an das niederländische Flachland nicht gewöhnen. Dies bewog ihn vielleicht auch dazu, 1906 den Ruf nach Heidelberg als Nachfolger Czernys anzunehmen. Narath konnte nur wenige Jahre der Heidelberger Chirurgischen Klinik vorstehen; bereits im Jahre 1910 mußte er im Alter von 45 Jahren aus Gesundheitsgründen von seinem Amt zurücktreten. Die folgenden Jahre benützte Narath, eine Reihe weiterer Arbeiten zu publizieren. Am 14. 8. 1924 starb Narath in Heidelberg kurz vor Vollendung seines 60. Lebensjahres.

Neben seinen anatomischen Studien befassen sich Naraths wissenschaftliche Arbeiten mit verschiedenen Problemen der Chirurgie. In die Zeit unter Gussenbauer fallen mehrere Arbeiten über Dünndarmfisteln unter besonderer Berücksichtigung der Darmausschaltung, über retroperitoneale Lymphzysten und über ein pulsierendes Angioendotheliom des Fußes. Die Beschäftigung mit der Chirurgie des Oesophagus und des Larynx führte zur Entwicklung eines künstlichen Kehlkopfs. Über Hernien erschienen mehrere Publikationen; eine besondere Form der Hernia cruralis, über die Narath 1899 berichtete, ist als „Narath-Hernie" in die Literatur eingegangen. 1900 nahm Narath zur Bassinischen Radikaloperation der Leistenhernien Stellung und berichtete 1902 und 1903 über die Treitz'sche Hernie. Mit Erkrankungen des Gefäßsystems beschäftigen sich weitere Berichte über die Radikaloperation der Varikozele sowie über ein Aneurysma der Karotis interna im extrakraniellen Bereich. 1903 erschien eine Mitteilung über die Technik der Magen-Darmoperation sowie eine umfassende Monographie über die kongenitale Hüftluxation, die sich auf Erfahrungen bei 108 Patienten stützt. 1904 berichtete Narath über die Pneumatozele der Parotis und 1905 über die subkutane Verlagerung des Omentum. Im gleichen Jahre gab Narath zwei neue Methoden zur Beseitigung der Pylorusstenose an. Naraths Hauptwerk aus der Gastrologie, die Monographie „Die Operation am Magen", die das gesamte Gebiet der Magenoperationen in ihrer geschichtlichen Entwicklung bis zur Gegenwart behandeln sollte, gelangte leider nicht mehr zum Druck.

Trotz der wenigen Jahre, die es Narath vergönnt waren, als Chirurg tätig zu sein, blieben Ehrungen infolge seiner großen Verdienste um die Chirurgie nicht aus. In Holland wurde ihm das Ritterkreuz des königlich-niederländischen Löwenordens verliehen, in Baden das Ritterkreuz 1. Klasse mit Eichenlaub vom Zähringer Löwen.

Die Verdienste Naraths wurden 1925 in der Zeitschrift für Chirurgie von Sauerbruch gewürdigt[40]. Nach Sauerbruch waren ein offener Charakter, Bescheidenheit, ein warmes Herz, eine große Menschenliebe, Pflichtbewußtsein und Aufopferungsfähigkeit die Charaktermerkmale Naraths.

Max Wilms

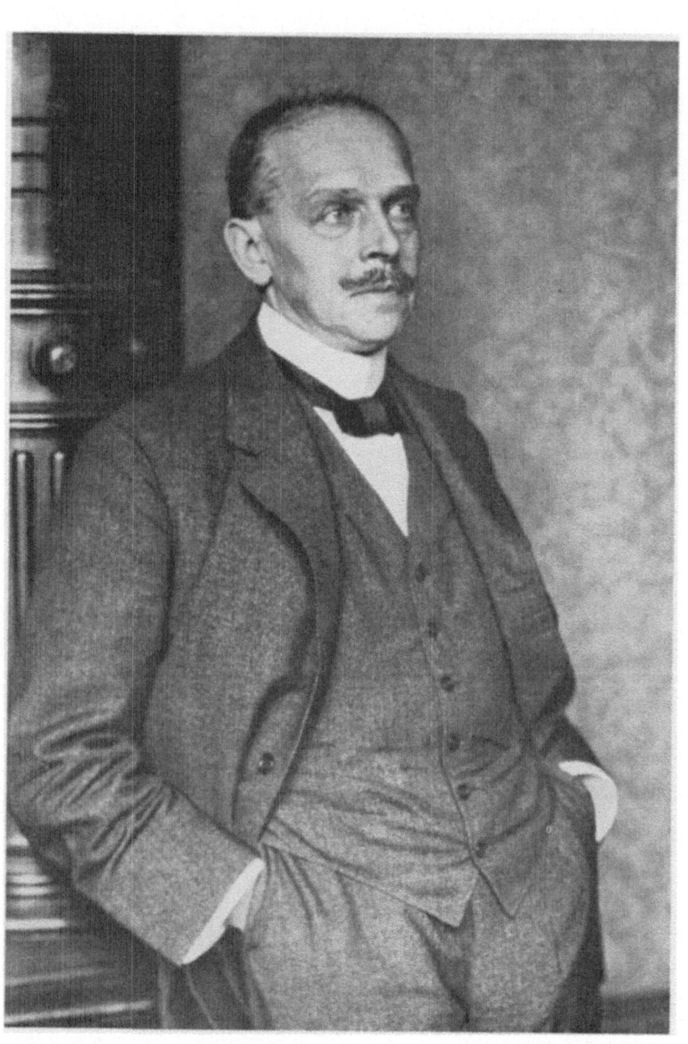

In einer Zeit, in der die großen Entdeckungen der Medizin, wie Anästhesie und Antiseptik, bereits gemacht waren und die Operationstechnik schon weitgehend ausgebaut war, wirkte in Heidelberg Max Wilms am weiteren Ausbau der wissenschaftlichen Chirurgie und führte die Klinik durch die schweren Kriegsjahre.

Karl Maximilian Wilhelm Wilms wurde am 5. November 1867 in Hünshoven im Regierungsbezirk Aachen als zweitältester Sohn des Notars Matthias Wilms geboren. Ursprünglich sollte Max Wilms genau wie sein älterer Bruder Jurist werden. Bereits nach einem Semester wechselte er jedoch von der Rechtswissenschaft, an der er wenig Gefallen fand, zum Medizinstudium über. Seine Studienzeit verbrachte er in München, Marburg, Bonn und Berlin. In Bonn wurde Wilms mit einer Arbeit über die Resektion des Oesophagus promoviert. In seiner Dissertation beschreibt er die Indikation, Methode, Kasuistik und Statistik dieser Operation. Die heute noch aktuellen Probleme des Oesophaguskarzinoms werden von Wilms diskutiert, um Richtlinien für die operative Behandlung zu geben. Wie mehrere seiner Amtsvorgänger führte auch ihn der Weg zur Chirurgie über die Pathologische Anatomie. Im Anschluß an sein Staatsexamen im Jahre 1891 arbeitete er als Assistent im Pathologisch-Anatomischen Institut Gießen, wo er bis 1895 blieb. Aus dieser Zeit bei Bostroem stammt auch die Monographie über die Entstehung der Mischgeschwülste, die seinerzeit in der Medizin großes Aufsehen erregte. Vor Beginn seiner chirurgischen Laufbahn war Wilms noch ein Jahr als Assistent bei dem Internisten Leichtenstern in Köln tätig. Während dieser Zeit schrieb er eine Arbeit über „Diagnose und therapeutischer Wert der Lumbalpunktion bei Meningitiden und Hirntumoren". Wilms entwarf ein einfaches Quecksilbermanometer zur Druckbestimmung im Rückenmarkskanal, das im Ersten Weltkrieg bei der Behandlung von Kopfschüssen große Bedeutung gewann. Im Januar 1897 trat Wilms seine erste chirurgische Assistentenstelle bei Trendelenburg in Leipzig an. Auch hier beschäftigten ihn noch pathologisch-anatomische Studien, wie die Untersuchungen über die Keloide und Echinokokken.

1899 habilitierte sich Wilms, 1904 wurde er zum außerordentlichen Professor ernannt. Durch seine nach der Habilitation begonnene Monographie über den „Ileus aus chirurgischer Sicht" wurde sein Name rasch bekannt. Die Folge war seine Ernennung zum ordentlichen Professor für Chirurgie in Basel (1907). Bereits nach drei Jahren wurde er als Nachfolger Naraths nach Heidelberg berufen; trotz der räumlichen Unzulänglichkeiten des Akademischen Krankenhauses in

Heidelberg nahm Wilms diesen Ruf an. Zu dieser Zeit war die Entwicklung der Chirurgischen Klinik weit hinter der Entwicklung der Medizin und dem Anstieg der Heidelberger Bevölkerung zurückgeblieben. Seit der Eröffnung der Chirurgischen Klinik im Jahre 1876 war die Einwohnerzahl Heidelbergs von 19 983 auf 56 016, die Zahl der Medizinstudenten von 88 auf 614 und die Anzahl der jährlichen Verpflegungstage in der Chirurgischen Klinik von 47 895 auf 70 635 gestiegen.

Am 18. 11. 1914 heiratete Wilms Fräulein Else Seyfferth aus Leipzig, die heute noch 88jährig in Heidelberg lebt und der wir viele wertvolle Hinweise über sein Leben verdanken. Im Dezember 1917 wurde Wilms zum Geheimen Hofrat ernannt; bereits vorher war er durch mehrere Auszeichnungen geehrt worden. Am 14. Mai 1918 stirbt Max Wilms nach achttägigem Krankenlager an einer Diphtherie, die er sich bei der Behandlung eines französischen Soldaten zugezogen hatte. Seine Grabstätte befindet sich in Köln.

Neben seiner bereits zitierten und bekanntesten Monographie über die Mischgeschwülste und den Ileus waren es vor allem chirurgisch-technische und urologische Probleme, die Wilms immer wieder beschäftigten. So empfahl er zur Entfernung der Prostata die perineale Prostatektomie mit lateraler Inzision auf Grund von 200 erfolgreichen eigenen Operationen. Weitere Publikationen befaßten sich mit der Spaltung der Niere bei akuter Pyelonephritis und der lumbalen Uretereinpflanzung. Besonders in Heidelberg hat sich Wilms auch mit der Röntgendiagnostik beschäftigt und wertvolle Untersuchungen angestellt. Die Knochenentwicklung der oberen Extremitäten wurde röntgenologisch dargestellt und gab, besonders für die Diagnostik der Frakturen im Ellenbogengelenksbereich, außerordentlich wichtige Hinweise. Für spezielle Röntgenaufnahmen konstruierte Wilms einen Röntgenuntersuchungstisch, bei dem Aufnahmen in einem Winkel von 45° gemacht werden konnten, wodurch sich der Oesophagus außerhalb des Wirbelsäulenschattens darstellte und die Platte dem Thorax direkt auflag. Neben der Röntgendiagnostik widmete sich Wilms der Strahlentherapie und gab Hinweise zur Röntgenbehandlung der Trigeminusneuralgie, des Pylorospasmus und insbesondere für die Strahlenbehandlung des Karzinoms, die damals rasch an Boden gewann. Wilms unterschied zwei Karzinomarten: die relativ benigne Form mit langsamer Entwicklung und geringer Tendenz zur Metastasierung und das schnell wachsende, frühzeitig metastasierende Karzinom. Für die erstere wurde die operative Behandlung, für die letztere die Strahlentherapie empfohlen. Ein wesentliches Arbeitsgebiet Wilms war die Tuberkulose. In Basel hatte er mit der Strahlentherapie der Knochen- und Sehnenscheidentuberkulose große Erfolge erzielt; in Heidelberg war es ebenfalls die Behandlung der Tuberkulose, die zu seinem Lieblingsgebiet zählte. Zur Senkung der Letalität nach ausgedehnten Rippenresektionen wegen einer Tuberkulose führte Wilms die sogenannte „Pfeilerresektion" ein. Im Längsschnitt entfernte er hinten, notfalls auch vorn, kleine Teile der obersten neun Rippen. Die Rippen sanken daraufhin einwärts und stark abwärts, wodurch das Thoraxvolumen verringert und die Lungen komprimiert wurden. Für diesen Eingriff wurde eine besondere Rippenquetsche konstruiert. Daneben behandelte Wilms in zahlreichen Veröffentlichungen auch Unfall- und kriegs-chirurgische Probleme. 1904 berichtete er auf dem 33. Kongreß der Deutschen Gesellschaft für Chirurgie in Berlin über eine neue Amputationstechnik. Für Patienten mit totaler Parese nach Rückenmarksschüssen empfahl er die doppelseitige Oberschenkelamputation handbreit unterhalb des Trochanters. Weitere Arbeiten befassen sich mit Schädelschüssen, Nervenverletzungen, Gesichtsplastiken sowie Leber- und Herzverletzungen.

Auf die pathologisch-anatomische Zeit Wilms' gehen auch Untersuchungen über Narbenkeloide zurück. Wilms sah die Keloide als umschriebene Hyperplasie der Haut an, deren Entstehung auf eine besondere Disposition zu vermehrter physiologischer Zelltätigkeit und auf äußere Momente zurückzuführen sei. Originelle Studien liegen über die Ursache des Verbrennungstodes und die Entstehung der Struma vor. In Zusammenarbeit mit Sievers entwickelte Wilms eine neue Technik der Sehnennaht; auch zum Gebiet der Gastroenterologie lieferte er wertvolle Beiträge.

Am Ende der Würdigung des wissenschaftlichen Wirkens von Wilms sei das heute noch im Handel befindliche zweibändige Lehrbuch der Chirurgie genannt, das er zusammen mit Wullstein herausgab. Dieses Lehrbuch fand bei den Studenten großen Anklang; es zeichnet sich durch Kürze, praktisch gehaltene Darstellung und zahlreiche zum Teil farbige Abbildungen aus. So ist es nicht verwunderlich, daß 1923 bereits die 7. Auflage des Lehrbuchs erschien, das ins Englische, Italienische, Russische, Spanische und Ungarische übersetzt wurde.

Um das Bild von Wilms' Persönlichkeit abzurunden, soll abschließend ein Auszug aus dem Nachruf von seinem Schüler Rost, der ihn am besten kannte, wiedergegeben werden:[41] „Drei Eigenschaften treten ganz besonders scharf in dem Charakterbild des Verstorbenen hervor; sie bilden gewissermaßen die Grundpfeiler seines Wesens in wissenschaftlicher und menschlicher Hinsicht: Die erste ist die Liebe zur Arbeit. Die Klinik, seine Arbeitsstätte, war für ihn sein zweites Heim. Man kann sich schlechterdings keinen fleißigeren Menschen denken, als Wilms es war. Er ging so vollständig in der Arbeit auf, daß man Mühe hatte, ihn ab und an dazu zu bringen, etwas auszusetzen und sich im Urlaub zu erholen. Pünktlich auf die Minute erschien er früh in der Klinik. Ich habe nie gesehen, daß irgendein unerledigtes Schriftstück längere Zeit bei ihm gelegen hätte. ... Dabei war er auch in dieser weniger angenehmen Arbeit eines Klinikleiters außerordentlich sorgfältig. Er hat nie über zu viel Arbeit geklagt, wie es ihm überhaupt verhaßt war, wenn jemand irgendwelches Aufsehen von der Arbeit machte. Es ist ihm das oft falsch ausgelegt worden. In seinem Inneren hat er jeden fleißigen Arbeiter hochgeschätzt und anerkannt, mochte dies nun eine Schwester, ein Wärter oder ein Assistent sein. Es war oft ganz überraschend, wie genau er in dem weitverzweigten Betrieb über die Arbeitsleistung des einzelnen Bescheid wußte. Aber diese Arbeitsleistung nun besonders zu loben, lag seinem Wesen völlig fern. Dazu dachte er viel zu einfach und klar, dazu war er viel zu wenig Schauspieler. Daß jeder Mensch dazu da sei, seine Pflicht zu tun und zu arbeiten, kann man geradezu sein Glaubensbekenntnis nennen, und ein Leben ohne Arbeit erschien ihm zwecklos. ... Neben der Arbeit war es eine außergewöhnliche Klugheit, die den Verstorbenen charakterisierte. Wenn man in diese klaren, blauen Augen blickte, so hatte man von vornherein den Eindruck, einen außergewöhnlich klugen Kopf vor sich zu haben. Und das war Wilms in der Tat. Klug als Mensch, aber nicht im Sinne jener gewöhnlichen Diplomatenschlauheit — ein Diplomat war Wilms nicht und wollte es auch nicht sein — klug aber vor allem als Arzt. Mit dieser Klugheit paarte sich eine blendende Phantasie. Ein echter Sohn des schönen Rheinlandes hatte er die ganze geistige Beweglichkeit dieses deutschen Stammes in ausgesprochenem Maße."

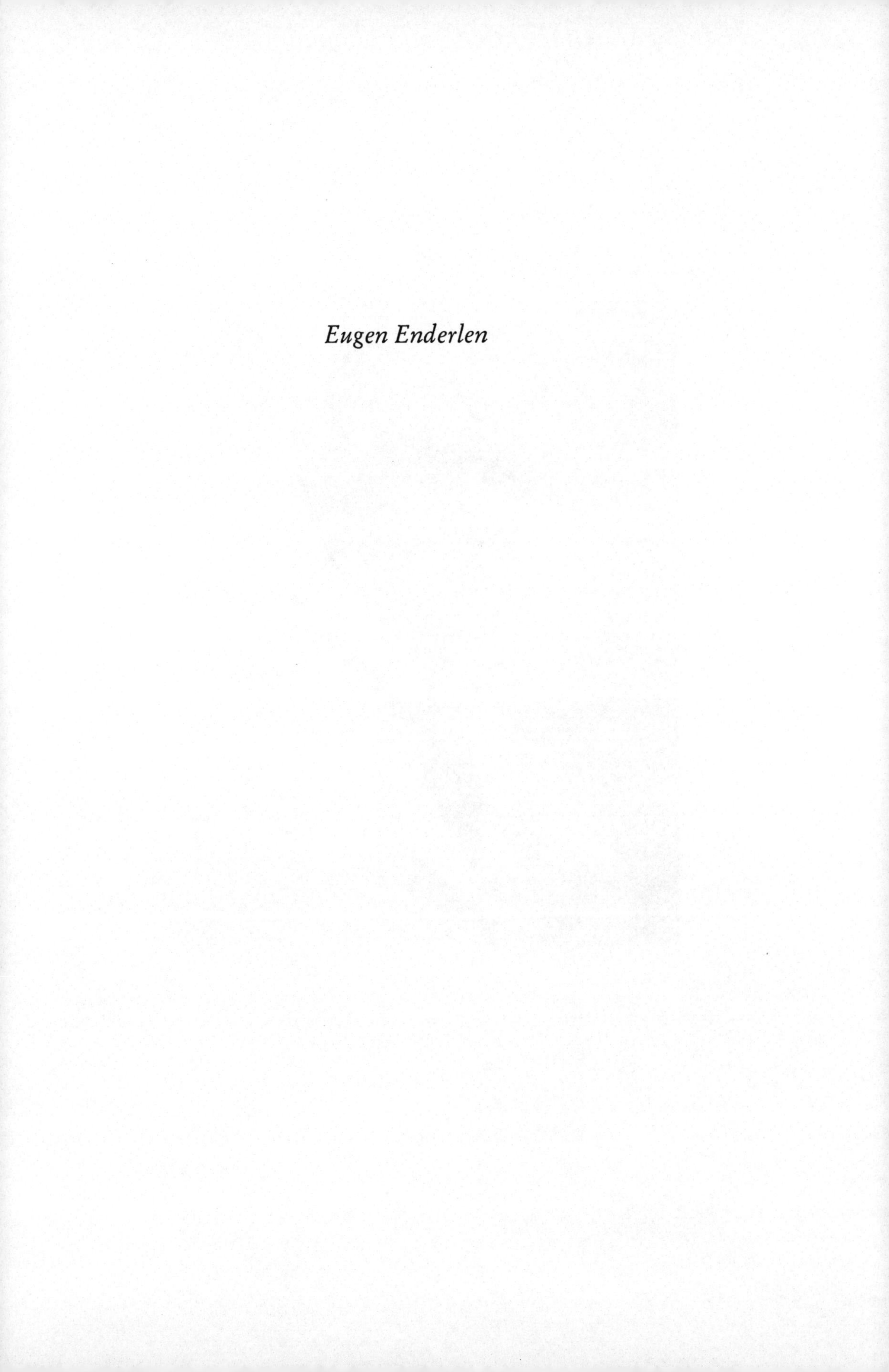

Eugen Enderlen

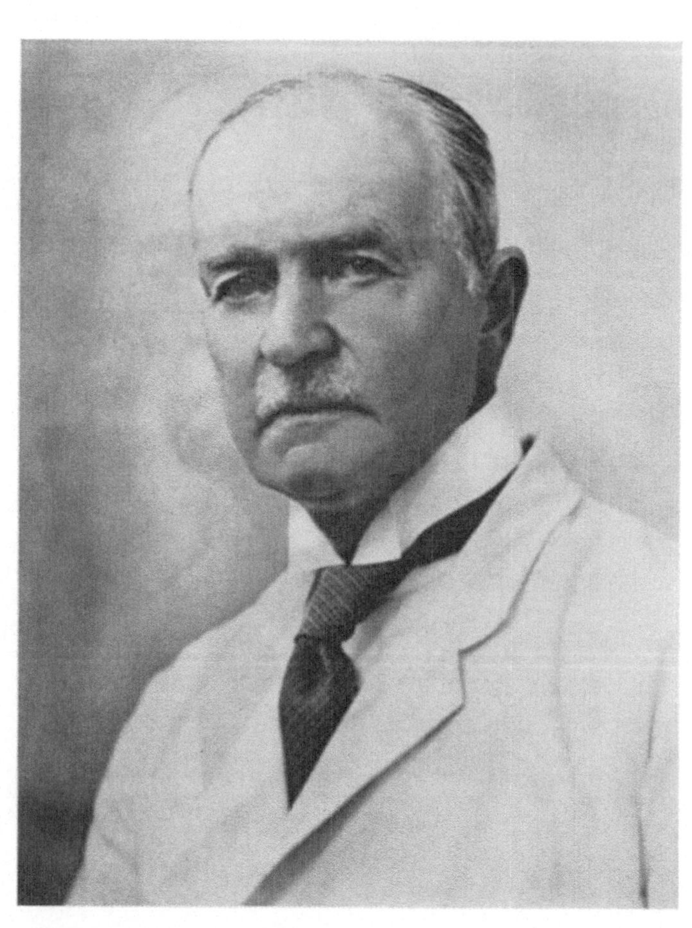

Eugen Enderlen wurde am 21. Januar 1863 als Sohn schwäbischer Eltern in Salzburg geboren. In Salzburg und Stuttgart besuchte er die Schule und bestand im Jahre 1882 sein Abitur. Im gleichen Jahr immatrikulierte sich Enderlen in München und begann sein Medizinstudium. Während dieser Zeit traf er bereits mit Helferich, seinem späteren Lehrer in Greifswald, zusammen, der damals als Dozent an der Chirurgischen Klinik wirkte. Die Frucht von Enderlens bakteriologischen und pathologisch-anatomischen Studien unter Hans Buchner und Otto von Bollinger führte zu seiner Dissertation über „Versuche über den Durchtritt pathogener Bakterien durch die intakte Lungenoberfläche". Enderlen untersuchte experimentell den Durchtritt von Milzbrandsporen durch die intakte Lungenoberfläche des Schafes dadurch, daß er die Schafe mittels eines besonderen Inhalationsapparates hochvirulente Milzbrandsporen einatmen ließ und andere Tiere mit einer weit größeren Menge dieser Milzbrandsporen fütterte. Das Ergebnis war, daß die mit den Sporen gefütterten Tiere am Leben blieben, während die anderen in kurzer Zeit starben.

Von April 1888 bis November 1891 war Enderlen Assistent bei Otto von Bollinger, anschließend bis zum Februar 1894 bei von Angerer in der Chirurgischen Klinik. Zu diesem konnte Enderlen jedoch in kein näheres Verhältnis kommen, weshalb er bereits am 2. September 1894 zu Helferich nach Greifswald ging, bei dem er bald ein gern gesehener Gast wurde. 1895 habilitierte sich Enderlen; eine Habilitationsschrift brauchte er wegen seiner zahlreichen hervorragenden Publikationen nicht vorzulegen. Am 1. August 1896 wechselte Enderlen nach Marburg zu Küster über, wo er Oberarzt wurde und seine eigentliche wissenschaftliche Tätigkeit begann. Hier in Marburg kam er bald in nähere Beziehung zum Anatomen E. Gasser, der Enderlens Liebe zur normalen Anatomie erweckte, die von Enderlen stets als eigentliche Grundlage der Chirurgie angesehen wurde. Ergebnis dieser fruchtbaren Zusammenarbeit mit Gasser war ein gemeinsamer Kurs über topographische Anatomie und chirurgische Technik, ferner ein stereoskopischer Atlas zur Lehre von den Hernien. Trotz der damals vorhandenen Schwierigkeiten der Illustration wurden in diesem Atlas alle bei Präparationen gefundenen Hernien auf handkolorierten Photographien dargestellt und beschrieben. Aus dieser Marburger Zeit stammt auch ein Beitrag Enderlens zur Chirurgie des hinteren Mediastinums, der einen bedeutenden Anstoß zur Entwicklung der Chirurgie der Speiseröhre gab. Anlaß zu dieser Publikation war die erstmalige operative Entfernung eines verschluckten Gebisses durch das hintere Mediastinum, nachdem eine Gastrotomie ohne Erfolg blieb. Weitere Arbeiten aus dieser Zeit beschäftigen sich mit

Harnblasenplastiken, Ureterimplantationen in den Darm, Transplantationsfragen und histologischen Untersuchungen.

1899 wurde Enderlen zum außerordentlichen Professor ernannt und erhielt im Jahre 1904 im Alter von 41 Jahren den Ruf auf den ordentlichen Lehrstuhl für Chirurgie in Basel als Nachfolger von Hildebrand. In Basel fühlte sich Enderlen sehr wohl und hat später dem jederzeitigen Entgegenkommen des Erziehungsdepartementes und Pflegeamts des Bürgerspitals dankbar gedacht, als er in Heidelberg oft bitter enttäuscht wurde. Mit vielen Schweizer Chirurgen, wie Ruppaner und Bircher, schloß Enderlen enge Freundschaft. Die Ernennung zum ersten Mitglied der Schweizer Gesellschaft für Chirurgie war ein Zeichen dieser Verbundenheit.

1907 erhielt Enderlen den Ruf auf den Chirurgischen Lehrstuhl nach Würzburg, den er 1908 übernahm, begleitet von Hotz, der ihm bereits als Student in Basel infolge seiner besonderen Geschicklichkeit und seines großen Wissens aufgefallen war. Mitentscheidend für seine Berufung nach Würzburg war ein von Leube erstattetes Fakultätsgutachten, in welchem Enderlen als vollkommen zuverlässig und treu, ernst und angenehm im Verkehr charakterisiert wird.

Auch in Würzburg fühlte sich Enderlen rasch sehr wohl, weshalb er eine 1911 ergangene Berufung nach Königsberg ablehnte. In das gleiche Jahr fiel auch die Ernennung zum Geheimen Hofrat. Die Würzburger Zeit war arbeitsreich und fruchtbar, wozu sicherlich auch die äußeren, Enderlen sehr befriedigenden Umstände beigetragen haben mochten. Bereits um $^1\!/_2 6$ Uhr in der Frühe, nach einem Ausritt, begann die Tagesarbeit mit 2—3 Operationen, dann folgte eine Visite in der Theresienklinik, eine Vorlesung im Juliusspital, die Visite im Juliusspital und weitere Operationen bis gegen 3 Uhr. Schon um 4 Uhr begann Enderlen mit Tierversuchen, die oft bis spät nachts andauerten. Aus dem Würzburger Wirken stammen ebenfalls mehrere bedeutende Arbeiten über Gefäß- und Organtransplantationen, Bluttransfusionen, Ileus, Appendizitis und eine gemeinsame Arbeit mit Hotz über die Anatomie der Struma bei Kropfoperationen.

1918 verließ Hotz Enderlen und übernahm den früheren Lehrstuhl Enderlens in Basel, wo er 46jährig im Jahre 1926 an der dritten Magenperforation verstarb. Im I. Weltkrieg ging Enderlen als Generalarzt ins Feld und verfaßte bald mehrere bedeutsame kriegschirurgische Beiträge. Im Gegensatz zu der damals gültigen Meinung setzte sich Enderlen für die sofortige operative Behandlung von Bauchschüssen ein. Er riet von jedem Abwarten strikt ab und operierte bei befriedigendem

Allgemeinzustand noch nach 15 Stunden. Die Schlußfolgerung seiner Erfahrungen ist für Enderlen charakteristisch: „Ich möchte auf Grund des vorliegenden kleinen Materials keine Vorschläge machen, sondern nur anführen, was ich künftig zu tun beabsichtige. Sollte ich zu anderer Anschauung bekehrt werden, so werde ich nicht verfehlen, dies mitzuteilen." Bereits im Juli 1915 berichtete Enderlen gemeinsam mit Sauerbruch über 44,4% Heilungen bei 211 operierten Bauchschüssen.

1916 wurde Enderlen auf eigenen Wunsch wieder in die Heimat versetzt und nahm am 1. November 1916 seine akademische Lehrtätigkeit in Würzburg wieder auf, blieb jedoch auch weiterhin dem Sanitätsamt der Stadt zugeordnet. Während seiner Tätigkeit im Felde war die Klinik von E. Freiherr von Redwitz geleitet worden, der sich 1916 unter Enderlen in Würzburg habilitiert hatte. In den folgenden Jahren entwickelte sich zwischen Enderlen und von Redwitz eine enge, bis zu Enderlens Tod andauernde Freundschaft.

Am 30. Mai 1918 wurde Enderlen nach Heidelberg berufen. Nach fünftägiger Überlegung, bestärkt durch die unzureichenden Verhältnisse der Chirurgischen Klinik in Würzburg und die kriegsbedingte Verzögerung des Neubaus im Luitpoldspital, nahm Enderlen diesen Ruf an. Da die Zusammenarbeit mit den von Wilms in Heidelberg übernommenen Oberärzten nicht gut war, holte sich Enderlen bald von Redwitz nach Heidelberg und ernannte ihn 1919 zum Oberarzt.

Am 6. Dezember 1919 heiratete Enderlen im Alter von 57 Jahren. 1920/21 bekleidete er das Amt des Dekans der Medizinischen Fakultät.

Trotz einer Berufungszusage mußte Enderlen in Heidelberg vergebens auf den dringenden Neubau der Chirurgischen Klinik warten und mit den 1876 erstellten Klinikgebäuden vorliebnehmen. Während seiner ganzen Tätigkeit in Heidelberg hat Enderlen darunter gelitten, daß er seinen Gästen nur eine Klinik zeigen konnte, „wie sie nicht sein soll". Nach Billroths Ausspruch war der Grundriß des Operationssaales, in welchem Enderlen und seine Vorgänger so Großes geleistet hatten, „so wenig durchdacht, als hätte ein Statthalterei-Baumeister den Plan gemacht".

In Heidelberg kam es bald zu enger Freundschaft und Zusammenarbeit mit dem Internisten Krehl, die zur Bearbeitung physiologischer Probleme führten, wie die Denervierung des Herzens und die Bedeutung der Ganglia stellata für die Wärmeregulation.

1925 wurde Enderlen zum Präsidenten der Deutschen Gesellschaft für Chirurgie ernannt und 1933 zu deren Ehrenmitglied gewählt. Am 1. April 1932 erhielt er die Entlassungsurkunde des Badischen Staatsministeriums, blieb aber auf Wunsch der Fakultät noch ein Jahr im Amt. Am 1. April 1933 schied er endgültig aus seinem Amte; er betrat die Klinik nie wieder. Bis zur Übernahme der Klinik durch M. Kirschner wurde diese durch Klug kommissarisch geleitet.

Von Heidelberg zog Enderlen schwer herzleidend nach Stuttgart. Am 7. Juni 1940 starb er nach einem Palliativeingriff wegen eines Sigmakarzinoms, das zu einem Darmverschluß geführt hatte.

Unter Enderlens zahlreichen Publikationen fallen mehrere Hauptarbeitsgebiete auf. Es sind die Arbeiten über die Transplantation, die Magen-, Gallen- und Darmchirurgie sowie über die Struma. Die ersten Arbeiten über die Transplantation befassen sich mit den Einheilungsvorgängen bei Pfropfungen nach Thiersch und Kraisse. Enderlens histologische Untersuchungen ließen erkennen, daß das Transplantat zugrunde geht und die Regeneration von der basalen Schicht des Empfängers aus erfolgt. 1900/01 erschienen die Ergebnisse seiner Versuche, an Hunden und Katzen Defekte der Blase, des Magens und der Gallenblase durch transplantiertes Netz zu decken.

Im Jahre 1909 veröffentlichte Enderlen gemeinsam mit dem Pathologen Borst eine Arbeit über die Transplantation von Gefäßen und ganzen Organen. Während die Arterientransplantation bei Hunden mißlang, waren Venenübertragungen als Arterienersatz zum Teil erfolgreich. Autoplastische arterielle Gefäßstücke heilten ein und zeigten eine brauchbare Funktion, während Homoiotransplantationen von Gefäßen nicht gelangen. Auch Organtransplantationen von Schilddrüsen und Nieren als Homoio- oder Heterotransplantation glückten nicht, was von Enderlen vorwiegend auf chemische Unterschiede zwischen Spender und Empfänger zurückgeführt wurde. Erst fast 60 Jahre später gelang in Heidelberg die erste homoioplastische Nierentransplantation dank der teilweisen Überwindung der Immunitätsschranke.

1914 berichtete Enderlen gemeinsam mit dem Pathologen Schmidt über Transplantationen von Leichenknochen. Versucht wurde der homoioplastische Gelenkersatz. Enderlen faßte seine Erfahrungen wie folgt zusammen: „Man darf die Transplantation vorschlagen, falls größere Defekte bei der Entfernung von Tumoren geschaffen werden und eine Amputation verweigert wird, und wenn man außerdem Beweglichkeit anstrebt. Es muß lange Zeit ein entlastender Apparat getragen werden. Somit ist lange Jahre ein Fremdkörper im Organismus mit allen seinen Nachteilen. Die unangenehme Beigabe der Arthritis deformans ist ebenfalls nicht gering einzuschätzen."

1915 erschien eine Arbeit über Nervenpfropfung auf Grund der Beobachtungen bei Nervenverletzungen während des Krieges. Zu Hoden- und Ovarialtransplantationen nahm Enderlen 1921 und 1933 Stellung. Neben diesen Arbeiten über Transplantationsprobleme befaßte sich Enderlen eingehend mit den chirurgischen Eingriffen am Verdauungskanal. 1901 berichtete er über die erste erfolgreiche thorakale Oesophagotomie, bei der die Speiseröhre extrapleural freigelegt wurde.

Am 7. Juni 1913 zeigte Enderlen gemeinsam mit Hotz bei der mittelrheinischen Chirurgentagung verschiedene Verfahren der Oesophagusplastik auf. Vorgeschlagen wurde die Bildung eines Magenschlauches aus der großen Kurvatur und die Vereinigung mit dem durchtrennten Oesophagus nach Durchzug durch das Zwerchfell. Aus dem Gebiet der Magen-Darm-Chirurgie liegen zahlreiche Arbeiten vor. 1900 berichtete Enderlen über die Deckung von Magendefekten durch transplantiertes Netz, ein Jahr später erschien in Zusammenarbeit mit Hess eine Publikation über die Antiperistaltik. Enderlen und Hess fanden bei mehreren Hundeversuchen, daß eine Antiperistaltik in einem resezierten und umgekehrt wieder eingenähten Dünndarm-Abschnitt stattfand. Von 1911—1913 erschienen drei Publikationen über die Resorption des Darmes bei Ileus und bei der Peritonitis. Aus Enderlens Tätigkeit im I. Weltkrieg stammen mehrere Publikationen über die Behandlung der Bauchschüsse, in denen die möglichst sofortige Laparotomie gefordert wird, da es entgegen der allgemeinen Ansicht nie zu Verheilungen und zum Verschluß der Löcher im Darm bei Schußverletzungen komme und die Prognose am günstigsten sei, wenn man innerhalb der ersten acht Stunden operiere. Über seine Erfahrungen bei Schußverletzungen des Magen-Darm-Trakts berichtet Enderlen 1922 gemeinsam mit von Redwitz im Handbuch der ärztlichen Erfahrungen.

In den Jahren 1922—1933 veröffentlichte Enderlen zahlreiche Arbeiten über die Magen-Darmgeschwüre, unter besonderer Berücksichtigung der pathophysiologischen Vorgänge. Für die Operationsindikation des Ulcus wurden genaue Richtlinien festgelegt. Enderlen führte aus, daß das frische Ulcus in die Hände des Internisten gehöre und die Indikation zur Operation erst dann gegeben sei, wenn der Patient ein- bis zweimal erfolglose intensive Kuren hinter sich habe. Auch das blutende Magengeschwür wurde nicht als Operationsindikation angesehen, jedoch die Ulcusperforation, das Ulcus penetrans, das Ulcus callosum und pepticum, die Magencolonfistel und der Verdacht auf Karzinom.

Aus dem Jahre 1931 stammt eine in Zusammenarbeit mit Zukschwerdt verfaßte Arbeit über die Erzeugung der Magensaftsekretion nach Resektion des Antrum-Pylorusanteils des Magens. Enderlen empfahl zur Vermeidung von Rezidiven eines Magengeschwürs, einen Teil der Fundusdrüsen bei der Resektion mitzunehmen, zur Vermeidung einer Perniziosa jedoch ein Drittel des Magens zu erhalten. Über das Gebiet der Kropfchirurgie erschienen zahlreiche Publikationen aus Enderlens Feder, so 1910 eine Arbeit über Diagnose und Therapie des Kropfes. Im Jahre 1917 schrieb Enderlen gemeinsam mit Hotz zu Gassers 70. Geburtstag einen Beitrag zur Anatomie der Struma und zur Kropfoperation. Entgegen der Meinung Kochers empfahl Enderlen die beidseitige Strumaresektion mit Ligatur aller vier Schilddrüsenarterien. Enderlen und Hotz hatten in Injektionsversuchen an Leichen gezeigt, daß die Blutversorgung durch retroglanduläre Anastomosen aus dem Gefäßnetz des Oesophagus und der Trachea in Verbindung mit der A. laryngea inferior für die Versorgung eines intakten und resezierten Kropfes genügen und auch keine Ernährungsstörungen der Epithelkörperchen zu befürchten sind.

Bereits eine der ersten Arbeiten Enderlens befaßte sich mit den Problemen der Gallenchirurgie. 1901 erschien eine Publikation in Zusammenarbeit mit Justi über die Heilung von Wunden der Gallenblase und die Deckung von Defekten der Gallenblase durch transplantiertes Netz. Die wichtigste Veröffentlichung aus dem Gebiete der Gallenchirurgie erschien 1923. In ihr nimmt Enderlen zu Indikation und Ausführung der Gallensteinoperation Stellung. Seine Richtlinien sind auch heute noch gültig. Enderlen befürwortete die Frühoperation, da die Erkrankung in diesem Stadium noch auf die Gallenblase beschränkt ist. Hydrops, chronische Cholezystitis und Stauungsgallenblase seien sichere Operationsindikationen. Unter Einbeziehung der hier zitierten Publikationen sind es insgesamt 94 Zeitschriftenbeiträge und drei Monographien, die Enderlens Feder entstammen.

Über Enderlens Persönlichkeit gibt uns der Vortrag Wachsmuths beim Festakt anläßlich des 100. Geburtstages von Enderlen Auskunft [42]. Dank seiner hervorragenden menschlichen und ärztlichen Qualitäten ist es nicht verwunderlich, daß Enderlen zahlreiche Ehrungen zuteil wurden. Er war 1925 Vorsitzender und ab 1933 Ehrenmitglied der Deutschen Gesellschaft für Chirurgie und der Wiener Medizinischen Gesellschaft, korrespondierendes Mitglied der Amerikanischen und Pariser Gesellschaft für Chirurgie, ferner Mitglied der Deutschen Pathologischen Gesellschaft, der Mittelrheinischen Chirurgenvereinigung, der Schweizerischen und Griechischen Gesellschaft für Chirurgie.

Martin Kirschner

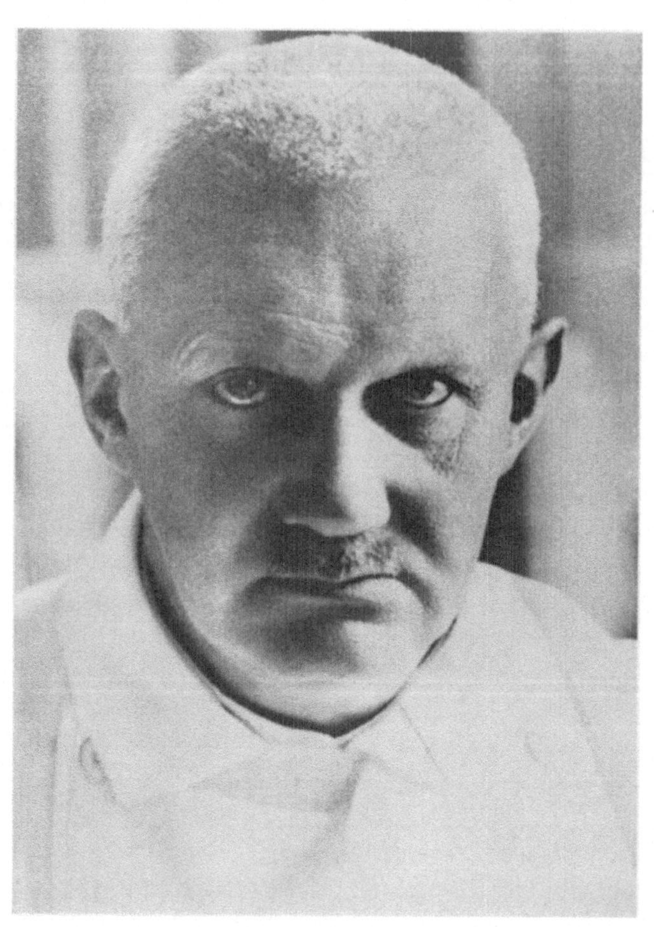

Martin Kirschner wurde am 28. Oktober 1879 in Breslau als Sohn des Rechtsanwaltes Dr. Karl August Martin Kirschner geboren. Mit Ausnahme des Vaters waren vom 18. Jahrhundert ab alle Vorfahren Wundärzte und Chirurgen gewesen, die Ur-Ur-Urgroßmutter Kirschners hatte einen besonderen Ruf wegen ihrer außerordentlichen Geschicklichkeit im Zähneziehen genossen. 1893 zog Kirschner mit seinen Eltern nach Berlin, wo er das Luisengymnasium besuchte. 1899 bestand er das Abitur, freilich erst nach dem zweiten Anlauf, was ihn lange Zeit nicht unerheblich belastet hatte.

Im Sommer 1899 begann Kirschner sein Studium in Freiburg, wechselte aber bald an die Universität Straßburg über. Hier bestand er im Frühjahr 1901 das Physikum in allen Fächern mit der Note eins, was seit Menschengedenken nicht mehr vorgekommen war und zur Hebung seines Selbstbewußtseins beitrug. Im Anschluß an das Physikum ging Kirschner für ein Semester nach Zürich. Die damals durchgeführte erste schwierige Bergtour war der Anfang seiner Begeisterung für die Bergsteigerei. Nach einem nochmaligen Semester in Straßburg, diesmal als Einjährig-Freiwilliger, setzte Kirschner sein Studium in München fort. Im Wintersemester 1902/03 ging Kirschner wieder nach Straßburg zurück, wo er im Sommer 1904 sein medizinisches Staatsexamen bestand und am 20. September mit einer Arbeit über die Syringomyelie und die Tabes dorsalis promoviert wurde.

Seine ärztliche Laufbahn begann Kirschner als Internist bei Geheimrat Renser an der internen Abteilung des Städtischen Krankenhauses Moabit. In den drei Jahren bis zum 31. Dezember 1907 genoß er eine umfassende internistische Ausbildung. In diese Zeit fallen militärärztliche Dienste beim 1. Bayerischen Feldartillerie-Regiment und 1. Schweren Reiterregiment in München sowie eine Reise durch Ceylon und Indien als ärztlicher Reisebegleiter des Großherzogs von Sachsen Weimar-Eisenach vom Februar bis Mai 1906. Während seiner internistischen Tätigkeit wird Kirschners Interesse für die Chirurgie so stark, daß er am 1. Januar 1908 eine Assistentenstelle an der Chirurgischen Klinik Greifswald bei Payr annimmt. Hier erhält Kirschner seine für später richtungweisende chirurgische Ausbildung, besonders bei Heller.

Am 1. Oktober 1910 geht Kirschner mit Payr nach Königsberg, wo er bis zum 30. September 1913 bleibt. Im Wintersemester 1910/11 habilitierte sich Kirschner mit einer Arbeit über die freie Sehnen- und Faszientransplantation. 1911 verläßt Payr wieder Königsberg und nimmt einen Ruf nach Leipzig an. Kirschner bleibt bei seinem Nachfolger Friedrich, geht aber 1912/13 für einige Monate als Chefarzt einer Hilfsexpedition des DRK nach Sofia und Adrianopel, wo er die ersten Erfahrungen in der Kriegschirurgie sammelt. Am 1. Oktober 1913 wird er zum Oberarzt, am 3. Oktober zum Professor ernannt.

Vom 15. November 1914 bis zum 30. September 1915 ist Kirschner als Chirurg an der Westfront tätig, wird aber wegen einer schweren Erkrankung Friedrichs am 1. Oktober 1915 nach Königsberg berufen, wo er die Leitung der Klinik stellvertretend bis zum 5. September 1916 übernimmt. Nach Friedrichs Tod wird Kirschner am 6. September 1916 zum ordentlichen Professor für Chirurgie ernannt und übernimmt das Ordinariat für Chirurgie an der Königsberger Universität. Zuvor, am 9. Juni 1916, heiratet Kirschner Eva Kapp, Tochter des Generallandschaftsdirektors Dr. h. c. Kapp, die heute noch mit ihrer Tochter in Heidelberg lebt und uns bei der Zusammenstellung der Biographie in dankenswerter Weise unterstützt hat.

Unter Kirschners Leitung wird die Chirurgische Klinik in Königsberg in den Jahren von 1916—1921 umgebaut und erweitert, so daß 1921 141 Betten zur Verfügung stehen. In die Königsberger Zeit fällt eine hervorragende operative Leistung Kirschners, die ihn weit über Deutschlands Grenzen bekannt macht. Am 18. März 1924 gelingt ihm erstmalig in der Geschichte der Chirurgie eine erfolgreiche Embolektomie aus der Arteria pulmonalis.

1927 erhält Kirschner einen Ruf nach Tübingen und übernimmt am 1. Oktober die Chirurgische Universitätsklinik. Genau wie für Enderlen war auch für Kirschner die Zusage eines Neubaues der Chirurgischen Klinik für diese Annahme ausschlaggebend. Während aber Kirschner sowohl in Tübingen als auch später in Heidelberg bald den nach seinen Plänen erstellten Neubau beziehen konnte, blieb Enderlens Wunsch in Würzburg wie in Heidelberg unerfüllt. 1930 wird mit dem Neubau der Chirurgischen Klinik Tübingen begonnen; in den Grundstein wird Kirschners Operationslehre eingemauert. 1931/32 ist Martin Kirschner Rektor der Universität Tübingen. 1932 erhält er einen Ruf nach Heidelberg, lehnt ihn aber ab, da ihm die geforderte Zusage für einen sofortigen Neubau verweigert wird. 1933 erreicht ihn ein zweiter Ruf nach Heidelberg, dem er nach Annahme seiner Bedingungen Folge leistet.

Am 1. April 1934 übernimmt er die Leitung der Chirurgischen Klinik Heidelberg als Nachfolger Enderlens, im gleichen Jahr wird er zum Präsidenten der Deutschen Gesellschaft für Chirurgie ernannt. In das selbe Jahr fällt der Beginn der Neubaus der Chirurgischen Klinik in Zusammenarbeit mit Oberbaurat Schmieder. Während Kirschner bei der inneren Ausgestaltung der Klinik freie Hand hat, erfolgt die Gestaltung der Außenfassade nicht nach seinen Vorschlägen, sondern nach dem Stil und der Baukonzeption des Dritten Reiches.

Am 2. Juli 1936 wird das Richtfest der neuen Chirurgischen Klinik gefeiert. Im gleichen Jahr gelingt Kirschner eine weitere besondere chirurgische Leistung: Er führt als erster in Deutschland eine einzeitige Lungenlappenentfernung bei freiem Brustfellraum durch. 1938 lehnt Kirschner nach längerem Zögern den Ruf nach Leipzig als Nachfolger seines Lehrers Payr ab und bleibt in Heidelberg. Am 3. Juli 1939 wird die neue Chirurgische Klinik Heidelberg bezogen. 1940 leitet Kirschner als beratender Chirurg des XII. Armeekorps den Ausbau und die Überwachung des Sanitätswesens. 1942 macht sich ein seit mehreren Jahren wiederkehrendes Magengeschwürleiden zunehmend bemerkbar. Bei der Laparotomie findet sich ein karzinomatös degeneriertes Ulcus mit Lebermetastasen und Penetration in das Pankreas. Am 30. August 1942 stirbt Kirschner in Heidelberg im Alter von 63 Jahren.

Kirschners Arbeitsgebiete erstrecken sich auf fast alle Gebiete der Chirurgie. Trotzdem läßt die Durchsicht seiner 249 Zeitschriftenaufsätze, zu denen acht Handbuch- und Lehrbucharartikel kommen, gewisse Lieblingsthemen erkennen. Wie bei seinem Vorgänger Enderlen waren es im Anfang seiner wissenschaftlichen Tätigkeit Transplantationsprobleme, mit denen er sich beschäftigte. Im Gegensatz zu Enderlen befaßte sich Kirschner jedoch mit Sehnen- und Faszientransplantationen, die später auch die Grundlage seiner Habilitationsschrift bildeten.

Bereits 1908, während der Tätigkeit in Greifswald, versuchte Kirschner das Problem, einen geeigneten Ersatz für eine Gewebslücke zu finden, zu lösen. Durch zahlreiche tierexperimentelle und klinische Untersuchungen konnte die außerordentlich große Einheilungstendenz der transplantierten Faszie bewiesen werden.

1913 gab Kirschner eine zusammenfassende Darstellung seiner Ergebnisse der autoplastischen, freien Faszienübertragung, deren Bedeutung für die klinische Auswertung er als erster erkannte. Mit den Problemen der Knochenbruchbehandlung befaßte sich Kirschner seit 1908 sehr eingehend und versuchte immer wieder, technische Hilfsmittel für die Frakturbehandlung zu entwickeln. Den Anfang dieser Versuche bildete im Jahre 1909 die Konstruktion eines Distraktionsapparates und 1910 eines Hebelapparates zur Beseitigung schwerer seitlicher Dislokationen. 1916 machte Kirschner den Vorschlag, die Verlängerungsosteotomie am Bein im Bereich des gesunden Knochens, am günstigsten an der Grenze vom mittleren zum distalen

Drittel, vorzunehmen. Gleichzeitig wurde ein Verfahren entwickelt, das nach Erreichung der erwünschten Verlängerung jede weitere Dislokation verhinderte.

Durch Entwicklung eines eigenen Drahtspanners versuchte Kirschner 1922 die bisherige technische Unvollkommenheit der Knochennähte zu verbessern. 1923 empfahl er, zum Ausgleich von Deformierungen des Knochens und Pseudarthrosen, diesen durch längsgeführte Meißelschläge aufzusplittern und danach, falls erforderlich, zurechtzubiegen. 1927 gelang ihm die entscheidende Verbesserung der Klapp'schen Drahtextension. Durch Kirschners Methode war es möglich geworden, den Extensionsdraht direkt durch den Knochen zu bohren. Daneben machte Kirschner durch Neukonstruktionen eines Spannbügels die Drahtextension zu einem heute noch gültigen Verfahren. Zur Erleichterung der Extension wurde 1930 schließlich ein „Extensionsbett" entwickelt, an dem an jeder Stelle und in jeder Richtung Angriffspunkte für Haltezüge angebracht werden konnten.

Neben der Knochenchirurgie war es die Bauchchirurgie, insbesondere des Magens und Rektums, die Kirschner sein ganzes Leben lang beschäftigte. Die erste Arbeit aus dem Jahre 1910/11 befaßte sich mit der operativen Behandlung der Nabel- und Bauchbrüche, im Jahre 1911 arbeitete Kirschner gemeinsam mit Ernst Mangold an der motorischen Funktion des Sphincter Pylori und des Antrum beim Hund. Diese Arbeiten zeigten, daß der Pylorus beim Hund auch nach Isolierung von den Vagusnerven seine normale motorische Funktion behält.

In die Jahre 1923—1934 fallen zahlreiche Beiträge über die Behandlung des Colonkarzinoms. Für das Rektumkarzinom empfahl Kirschner das einzeitige, kombinierte abdominosakrale Verfahren mit Rektumamputation und endständigem Anus praeter. Die Verbesserung dieses Verfahrens führte 1934 zu dem Vorschlag, das Rektumkarzinom in zwei Operationsgruppen gleichzeitig zu operieren, wobei die eine Gruppe sakral, die andere abdominal vorging. Der hierzu erforderliche Operationstisch wurde nach Kirschners Plänen gebaut. Am 8. April 1926 hielt Kirschner auf der 50. Tagung der Deutschen Gesellschaft für Chirurgie ein bedeutsames Referat über die Behandlung der akuten allgemeinen freien Bauchfellentzündung.

Bis 1927 hatte Kirschner bereits 40 Säuglinge wegen eines Pylorospasmus nach Weber-Ramstedt erfolgreich operiert, was ihn veranlaßte, bei erfolgloser konservativer Therapie des Pylorospasmus die rechtzeitige Operation zu fordern. Über eine modifizierte Technik der Bassinischen Leistenbruchoperationen berichtete Kirschner 1933 auf Grund von 4500 operierten Fällen, wodurch die Zahl der Rezidive erheblich gesenkt werden konnte. Gemeinsam mit Philippides empfahl er 1934 bei dem nicht oder schwer resezierbaren Ulcus duodeni die „Resektion zur Ausschaltung". Aus dem Gebiet der Gesichtschirurgie und Neurochirurgie sind ebenfalls mehrere bedeutsame Arbeiten hervorzuheben. 1912 erschien „Die Technik der modernen Schädeltrepanation" mit einer Darstellung der damals gebräuchlichen Operationsverfahren und des dabei verwendeten Instrumentariums. 1917 wandte Kirschner erstmals beim Menschen in sechs Fällen einer traumatischen Rindenepilepsie nach einer Schußverletzung das Verfahren der „flächenhaften Unterschneidung" der betroffenen motorischen Rindenzentren an, das Trendelenburg 1914 an Affen erprobt hatte.

Die Langenbeck'sche Operationsmethode zur Behandlung der Gaumenspalte wurde 1925 durch Kirschner weiter ausgebaut. Durch teilweise subkutane Ablösung der Gaumenmuskeln und der benachbarten Pharynxabschnitte konnte der weiche Gaumen ohne Materialverlust vollständig wiederhergestellt werden, wodurch die Chance der lückenlosen Heilung vergrößert wurde. Bei 14 Patienten hatte Kirschner auf diese Weise nur einen Mißerfolg zu verzeichnen. Aus der Zeit des Ersten Weltkrieges stammen mehrere Arbeiten, die sich mit kriegschirurgischen Problemen beschäftigen, an erster Stelle Fragen der Behandlung der Extremitätenschußfrakturen.

Aus der Zeit des Zweiten Weltkrieges liegen Publikationen über die Steckschußverletzungen, die Not- und Feldamputation und die Blutstillung vor. Auch hier machte sich Kirschners technisches Geschick wieder bemerkbar. Zur einfacheren und schnelleren Durchführung der Drahtextension an der Front konstruierte Kirschner einen sogenannten „Drahtnagler", bei dem der für die Extension übliche Stahldraht ohne Rotation mit Hilfe eines Hammers durch den Knochen getrieben werden konnte.

Kirschners Begabung ist ebenfalls ersichtlich aus der Tatsache, daß er auch für die Urologie wertvolle Neuerungen vorschlug. 1918 gab er eine Verbesserung der Operationstechnik bei der Hydrocele testis an, 1930 entwickelte er gemeinsam mit dem Gynäkologen G. A. Wagner eine neue Methode des plastischen Scheidenersatzes bei Aplasia vaginae mittels Epidermisplastik.

Die Erfahrungen an 420 Fällen der perinealen Prostatektomie faßte Kirschner 1930 in einem ausführlichen Bericht zusammen. Die Gründe, die ihn veranlaßten, im Gegensatz zur damals üblichen suprapubischen Prostatektomie nach Freyer perineal vorzugehen, waren: Kurzer Operationsweg in einem bindegewebigen Raum zwischen Rektum, Harnröhre und Symphyse, Möglichkeit der Operation unter Sicht des Auges, schulmäßige Blutstillung durch Fassen und Unterbinden blutender Gefäße, günstige Abflußbedingungen des Wundsekrets und wesentlich geringere Mortalität infolge des Fehlens von postoperativen Pneumonien, die bei dem suprapubischen Verfahren die häufigste Todesursache darstellten.

Eine bedeutende, aufsehenerregende Arbeit Kirschners stammt aus dem Jahre 1920, worin er ein neues Verfahren der Oesophagusplastik beschreibt: Es wurde der Beweis erbracht, daß es möglich ist, den Magen ohne Gefährdung seiner Ernährung zu mobilisieren und soweit halswärts zu verlagern, daß sein Fundus in unmittelbare Nachbarschaft des Hals-Oesophagus kam. Kirschner wies auf den Vorteil hin, kein Zwischenstück — wie damals üblich — einzusetzen, sondern die direkte Anastomose zwischen Hals-Oesophagus und Magen anzustreben. Für diesen Eingriff wurde von Kirschner der sogenannte „Angelhakenschnitt" entwickelt, der ohne Rippenresektion gute Übersicht und einen bequemen Zugang gestattet. Für die Behandlung des chronischen Pleuraempyems empfiehlt Kirschner, den Eingriff nicht wie üblich im Bereich der Fistel, sondern an dem Punkt zu beginnen, der am weitesten von der Fistelöffnung entfernt ist. Die Thoraxhöhle wurde von Kirschner von vorne, durch Beiseiteschlagen des Musculus pectoralis major und Anlegen eines Thoraxfensters freigelegt.

Neben den verschiedenen Problemen aus der speziellen Chirurgie waren es die allgemein-chirurgischen Fragen, die Kirschner immer wieder beschäftigten. Über die Wundbehandlung und Wundinfektion erschienen mehrere Publikationen in den Jahren 1925 und 1926; über die Chemotherapie chirurgischer Infektionskrankheiten äußerte sich Kirschner kritisch im Jahre 1941. Eine 1938 veröffentlichte Arbeit befaßte sich mit den physiologischen Problemen des Schocks und Kollapses, heute Hauptarbeitsgebiet der Anästhesiologie. Schließlich ist auch ein bedeutendes Referat aus dem Jahre 1938 über den Verkehrsunfall und seine erste Behandlung, ein Lieblingsthema auch seines Nachfolgers K. H. Bauer, zu nennen, in welchem er die Problematik und die immer vordringlicher werdende Aktualität dieses für die Chirurgie so bedeutenden Gebietes erläuterte. Dieses Problem sollte 20 Jahre später durch immenses Ansteigen der Verkehrsunfälle noch wichtiger und dringlicher werden.

Von Kirschners wissenschaftlichen Leistungen sollen noch seine Beiträge zur Schmerzbekämpfung aufgeführt werden. Besonders während seiner Tübinger Zeit widmete er sich eingehend diesem Problem. Die praktischen Versuche wurden mit der rektalen Avertinnarkose begonnen. Da eine Steuerbarkeit auf diese Weise

92

nicht zu erreichen war, konstruierte Kirschner 1929 einen Apparat, der es ihm ermöglichte, das Avertin genau dosiert zu verabreichen.

Über die Chordotomie bei heftigen Schmerzen durch Karzinommetastasen am Rückenmark berichtete Kirschner in einem Kongreßreferat. 1931 gelang es ihm, ein Verfahren zur gürtelförmigen, einstellbaren und individuell dosierbaren Spinalanästhesie zu entwickeln. Nach der Höhe der Spinalpunktion unterschied Kirschner vier Typen:

1. Die Oberbauchanästhesie
2. Die Unterbauchanästhesie
3. Die Beinanästhesie
4. Die Reithosenanästhesie.

Im Jahre 1936 wurden von Kirschner insgesamt 3500 Operationen in Spinalanästhesie vorgenommen, das waren 20% des gesamten Operationsgutes. 1931 gelang es ihm, die örtliche Betäubung durch sein Verfahren der „Hochdrucklokalanästhesie" zu verbessern. Mittels eines mit komprimierter Kohlensäure oder mit Luft betriebenen Apparates wurde hierbei das Anästhetikum mit einem Druck von zwei Atmosphären in das Gewebe gepreßt. Innerhalb von 12 Jahren wurden unter Kirschner in Tübingen und Heidelberg über 25 000 Einzelanästhesien mit diesem Apparat vorgenommen. Der Schmerzbeseitigung diente gleichfalls ein von Kirschner 1932 entwickelter Zielapparat zur Elektrokoagulation des Ganglion Gasseri bei der Trigeminusneuralgie. Auf diese Weise konnte das Ganglion Gasseri in allen Fällen mit unbedingter Sicherheit getroffen werden, zum anderen konnte die Schädigung des Ganglion Gasseri auf einen engen kugelförmigen Bezirk in der Umgebung der Nadelspitze begrenzt werden.

Im Gegensatz zu seinem Vorgänger war es Kirschner vergönnt, in zwei nach seinen Plänen erbauten neuen Kliniken zu arbeiten. So ist es verständlich, daß zahlreiche seiner Arbeiten mit dem Bau und der Errichtung von chirurgischen Kliniken im engen Zusammenhang stehen. Zu nennen sind hier die Fragen der Desinfektion, der Hygiene des Operationssaales, der Asepsis, ferner die Konstruktion des Extensionsbettes, Arbeiten über den Wärmehaushalt des Chirurgen, die Keimbekämpfung bei Injektionen, die Händevorbereitung und Schonung, die Musik bei Operationen und die Organisation planmäßiger Bewegungsübungen bei Bettlägerigen und Knochenverletzten.

Bei der Würdigung von Kirschners Schaffen darf das mit Nordmann veröffentlichte und in zwei Auflagen erschienene Handbuch für Chirurgie und insbesondere die bedeutende allgemeine und spezielle Operationslehre, die auch heute noch ein hervorragendes Nachschlagewerk darstellt, nicht unerwähnt bleiben. Martin Kirschner war außerdem Herausgeber der Zeitschriften: „Der Chirurg“, „Ergebnisse der Chirurgie und Orthopädie“, „Archiv für klinische Chirurgie“, „Bruns Beiträge zur klinischen Chirurgie“ und „Zentralorgan für die gesamte Chirurgie“.

Von Kirschners Persönlichkeit gibt uns die Schilderung seines Freundes O. Nordmann beredtes Zeugnis[43]. „Kirschners ganzes Leben war in der Arbeit und in der Unterhaltung von logischem Denken, klarem Sehen und Erkenntnis der Tatsachen beherrscht. Er empfand eine körperliche und seelische Abneigung gegen Unlogik, Schaumschlägerei und Renommisterei. Er hielt es stets für seine Pflicht, der Wahrheit in der Wissenschaft zu dienen, und deshalb war er zuweilen in der Klinik unerbittlich und unter Umständen auch verletzend. So sehr er immer wieder neue Wege suchte und mit Erfolg beschritt, niemand wird bestreiten, daß er nur mit fertigen Ergebnissen langer, planvoller Arbeiten an die Öffentlichkeit trat und das Gesagte Hand und Fuß hatte. Alles in allem war Kirschner ein aufrechter Mann, der unabänderlich an seiner festgefaßten Meinung festhielt und unerbittlich wahr und überzeugungstreu seiner Weltanschauung treu blieb. Seinen Schülern war er ein Vorbild der Gewissenhaftigkeit, des Fleißes und der Arbeitsamkeit. Es war schwer, ihn von gelegentlichen Abneigungen abzubringen, um so größer war seine Treue zu denen, von denen er echte Freundschaft empfing und denen er vertraute.“

Karl Heinrich Bauer

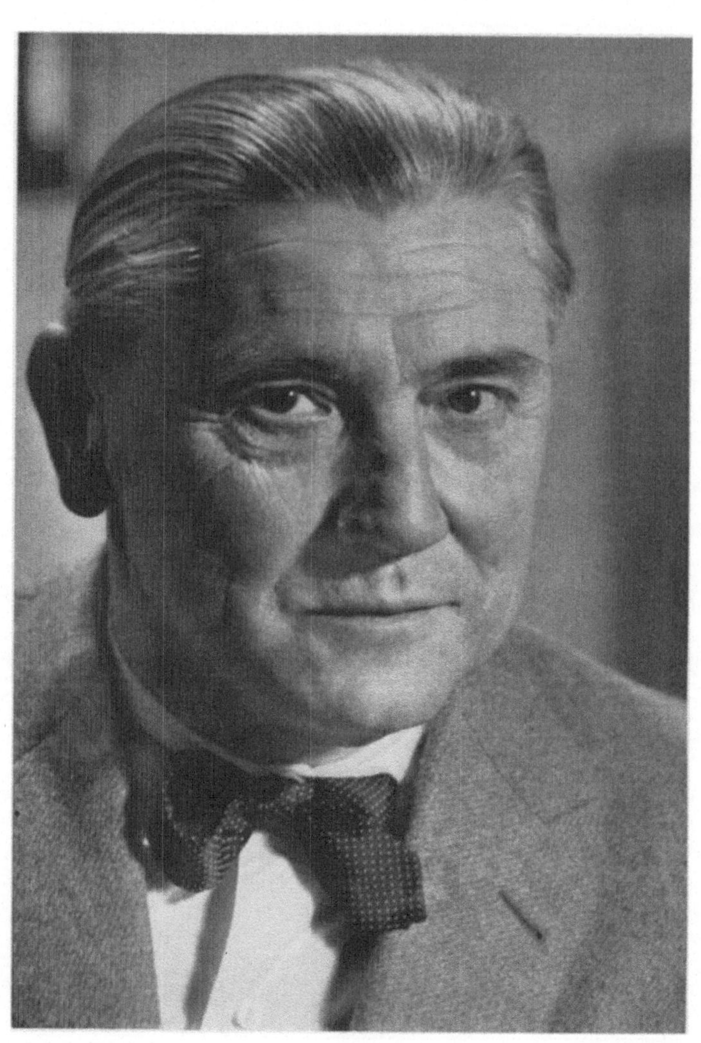

Am 1. Januar 1943 übernahm Karl Heinrich Bauer die neue, von Martin Kirschner auf den modernsten Stand gebrachte Chirurgische Klinik mit 440 Betten. Gleichzeitig war seine Ernennung zum Beratenden Chirurgen des Wehrkreises Wiesbaden erfolgt: „halb zivil, halb militär" hatte Bauer von vornherein ein Doppelamt zu versehen, mit ständiger Überlastung, bei einer Überbelegung seiner Klinik mit 750 Betten, unter häufigem Fliegeralarm und allen Zeichen des nahen Zusammenbruchs. Am 1. April, dem Karfreitag des Jahres 1945, rückten die amerikanischen Truppen in Heidelberg ein. Die Universität wurde geschlossen; aber schon nach fünf Tagen arbeitete unter K. H. Bauer ein „entfesselter" Dreizehner-Ausschuß an der neuen Satzung. Am 15. August konnte die älteste Universität Deutschlands als die erste nach dem Kriege wieder eröffnet werden. Bauer wurde ihr erster Rektor. Neben der Leitung einer großen Klinik in dieser kritischen Zeit auch noch das Rektorat übernehmen zu können, war nur einem Manne möglich, der, wie der Historiker Fritz Ernst in seinem kritischen Bericht über „Die Wiedereröffnung der Universität Heidelberg" schrieb, „eine ganz ungewöhnliche Tatkraft, eine Fähigkeit zu phantasievoller und immer erneuter Initiative und einen unerschütterlichen Willen, sich nie geschlagen zu geben, in sich vereinigte".

Hier, wie so oft in der Geschichte und auch in der Lebensgeschichte von Karl Heinrich Bauer, hatte „die einzigartige Lage den einen Mann gefunden, der sie meistern konnte".

Karl Heinrich Bauer wurde am 26. September 1890 in Schwärzdorf im Oberfränkischen geboren. Die bäuerliche Herkunft und eine harte Studienzeit haben ihm, wie er einmal rückblickend bemerkte, „das dann nie wieder versiegende Selbstvertrauen gegeben". Nach Studien in Erlangen, Heidelberg und München kam er 1914 in Würzburg zum Examen und zur Promotion. Der Erste Weltkrieg sah ihn vier Jahre lang als Truppenarzt in vorderster Linie. Unter Aschoff arbeitete er 1918 am Pathologischen Institut in Freiburg und empfing dabei die ersten grundlegenden Voraussetzungen für seine humangenetischen und konstitutionsbiologischen Studien, deren Problematik ihn sein ganzes Leben begleitet hat. Eine Arbeit über das Lokalisationsgesetz der Magengeschwüre (1919) war die erste Frucht dieser pathologisch-anatomischen Untersuchungen.

Ende 1919 kam Karl Heinrich Bauer nach Göttingen zu Rudolf Stich und damit zur Chirurgie. Bereits in Würzburg war er mit Eugen Enderlen und seiner „herben, aber unbestechlich wahrhaftigen Chirurgen-Persönlichkeit" in Kontakt

gekommen, die den Entschluß reifen ließ, Chirurg zu werden. Die Begegnung mit
Stich ließ auch den letzten Zweifel fallen. „An Stich war alles überzeugend", erinnert sich Bauer auf seiner Grazer Festrede (1963): „die Subtilität anatomischen
Operierens, die Unbestechlichkeit der Indikationsstellung, die Begeisterungsfähig-
keit des akademischen Lehrers, die unantastbare Lauterkeit des Charakters und
die große und echte Güte des Herzens!" 1923 kam Bauer bereits zur Habilitation;
das Thema seines Habilitationsvortrages behandelte „Erbkonstitutionelle Systemerkrankungen und Mesenchym".

Als Frucht seiner erbbiologischen Untersuchungen kam Bauer im Jahre 1928
zu einer ersten umfassenden Krebstheorie, die unter dem Titel „Die Mutationstheorie der Geschwulstentstehung" publiziert wurde. Mit dem Eingriff in die
„Unruh" einer Uhr versuchte Bauer den Einfluß krebserzeugender Agentien zu
erklären, die eine somatische Mutation bewirken, eine neue Potenz schaffen,
um somit die Rhythmik des Zellenwachstums für immer zu verändern. Die Theorie
vermochte in ihrer geschlossenen Form nicht nur das schrankenlose und zerstöre-
rische Wachstum der Krebszellen zu erklären, sondern auch die Irreversibilität des
Krebsgeschehens und die Beibehaltung der Krebseigenschaften bei der Krebsabsied-
lung wie auch beim Krebsrückfall begreiflicher zu machen.

Im Jahre 1933 wurde K. H. Bauer nach Breslau berufen und übernahm damit
das reiche Erbe der Küttnerschen Klinik. Über mehrere Jahre hinweg versah er in
Vertretung von Weil das Amt des Landeskrüppelarztes. Schon frühzeitig mit
der Extremitätenchirurgie vertraut, traten jetzt auch die Phänomene der Unfall-
und Kriegschirurgie zentral in seinen Forschungsbereich. Von hier aus ist die
leidenschaftliche Anteilnahme Bauers an allen Fragen des Verkehrsunfalls und des
Verkehrstodes zu erklären. Kurz vor seiner Berufung nach Heidelberg veröffentlichte er noch eine größere Arbeit über die Kriegschirurgie der Gliedmaßen (1942).
Erwähnt sei ferner seine Doppelbolzung der Schenkelhalsfrakturen, seine ver-
einfachte Perthes-Plastik bei irreparabler Radialislähmung, seine Modifikation
des Krukenberg-Greifarms, seine Spalthandplastik oder seine Verlängerungs- bzw.
Verkürzungsosteotomien des Oberschenkels. Sein Ruf als ein umfassend versierter
Chirurg war inzwischen so gestiegen, daß man ihn trotz einer gegen ihn gerichteten
massiven politischen Konspiration auf den Lehrstuhl von Martin Kirschner berief.
Mit Heidelberg ist Bauer schicksalhaft verbunden geblieben.

Am Tage des Einzugs der amerikanischen Truppen in Heidelberg war die
Universität geschlossen worden. Bereits am 5. April 1945 bildete sich ein Drei-

zehner-Ausschuß, dem neben Karl Heinrich Bauer auch Karl Jaspers, Alfred Weber, Otto Regenbogen, Karl Freudenberg, Fritz Ernst, Ernst Engelking, Curt Oehme und Alexander Mitscherlich angehörten. Bauer wurde mit seinem unerschütterlichen Appellieren an die Humanität der Sieger die Triebfeder dieser akademischen Bewegung. Seine zähe Verhandlungsmethode brachte schließlich die Amerikaner dazu, „eine Entscheidung im Dienste der Menschlichkeit" zu treffen. Bauer machte sich im Sommer des Jahres 1945 durch seinen unermüdlichen Kampf um die Chirurgische Klinik, bei der Vorbereitung von Kursen für Jungärzte wie auch als Dekan der Medizinischen Fakultät über Heidelberg hinaus einen Namen und erreichte schließlich, daß am 15. August 1945 die gesamte Universität eröffnet werden konnte. Karl Heinrich Bauer wurde ihr erster Rektor: zum ersten Male seit zwölf Jahren ein frei gewählter Rektor, wie Karl Jaspers in seiner Rede über „Die Erneuerung der Universität" betonte.

Bei der feierlichen Eröffnung aller Fakultäten am 7. Januar 1946 hielt Bauer seine Rektoratsrede über die „Philosophie des tätigen Lebens". Er bekannte sich darin zu seiner heraklitischen Grundstruktur, die in den Spannungen selbst ihren Sinn findet und sich im Wechsel des scheinbar Entgegengesetzten fruchtbar entfaltet. Für keinen Geringeren als Goethe sei dies „die ewige Formel des Lebens" gewesen. Allem puren Aktivismus feind, warnte Bauer die akademische Jugend vor der einseitigen technischen Ausbildung und legte ihr eine humanistische Besinnung nahe: „Die Beherrschung der Welt um uns ruft mit letzter Warnung nach Beherrschung der Welt durch die Welt in uns"! Leidenschaftlich bewegt rief Bauer die Jugend auf, in „aktive Opposition zum alten Obrigkeits- und Versorgungsstaat" zu gehen, sich nicht der Zwangsvorstellung eines „riesigen Versicherungsunternehmens" zu beugen und sich endlich einmal dem „freien Spiel der Kräfte" auszusetzen!

Eine Denkschrift Bauers an den Senat vom Januar 1948, nun auch praktische Wege einzuschlagen, um die Studenten mit ihren Lehrern in persönlichen Kontakt zu bringen, ist leider ohne Wirkung geblieben. Hingegen wurde gegen alle Widerstände seine Idee verwirklicht, der akademischen Jugend ein eigenes Haus zu schaffen, das Collegium Academicum, dessen Kuratorium Bauer bis 1959 geleitet hat und dessen Zielen er zeitlebens verbunden blieb.

Ende 1946 mußte Bauer das Rektorat aufgeben, um sich einer schweren Operation zu unterziehen. Karl Jaspers schrieb ihm damals: „Es muß Sie tief befriedigen, daß Sie die Universität wieder flott gemacht haben unter den schärfsten Bedrohungen und unter den widrigsten Umständen. Bisher wissen nur wenige, was Sie geleistet haben. Das Amtsgeheimnis beschränkt das Wissen auf den engsten Kreis. Mit Ihrem sicheren und vorausschauenden Blick für Realität, mit Ihrer großen Energie verbinden Sie eine unendliche Geduld. Daß Sie es auf sich genommen haben, für uns alle die demütigenden Situationen zu tragen und zu meistern, ohne zornentbrannt, was so leicht gewesen wäre, Ihr Amt niederzulegen, darin sind Sie uns allen zum Vorbild geworden für eine neue, in unserer Lage unausweichlichen sittlichen Haltung".

Ein Vorbild sittlicher Haltung wollte Bauer vor allem seinen Schülern und Studenten sein. Bei der Übernahme des Lehrstuhls für Chirurgie in Breslau am 4. Mai 1933 hielt Bauer eine Antrittsvorlesung mit dem bezeichnenden Thema: „Die Bedeutung der Chirurgie für die Schulung des Arztes". Nicht das Wissen allein und nicht einmal das Wissen in Verbindung mit dem technischen Können mache eine ärztliche Persönlichkeit aus, sondern „erst die Macht des Gemütes ist es, welche die ärztliche Persönlichkeit vollendet. Denn bei allem Wissen und allem Können bleibt immer noch ein Rest des Unberechenbaren und des Unerforschlichen, aber doch nicht minder Wirklichen". Nur der Arzt werde fest „im Getriebe des Handelns und Wirkens" stehen, der auch religiös tief verwurzelt sei: „denn nur dort, wo Wissen und Können auch noch durchglüht sind durch starke seelische Kräfte, nur dort entwickelt sich die ärztliche Persönlichkeit als das letzte Geheimnis großen ärztlichen Erfolges".

Mit ähnlichen Argumenten wandte sich Bauer bei der ersten Immatrikulationsfeier nach dem Kriege am 20. November 1945 an seine Studenten. Die Medizin sei ihrem Wesen nach „Ausnutzung naturwissenschaftlicher Erkenntnisse und Methodik". Aber die Naturwissenschaft allein mache keinen Arzt. „Große Ärzte waren immer nur die, deren naturwissenschaftliches Wissen und Können feststand auf dem Fundament religiöser oder philisophischer Bindung und tiefer Ethik. Erst im Universalen liegt das Geheimnis des Arzttums".

Bis zuletzt hat Bauer auf diesen Prinzipien bestanden, so noch 1967, wo er sich in einem Appell „an die akademische Jugend ganz allgemein" für die historische und humanistische Bildung neben dem Naturwissen ausspricht: „Was ist, ist geworden! Was der Mensch ist, erfährt er durch seine Geschichte. Was der Mensch wird, erfährt er durch die Extrapolation seiner Fortentwicklungskurven". Einhundertfünfzig Jahre —, das sei die kleine Elle, mit der wir die Fortschritte messen sollten! Vor 150 Jahren habe Goethe vor dem aufkommenden „Maschinenwesen" gewarnt, das zur berechtigten Sorge der Alten geworden sei, der aber die Jugend den immer gleichen Ruf entgegensetzen müsse: „Bangemachen gilt nicht!" Und noch einmal zur Jugend gewandt, ruft Bauer im Vorwort der Dokumente, Reden und Vorträge „Vom neuen Geist der Universität" (1947) den Studenten mit Karl Jaspers zu: „Mögen Sie uns verwerfen, die wir noch versuchen, den Faden der Überlieferung nicht abreißen zu lassen, wenn Sie nur dadurch den Weg finden, tiefer diese Überlieferung zu ergreifen".

Erst mit dem Faden einer nie abgerissenen geistigen Überlieferung wird sich auch das Geflecht dieses Lebenswerkes überblicken lassen. Auf dem Hintergrund des Lebens und Wirkens erst wird die Lebensarbeit deutlich, aus der wir nur die drei wesentlichen Schaffenskreise herausgreifen können. Die erste Arbeitsphase diente der erbbiologischen Forschung, wie sie seit den pathologisch-anatomischen Studien bei Aschoff in Freiburg grundgelegt worden waren. Sein tiefes Verständnis für die stammesgeschichtlichen Verhältnisse und die entwicklungsgeschichtlichen Fragen hat auch seinem chirurgischen Wirken immer neue, befruchtende Anregung gegeben. Mit der Osteogenesis imperfecta (1920) gelang ihm der Einblick in eine genbedingte Systemerkrankung des Mesenchyms, nach dem er zusammenfassend die allgemeine Konstitutionslehre in der „Chirurgie" von Kirschner und Nordmann (1924) schreiben konnte.

Von hier aus war es nur noch ein konsequenter Schritt, die Erkenntnisse der erbkonstitutionellen Systemerkrankungen in ihrer Allgemeinheit zu verwerten und die Bedeutung der Vererbungsbiologie für das Geschwulstproblem aufzuzeigen (1931). Damit ist eine weitere Richtung aufgezeigt, die Bauers gesamtes Lebenswerk von der Mutationstheorie der Geschwulstentstehung (1928) bis zum Deutschen Krebsforschungszentrum (1968) begleitet. Bereits 1949 erschien eine umfassende Publikation der Forschungsprobleme und Forschungsergebnisse, das „Krebsproblem", das 1963 eine neu bearbeitete und erweiterte Auflage erfahren konnte. Hier wird nicht nur eine kritische Auseinandersetzung mit den vielfältig divergierenden Krebsentstehungstheorien gegeben, sondern auch das Wesen der Krebskrankheit selbst in den Blick und in den Griff genommen. Neben der Krebsbehandlung ist die Krebsverhütung immer mehr auch in den Mittelpunkt getreten; sie war nicht zuletzt eines der Motive für die Gründung eines eigenständigen, überregionalen Deutschen Krebsforschungszentrums, das in langen Jahren konzipiert und mit großer Energie realisiert wurde. In unvorstellbar rascher Zeit ist damit ein Werk ins Leben gerufen worden, das nicht gebaut werden konnte ohne die Ziel-

strebigkeit seines Willens, die Folgerichtigkeit seiner Intentionen, die Beharrlich-
keit seiner Argumente und auch nicht ohne den Namen „K. H. Bauer" selbst, der
sich ganz hinter diese seine letzte und reifste Schöpfung gestellt hat.

Einer weiteren Zivilisationsseuche ist der Kampf Bauers in einem dritten Schaf-
fenskreis gewidmet gewesen: dem Tod auf der Straße. Bereits 1929 hat Bauer ein
Lehrbuch über Frakturen und Luxationen herausgegeben, die Kriegserfahrungen
brachten ihm weitere Einsichten in die Unfall- und Kriegschirurgie (1941/42),
durch die Expansion der Motorisierung schließlich hat sich Bauer therapeutisch und
prophylaktisch von Grund auf mit einem der Grundprobleme unserer Zeit aus-
einandergesetzt (ab 1954). Seine großangelegte Analyse des Verkehrsunfalls gab
ihm die Berechtigung, seine Forderung nach Verhütungsmaßnahmen nun auch in
der Öffentlichkeit und in den politischen Gremien zu vertreten. Generalbereinigun-
gen der Kreuzungen, zweckentsprechende Innenkonstruktionen der Personenkraft-
wagen, Sicherheitsgurte und Herabsetzung der Höchstgeschwindigkeiten in geschlossenen Ortschaften waren die ersten Maßnahmen, die seinen Empfehlungen
rasche Erfolge brachten. Die Konstruktion und Inbetriebnahme eines motorisierten
Operationswagen, des „Klinomobils", ist nur äußerliches Symbol für die Feld-
forschung Bauers auf diesem modernen Schlachtfelde.

Bei einem zunehmenden intensiven Wirken angesichts des weltweit gewach-
senen Rufes konnten äußere Ehrungen nicht ausbleiben. 1949 wurde Karl Heinrich
Bauer mit der erstmalig verliehenen Würde eines Ehrensenators der Universität
Heidelberg ausgezeichnet. 1925 war er Vorsitzender der Deutschen Gesellschaft für
Chirurgie, die er nach 1945 mit Rehn, von Redwitz und Hübner wieder aufgebaut
hatte; in einem weitgespannten Referat setzte er sich mit den Fragen der ärztlichen
Spezialisierung auseinander; bei der 75. Tagung wurde er abermals zum Vorsit-
zenden gewählt. Es ist mehr als ein Zufall, daß Bauer auch bei der 100. Tagung
der 1822 von Lorenz Oken in Leipzig gegründeten Gesellschaft Deutscher Natur-
forscher und Ärzte den Vorsitz führte. Zahlreiche Gesellschaften trugen ihm ihre
Mitgliedschaft an, so die Schweizerische und die Österreichische Gesellschaft für
Chirurgie, die Société Internationale de Chirurgie, die Association of Surgeons in
Great Britain and Ireland, das Istituto Lombardo in Mailand, die Academia
Leopoldina in Halle und nicht zuletzt die Heidelberger Akademie der Wissen-
schaften.

Bei den Verdiensten für die Universität Heidelberg und die Medizinische
Fakultät dürfen neben den schon erwähnten Einrichtungen wie dem Collegium

Academicum und dem Deutschen Krebsforschungszentrum die Wiedererrichtung
der Strebelstiftung für Krebsforschung oder die Gründung einer eigenständigen,
aber in enger Zusammenarbeit mit dem Heidelberger Lehrkörper höchst lebendigen
Universitäts-Schwesternschule nicht vergessen werden. Auch in diesen Wirkungs-
bereichen hat sich das „Prinzip der Ökonomie" als fruchtbar erwiesen, von dem
K. H. Bauer mit Vorliebe gesprochen hat und bei dem er sich auf die uralte ärztliche Idee des Eingriffs in ein labiles Haushaltsgleichgewicht bezieht, so wie es am
Ausgang des 18. Jahrhunderts zu einer wissenschaftlichen Literaturgattung geworden war, ehe der medizinische Terminus technicus dann an die Nationalökonomen
und an eine Weltwirtschaft abgetreten wurde. Nicht von ungefähr befaßte sich
Bauer bei der Verleihung des Ehrendoktors durch die Universität Kiel im Jahre
1960 mit dem Problem der „Ökonomie des chirurgischen Eingriffs", mit jenem
Prinzip, mit dem kleinstmöglichen Eingriff und bei einem minimalen Risiko den
größtmöglichen Effekt zu erzielen.

Zahlreiche akademische Vorträge geben beredtes Zeugnis von diesem urärzt-
lichen, aus lebendiger Überlieferung durchformten Geiste. Schon die Titel wie
„Wissenschaft und Humanität" atmen den Geist seines Eros. Mit der „Philosophie
des tätigen Lebens" hat sich Bauer ein für alle Mal zu Goethe und seinem „Tätig
zu sein ist des Menschen erste Bestimmung" bekannt. „Was bedeutet uns die Universität?" — ist mehr als einmal behandelt worden. Für Karl Heinrich Bauer sind
immer noch — wie er in seiner Dankansprache bei der Verleihung des Ehrendoktors
durch die Universität Graz im Jahre 1963 betont hat, „die Universitäten als
Pflanzstätte des Wissens und der Forschung die schönste Blüte abendländischer
Kultur".

Daß mit Karl Heinrich Bauer das alte Erbe der Chirurgie bewußt aufgenommen und meisterhaft weitergetragen wurde, dafür zeugt nicht zuletzt sein „Lehrbuch der Chirurgie", das er von seinem Lehrer Stich übernommen und nunmehr
mit seinen Schülern wiederum in der 18. und 19. Auflage umgeformt und abge-
schlossen hat. Trotz der vielen Autoren atmet auch dieses Werk ganz seinen Geist;
und bei aller Aufgeschlossenheit für die faszinierenden Fortschritte der Chirurgie
steht hier noch einmal die Überlieferung der gesamten Chirurgie vor Augen.

Fritz Linder

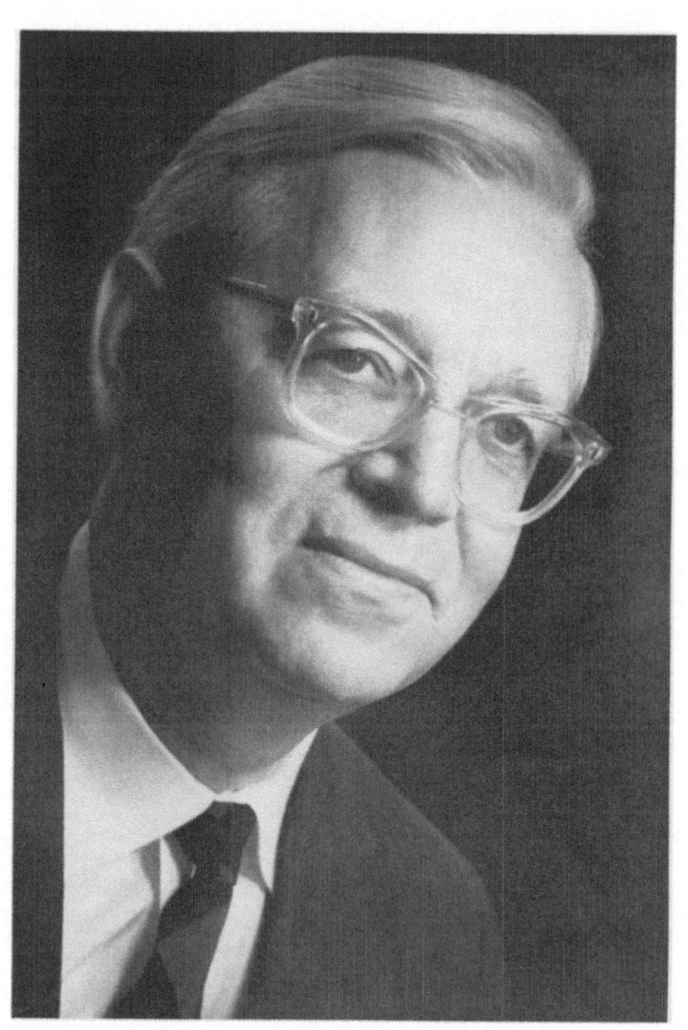

Fritz Linder wurde am 3. Januar 1912 als Sohn rheinpfälzischer Eltern in Breslau geboren. Nach humanistischer Schulbildung am dortigen Gymnasium zu St. Maria Magdalena studierte er von 1930—1935 Medizin an den Universitäten Freiburg, Bristol (England) und Breslau, wo er 1936 das medizinische Staatsexamen ablegte und promoviert wurde. Als Vorbereitung für die Chirurgie war er am Pathologisch-Anatomischen Institut der Universität Breslau unter Staemmler und an der Medizinischen Klinik Frankfurt/Main unter Volhard tätig, an der er vorwiegend experimentelle Fragen des renalen Drosselungshochdrucks bearbeitete. 1938 begann er seine Spezialausbildung unter seinem Lehrmeister K. H. Bauer in Breslau, dem er nach sechsjähriger militärärztlicher Tätigkeit 1945 nach Heidelberg folgte.

Im Jahre 1951 wurde Linder auf den neu errichteten Lehrstuhl für Chirurgie an der Freien Universität Berlin berufen. Neben der Pflege der allgemeinen Chirurgie konnte dort durch engen Kontakt mit der anglo-amerikanischen Medizin ein besonderes operatives Herz- und Gefäßzentrum aufgebaut werden. Seine Berliner Klinik besaß bereits 1954 eine „Arterienbank" und 1958 eine Herz-Lungen-Maschine, deren experimentelle und klinische Anwendung die Vorbereitung für rund 5000 kardiovaskuläre Eingriffe abgab, die inzwischen von ihm und seinen Mitarbeitern durchgeführt wurden. Weitere Arbeitsgebiete betreffen Probleme der allgemeinen Chirurgie (Kunststoffe, Isotopen, Infektionen, Antibiotika, künstliche Hypotonie und Hypothermie etc.) sowie spezielle operable Erkrankungen der Brust und Bauchhöhle (Lunge, Speiseröhre, Magen, Darm, Gallenwege, Bauchspeicheldrüse, endokrine Tumoren etc.). 180 Publikationen in Form von Buchbeiträgen oder Einzelarbeiten in in- und ausländischen Fachzeitschriften beschäftigen sich mit diesen Gebieten. Eine besondere Vorliebe gehört weiterhin allen Fragen des modernen Krankenhausbaues, die durch die Umwandlung eines Berliner Städtischen Krankenhauses in eine Universitäts-Klinik sowie durch die Planung eines neuen Klinikums für die Freie Universität entstanden ist.

Selbst für längere Zeit Gastprofessor in USA und England, gehört Fritz Linder mehreren nationalen und internationalen Kommissionen an, die sich mit Fragen der medizinischen Ausbildung, des Assistenten-Austausches und der Koordination wissenschaftlicher Forschung beschäftigen. Linder ist Ehrenmitglied mehrerer ausländischer Fachgesellschaften (American College of Surgeons, Royal College of Surgeons of England, Académie de Chirurgie in Paris, Schwedische Chirurgengesellschaft etc.), außerdem Ehrendoktor der Medizin (Dublin 1961) und der Jurisprudenz (Glasgow 1965).

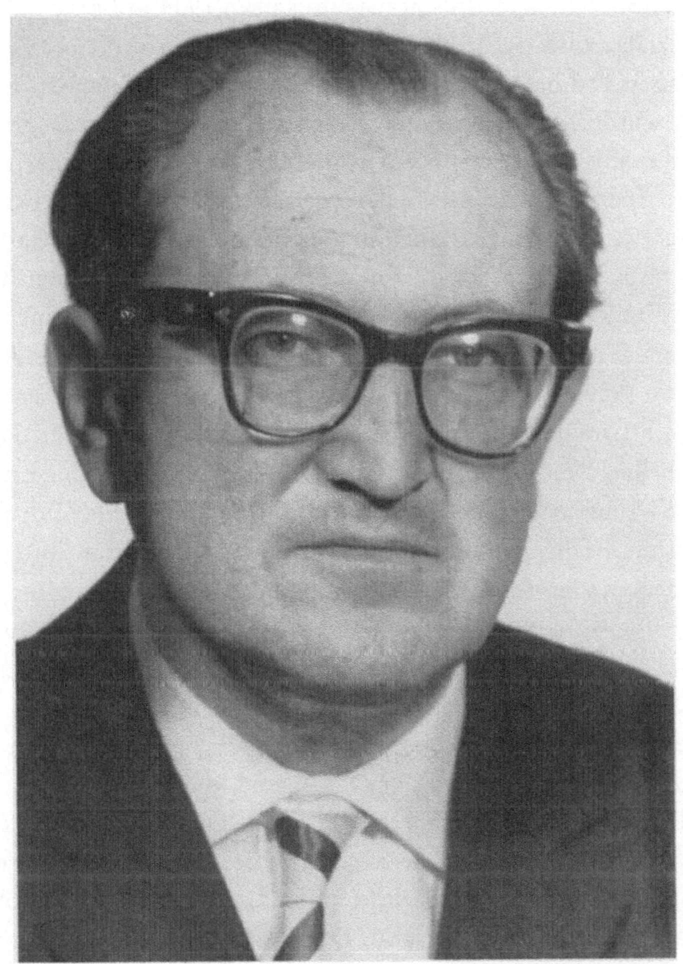

Ernst Klar

Der erste Lehrstuhlinhaber für Neurochirurgie in Heidelberg, Ernst Klar, wurde am 4. 2. 1909 in Markdorf geboren. Als gebürtiger Oberschlesier besuchte er das humanistische Gymnasium in Ratibor und legte nach Studien in Wien, Würzburg und Rostock sein medizinisches Staatsexamen 1934 in Breslau ab. Dort erhielt er seine Spezialausbildung in Neurologie und Neurochirurgie bei Otfrid Foerster, und nach dessen Tod bei Viktor von Weizsäcker und Arist Stender. Ein besonderer Lehrmeister wurde ihm der Krieg mit seinen zahlreichen Verletzungen des Nervensystems, die er in überreichem Maße schließlich als Chefarzt eines großen neurochirurgischen Spezial-Lazaretts zu versorgen hatte. Nach dem Verlust seiner Heimat geriet er 1945 mit seiner Einheit in amerikanische Gefangenschaft.

Im Oktober 1947 übertrug ihm der damalige Direktor der Chirurgischen Universitätsklinik Heidelberg, K. H. Bauer, die Einrichtung einer neurochirurgischen Spezialabteilung. Hierin entfaltete Klar eine segensreiche Aufbau-Tätigkeit. Im Jahre 1950 erfolgte seine Habilitation mit einer Studie über die „Schweiß-Sekretion nach Laesionen des peripheren Nervensystems", die für die Beurteilung der funktionellen Restitution bedeutsam war. 1956 erfolgte die Ernennung zum apl. und 1964 zum ao. Professor für Neurochirurgie, die schließlich durch die von der Universität beantragte Umwandlung in ein Ordinariat ihre höchste akademische Anerkennung fand. Zahlreichen Kranken konnte Klar in seiner Spezial-Abteilung helfen, in der weit mehr als 10 000 operative Eingriffe (u. a. bei 1 800 Tumoren des Gehirns und des Rückenmarks, bei über 2 000 Trigeminusneuralgien und bei 300 Nervenverletzungen) durchgeführt wurden.

Besonders bekannt geworden ist Klar durch seine gemeinsam mit K. H. Bauer erdachte Hypophysenausschaltung mit Radiogold, die eine Weiterentwicklung des älteren Elektrokoagulationsverfahrens darstellte. Die Methode hat sich zu einem segensreichen Eingriff vor allem bei Krebskranken entwickelt, ihr Vorzug ist das minimale operative Risiko. Zahlreiche in- und ausländische Fachkollegen haben dieses Verfahren in Heidelberg erlernt. Eine besondere Glanzleistung seines operativen Geschickes war die Trennung siamesischer Zwillinge (Kranioenzephalopagen), die 1962 durch seine Hand in Deutschland erstmals gelungen ist.

Mehr als 75 Veröffentlichungen in wissenschaftlichen Zeitschriften sowie Lehr- und Handbüchern sind erschienen, die sich mit allen Gebieten der Neurochirurgie, besonders aber mit der operativen Bekämpfung des Schmerzes beschäftigt haben. Auf seine Veranlassung hin wurde innerhalb der Deutschen Röntgengesellschaft eine Neuro-Radiologische Arbeitsgemeinschaft gegründet, deren Vorsitzender er war.

Am 22. Juli 1967 verstarb Ernst Klar, der Vorstand der Neurochirurgischen Abteilung und Extraordinarius seines Faches an der Medizinischen Fakultät Heidelberg, im Alter von 58 Jahren an den Folgen einer chronischen Nierenerkrankung, die er lange Zeit mit großer Geduld ertragen hat.

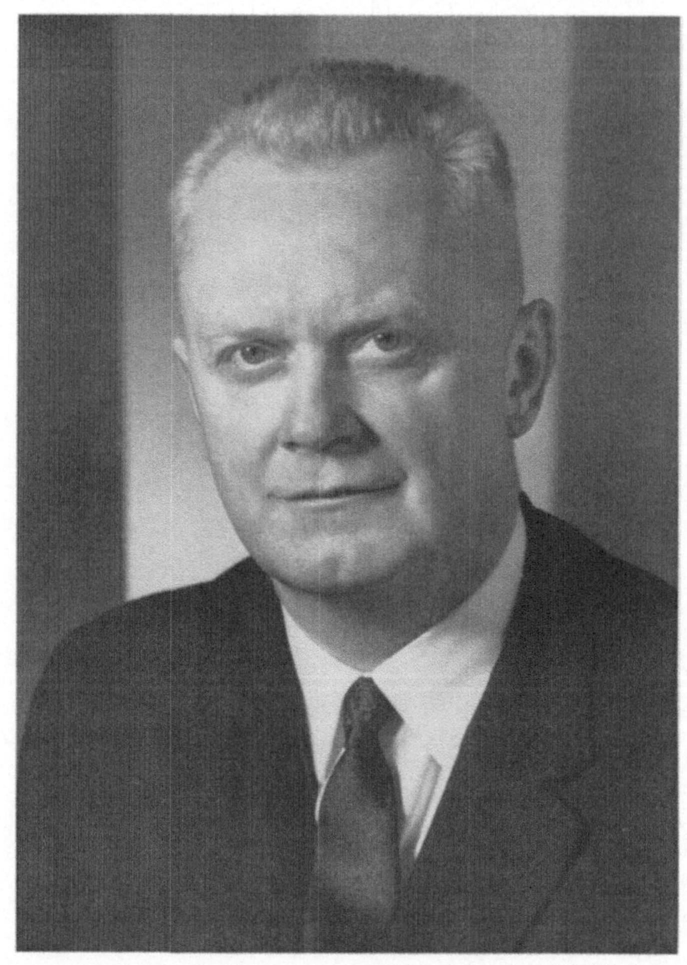

Friedrich Helmut Penzholz

Nach dem Tod von Ernst Klar übernahm Friedrich Helmut Penzholz am 1. April 1968 den Neurochirurgischen Lehrstuhl in Heidelberg.

Penzholz wurde am 8. April 1913 in einem schlesischen Pfarrhaus in Lindenau geboren. Nach humanistischer Schulbildung studierte er in Greifswald, Freiburg und Breslau, wo er auch 1936 das medizinische Staatsexamen ablegte. Vom Januar 1938 bis zum Februar 1940 war Penzholz Assistent an der Neurologisch- Neurochirurgischen Klinik des Wenzel-Hancke-Krankenhauses in Breslau, die bis zum 1. September 1939 unter der Leitung des Nestors der deutschen Neurologie Otfrid Foerster, später Arist Stender stand. Die Zeit vom Februar 1941 bis August 1943 verbrachte Penzholz als Sanitätsoffizier an der Front. Vom August 1943 bis zum März 1945 leitete er als Stabsarzt eine neurochirurgische Abteilung mit 200 Betten im Sammellazarett für Hirn- und Nervenverletzte in Teuplitz bei Berlin, später an der neurochirurgischen Abteilung des Reservelazaretts Bad Nauheim unter T. Riechert. Vom August 1945 bis zum Juni 1948 war er Assistent an der Chirurgischen Klinik des Städtischen Krankenhauses Magdeburg-Sudenburg und vom Juli 1948 bis zum 31. 3. 1960 Oberarzt bei Arist Stender in der Neurologisch-Neurochirurgischen Klinik des Westend-Krankenhauses Berlin-Charlottenburg.

Am 8. September 1954 habilitierte sich Penzholz mit der Arbeit „Lumbago-Ischiassyndrom und hinterer Bandscheibenvorfall unter besonderer Berücksichtigung der Operationstechnik und -indikation“. Im September 1956 wurde er in den Vorstand der Deutschen Gesellschaft für Neurochirurgie gewählt, dem er heute noch angehört.

In der Zeit vom 1. November 1959 bis zum 31. Januar 1960 hielt Penzholz während einer dreimonatigen wissenschaftlichen Reise durch die USA Gastvorlesungen in New York und Los Angeles. Am 1. April 1960 ging er an das Städtische Krankenhaus Neukölln, wo ihm am 1. Januar 1962 die Leitung der neu errichteten Neurochirurgischen Abteilung übertragen wurde. Am 9. Dezember 1964 erfolgte die Ernennung zum außerplanmäßigen Professor.

Am 1. April 1968 übernahm Penzholz das Ordinariat für Neurochirurgie in Heidelberg. Neben allgemeinen neurochirurgischen Problemen beschäftigt er sich überwiegend mit der Ätiologie und operativen Behandlung des Bandscheibenleidens, der Operation von traumatischen intrakraniellen Erkrankungen und intrakraniellen Gefäßleiden.

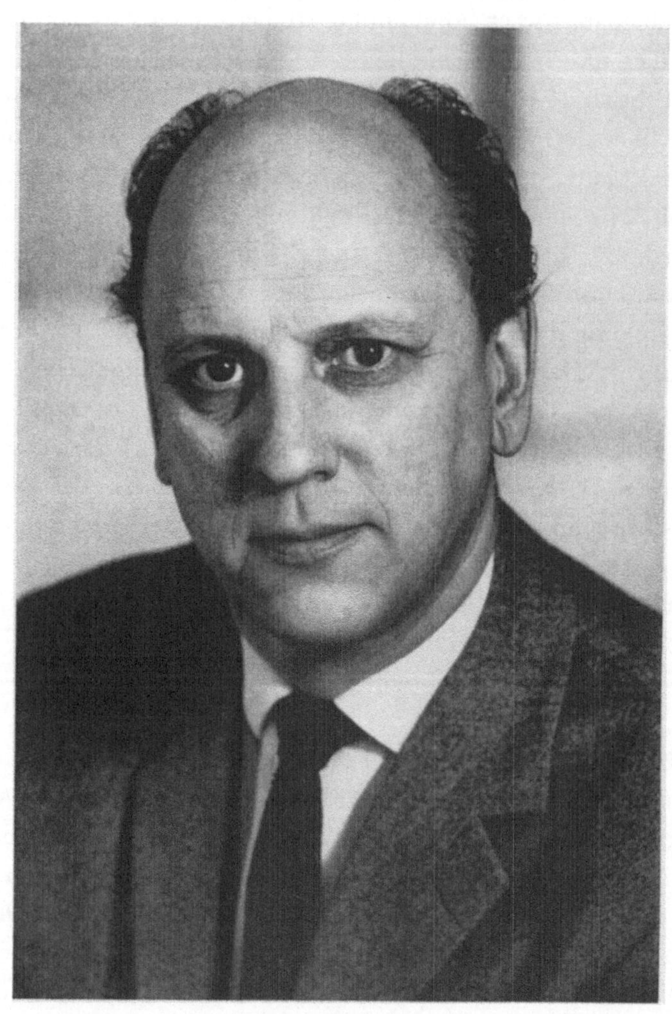

Lars Erik Roehl

Lars Erik Gerhard Roehl wurde am 4. Oktober 1920 in Waxholm, Schweden, geboren. Nach dem Besuch der Volksschule und des höheren Realgymnasiums in Stockholm Abitur im Jahre 1940. Im Herbst 1940 Beginn des Medizin-Studiums am Karolinischen Institut in Stockholm. 1942 Physikum. Die Zeit bis zur Voll-approbation 1948 wurde durch mehrmalige Einberufung zum Militärdienst unter-brochen. Von 1948 bis 1950 arbeitete Roehl als Assistenzarzt in der Kinderchirur-gischen Klinik des Kronprinzessin-Lovisa-Krankenhauses (Stockholm) und von 1950 bis 1953 als Assistenzarzt und vertretender Oberarzt in der Chirurgischen Klinik des Zentralkrankenhauses Linköping. Von 1953 bis 1962 war Roehl in der Chirurgischen Universitätsklinik Lund unter Ph. Sandblom tätig, und zwar bis 1956 auf der Chirurgischen Abteilung, ab 1956 auf der Urologischen Abteilung. 1959 Habilitation über das Thema: „Die Hormonabhängigkeit des Prostata-Carcinoms, studiert an Gewebekulturen". Von da an Oberarzt und Privatdozent an der gleichen Klinik.

1963 erhielt Roehl den Ruf als Extraordinarius für Urologie an der Chirur-gischen Universitätsklinik Heidelberg, wo er seit 1967 als Ordinarius und Vor-stand der Urologischen Abteilung an der gleichen Klinik tätig ist. Seine besonderen Interessen erstrecken sich auf aktuelle urologische Fragen, wobei die Schwerpunkte auf ätiologischen und klinischen Untersuchungen an Tumoren der ableitenden Harnwege liegen, weiterhin auf der Funktionsdiagnose der Nieren und nicht zu-letzt auf dem Gebiet der Nierentransplantation. Roehl unternahm mehrere Studienreisen in die USA, nach England und in die UdSSR.

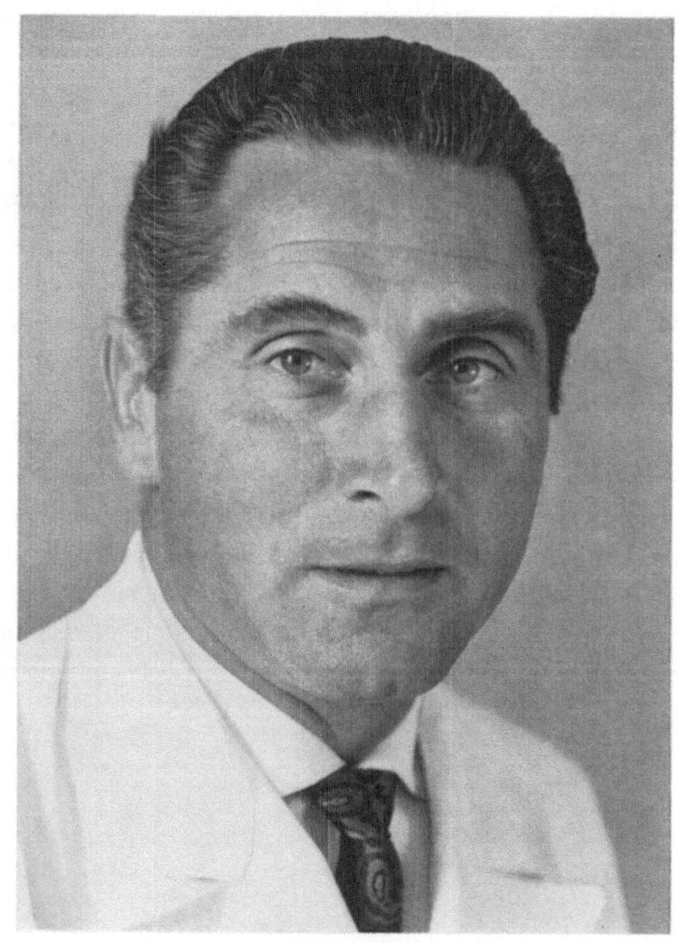

Otto H. Just

O. H. Just wurde am 27. Januar 1922 in Lauda (Baden) geboren. Das medizinische Studium begann er mit dem Sommersemester 1942 an der Universität Berlin, wechselte nach zwei Semestern an die Universität Würzburg über und legte dort im Frühjahr 1944 das Physikum ab. Nach dem ersten klinischen Semester kam er zum Fronteinsatz nach Frankreich und geriet dort im August 1944 in amerikanische Gefangenschaft. 1947 setzt er sein Studium an der Universität Würzburg fort. 1949 Staatsexamen in Würzburg, anschließend Promotion.

Seine klinische Tätigkeit begann Just an der Chirurgischen Universitätsklinik Würzburg. Im Dezember 1949 ging er an die Chirurgische Universitätsklinik Heidelberg, um sich mit modernen Narkoseverfahren zu befassen. Im September 1951 folgte er als Anästhesist Fritz Linder an die Chirurgische Klinik der Freien Universität Berlin. Neben der anästhesiologischen Tätigkeit bestand seine Aufgabe in der Errichtung einer Anästhesie-Abteilung, der Ausbildung von Assistenten auch für andere Krankenhäuser und der Unterrichtung von Studenten in einer Spezialvorlesung für Anästhesiologie. 1956 habilitierte er sich für das Gebiet der Anästhesiologie.

Zur eigenen Weiterbildung wurden Studienreisen nach England, Frankreich, Schweden, Holland und in die USA unternommen. Das Ergebnis seiner wissenschaftlichen Tätigkeit auf dem Gebiet der Anästhesiologie sind über 110 Publikationen und zahlreiche Kongreßvorträge. Seine Hauptforschungsgebiete sind die Behandlung des Herzstillstandes — das erste elektrische Wiederbelebungsgerät (Defibrillator und Schrittmacher) in Europa wurde von ihm entwickelt —, ferner die künstliche Hypothermie mitsamt der Konstruktion eines automatischen Unterkühlungs- und Wiedererwärmungsgerätes, und in letzter Zeit die Genese und Therapie hämorrhagischen Schocks. 1959—1961 war er Vorsitzender der Deutschen Gesellschaft für Anästhesie.

Am 1. März 1962 kehrte Just mit Fritz Linder nach Heidelberg zurück und wurde 1963 zum außerordentlichen und 1967 zum ordentlichen Professor für Anästhesiologie ernannt. Die Gesamtzahl der an den einzelnen Kliniken durchgeführten Anästhesien konnte seither mehr als verdoppelt werden. Seine Abteilung umfaßt zwei habilitierte Oberärzte, 16 wissenschaftliche Assistenten, darunter vier Fachärzte für Anästhesie, zwei medizinisch-technische Assistentinnen, sieben Krankenschwestern und drei Krankenpfleger. Gleichzeitig untersteht ihm die Blutbank der Chirurgischen Universitätsklinik Heidelberg.

III. Schulen und Richtungen

Wesen und Formen des Lehrer-Schüler-Verhältnisses haben jahrhundertelang das Leben an der Universität geprägt. Die ungemein vielfältige und längst nicht ausgeschöpfte „Magister-Discipulus"-Literatur stellt nicht nur eines der spannendsten Kapitel der Kulturgeschichte dar, sondern motiviert auch in vielfachen Bereichen die Dynamik in der Entfaltung einer modernen Chirurgie. Aus dem Duktus dieser Beziehungen sind nicht allein die gültigen Axiome einer Wissenschaftssystematik erwachsen, sondern auch jene Institutionen, die der Scholastik als solcher und der europäischen Universität insgesamt ihr Profil gegeben haben.

Ganze Stammbäume von Gelehrtenpersönlichkeiten mit ihren Schulen lassen sich aus dieser scholastischen Filiation ableiten. Und in gleicher Weise, wie man behaupten konnte, daß jeder heute noch wirkende Physiologe der Welt sich mehr oder weniger mittelbar auf Johannes Müller und seine Berliner Schule zurückführen ließe, wird man auch zahlreiche in sich geschlossene Chirurgen-Stammbäume ausgliedern können. Auch darin haben wir noch einmal ein Beispiel für die Kraft der Tradition zu erblicken, die selbst und oftmals gerade in den fortschrittlichen Disziplinen zum Tragen kommt.

Immer wieder ist daher bei den klassischen Scholastikern und neuerdings auch von modernen Chirurgen der Topos vom „Zwerg auf der Schulter des Riesen" verwandt worden: Nur wie ein Zwerg steht der Schüler auf des Meisters mächtiger Schulter, aber als sein Schüler schaut er dann eben doch weiter, als es der Lehrer vermochte. Dieses Bild von einem „nanus in humero gigantis" wird um das Jahr 1300 mit Vorliebe von dem Chirurgen Henri de Mondeville gebracht, weil sich nach seiner Ansicht an einem solchen Exempel der Fortschritt über die alten Autoritäten hinaus am deutlichsten und gerechtesten dokumentiere. Auch in der Chirurgie des Guy de Chauliac aus dem 14. Jahrhundert findet das Bild die gleiche Verwendung, wie sich auch heute wieder amerikanische Autoren mit Vorliebe „On the shoulders of giants" fühlen. Immer wird das Ganze der Chirurgie als ein lebendiger und wachsender Organismus empfunden, der über sich hinauswill, eben weil er aus der Verwurzelung der Alten und dem Stamm der Autoritäten lebt, weil er diese kennt und sieht, aber nicht nur diese allein, sondern auch das „aliquantulum plus".

Auch in den hundertfünfzig Jahren einer Heidelberger Chirurgie lassen sich alle charakteristischen Züge eines intensiven Lehrer-Schüler-Verhältnisses ablesen. Es sind in der ersten Phase die imponierenden Persönlichkeiten, die auf wenige Schüler wirken, aber modellhaft auf eine breite Fernwirkung eingestellt sind. Nach der Jahrhundertmitte bilden sich dann jene intimen Gruppen um den Meister, wie sie bei einer handwerklichen Kunst und einer nur im Gebrauch erlernbaren Technik besonders lebendig zur Wirksamkeit kommen. In den letzten Generationen schließlich hat sich diese oft dramatische Verästelung innerhalb der chirurgischen Schulen deutlich abgebaut; sie hat zur Auflockerung der Intimgruppe zugunsten eines weitaus nüchterner verstandenen und sachlich breitdifferenzierten Team-works geführt. Von einem „Schüler" und einem „Meister" wie auch von einer „Schule" ist heutzutage nur noch im metaphorischen Sinne die Rede.

Diese Entwicklung um die Schulen und ihre Richtungen wird umso dramatischer, als wir in unseren Tagen wiederum einen deutlichen Strukturwandel und Stilbruch erleben, der den Typus des kommenden Gelehrten und zukünftigen Praktikers auch in der Chirurgie bereits heute abzeichnet: er ist sachorientiert in seiner Spezialität, erfahren in Technik und Methodik, vertraut mit Außenverwaltung wie Binnenorganisation, klinisch versiert und beansprucht von einem neuen Arbeitsethos, in jeder Weise vorbereitet und der auf uns zukommenden Großforschung geöffnet.

Aus der Heidelberger Chirurgie des 19. Jahrhunderts sollen die direkten Schüler mit ihren wesentlichen Richtungen herausgestellt und kurz skizziert werden; erst in dieser Peripherie und ihrer Weiterentwicklung kommt auch der Kern der Heidelberger Chirurgie zu seiner vollen Strahlkraft.

Maximilian Joseph von Chelius hatte in seinem Sohn Franz einen echten Schüler, der leider nicht — dem Wunsche des Vaters gemäß — seine Nachfolge übernehmen konnte. Franz von Chelius wurde 1822 in Heidelberg geboren und starb 1899 in Ahrweiler. Er machte durch zwei Publikationen (1846) die Methode der Amputation nach Syme auf dem Kontinent bekannt und schrieb eine Arbeit über das Staphylom der Hornhaut (1847). Von Jugend an mit der klinischen und operativen Tätigkeit seines Vaters vertraut, wurde er Extraordinarius an der Chirurgischen Klinik und gründete — nach einem Zwischenaufenthalt in Dresden (1873—1877) — eine Poliklinik für Chirurgische und Frauenkrankheiten.

Als Schüler und zeitweilig enger Mitarbeiter von Weber hat Karl Wilhelm Ritter von Heine eine bedeutende Rolle gespielt. Heine wurde 1838 in Cannstatt geboren, wo er 1877 an den Folgen einer Diphtherie verstarb. Nach einer gediegenen Ausbildung und einer weitgespannten europäischen Bildungsreise war er 1865 Assistent bei Weber in Heidelberg geworden, habilitierte sich noch im gleichen Jahre für Chirurgie und wurde nach dem unerwartet frühen Tod von Weber im Jahre 1867 provisorischer Leiter der Klinik. 1869 wurde Heine auf den Lehrstuhl in Innsbruck berufen, und 1873 ward ihm die Errichtung einer zweiten Chirurgischen Klinik in Prag übertragen. Zahlreiche Veröffentlichungen in Langenbecks Archiv wie auch seine Vortragskunst haben ihn zu einem der fruchtbarsten Chirurgen nach der Jahrhundertmitte werden lassen.

Unter Simon habilitierten sich trotz der verhältnismäßig kurzen Amtstätigkeit drei seiner Mitarbeiter für Chirurgie: Lossen (1872), Pagenstecher (1871) und Braun (1875). Hermann Lossen wurde 1843 auf der Emmershäuser Hütte bei Wiesbaden geboren und starb 1909 in Heidelberg. Er war vor seiner Heidelberger Tätigkeit Assistent bei Richard Volkmann in Halle gewesen, wurde 1874 Extraordinarius und 1894 ordentlicher Honorarprofessor. Nach Simons Tod wurde ihm vorübergehend die Leitung der Heidelberger Klinik übertragen. Lossen hat sich neben zahlreichen Zeitschriftenbeiträgen vor allem durch sein Lehrbuch der allgemeinen Chirurgie (1896) und einen „Grundriß der Frakturen und Luxationen" (1897) einen Namen gemacht; beide Monographien wurden ins Russische übersetzt. H. Lossen ist ferner als Begründer der Kinderchirurgie in der Heidelberger Luisenheilanstalt anzusehen. Nachdem sich gezeigt hatte, daß der damalige Chef der Kinderklinik Dusch und sein Oberarzt Simon, die, wie zu jener Zeit üblich, die kinderchirurgischen Eingriffe selbst durchführten, den steigenden Anforderungen der operativen Eingriffe beim Kind nicht mehr gewachsen waren, wurde Lossen 1844 als Operateur in die Luisenheilanstalt aufgenommen und als zweiter Direktor bestellt. Seine Nachfolge übernahm Benno Schmidt, beziehungsweise der jeweilige Oberarzt des chirurgischen Ordinarius, bis schließlich die Kinderchirurgie in die Chirurgische Klinik verlegt wurde.

Friedrich Pagenstecher (1824—1876), der sich 1871 habilitierte, aber 1872 bereits nach Elberfeld umsiedelte, ist im akademischen Bereich weniger hervorgetreten als sein jüngerer Kollege Heinrich Braun. Braun wurde 1847 in Beerfelden geboren und starb 1911 in Göttingen. Nach einer fundierten pathologisch-anatomischen Ausbildung in Gießen und Berlin war er 1874 nach Heidelberg gekommen, wo er sich schon 1875 habilitieren konnte. 1878 wurde er Extraordinarius und 1884 Direktor der Chirurgischen Abteilung des städtischen Krankenhauses in

Mannheim. Im gleichen Jahre noch wurde er nach Jena berufen, 1888 nach Marburg, 1890 nach Königsberg, 1895 schließlich nach Göttingen, wo er bis zum Lebensende gewirkt hat. Sein Name ist mit der „Braunschen Anastomose" verknüpft, durch die ein Circulus vitiosus bei der Gastroenterostomie vermieden werden soll.

Mit dreizehn Privatdozenten hat Vincenz Czerny ein reichverzweigtes Schülerspektrum aufzuweisen; auch hierin dokumentiert sich noch einmal die Fruchtbarkeit seines Wirkens als Lehrer und Operateur. Nur die wichtigsten Chirurgen dieser Schule können ausführlicher gewürdigt werden.

Im Jahre 1886 habilitierte sich Fritz Karl Bessel-Hagen, 1856 in Berlin geboren und 1881 in Königsberg promoviert. Neben seiner akademischen Lehrverpflichtung in Heidelberg wirkte er ab 1891 als Direktor des Städtischen Krankenhauses in Worms. 1897 wurde er dirigierender Chirurg des Städtischen Krankenhauses Charlottenburg und trat 1922 in den Ruhestand.

1889 kam Emanuel Freiherr von Herczel, 1861 in Szeged (Ungarn) geboren und 1918 verstorben, zur Habilitation. Er hatte eine gründliche Ausbildung in Budapest, Wien, Straßburg und Paris erfahren und war Assistent bei Nothnagel in Wien gewesen. Seine Publikationen befassen sich mit Problemen der Darm-, Nieren- und Kehlkopfchirurgie. Im Jahre 1891 verließ er Czerny, um sich als Chirurg in Budapest niederzulassen; hier wurde er 1892 chirurgischer Primarius des St. Istvan- und des Rochusspitals und leitete ein privates Sanatorium.

Im gleichen Jahre wie Herczel habilitierte sich Georg Benno Schmidt. Schmidt wurde als Sohn eines Leipziger Chirurgen 1860 geboren und war 1884 und 1885 II. Prosektor am Leipziger Anatomischen Institut unter His gewesen. Seit 1885 als Assistent bei Czerny, sammelte er reiche Erfahrungen vor allem auf dem Gebiete der Gallenblasenchirurgie. 1909 wurde er Leiter der Chirurgischen Abteilung der Universitätskinderklinik (Luisenheilanstalt). Für Vorlesungen und Prüfungen gedacht war sein „Kurzgefaßtes Lehrbuch der Chirurgie" (Leipzig und Wien 1901).

Gleichfalls Chirurg an der Luisenheilanstalt (1907—1909) war Max Jordan, 1864 in Mannheim geboren und 1909 in Heidelberg verstorben. Seine Habilitationsarbeit (1893) über „Die akute Osteomyelitis mit besonderer Berücksichtigung ihres Verhältnisses zu den pyogenen Infektionen" ist als ein Standardwerk in Fachkreisen immer wieder herangezogen worden.

Für Orthopädische Chirurgie habilitierte sich unter Czerny ferner Oscar Vulpius, geboren 1867 in Boxberg, der sein ganzes Leben und Wirken in den Dienst der Krüppelfürsorge gestellt hat. Vulpius wurde 1902 Extraordinarius und war 1896 Direktor der Orthopädischen Universitäts-Poliklinik in Heidelberg geworden. Er leitete ferner die badische Krüppelanstalt und war leitender Arzt des Sonnen- und Solbadsanatoriums für Knochen-, Gelenk- und Drüsenleiden in Rappenau. Zahlreiche Publikationen gingen aus seiner orthopädischen Praxis hervor, unter anderem über „Mechanische Orthopädie" (1901), „Das Krüppelheim" (1902), „Über Wesen und Wert der Krüppelfürsorge" (1909) und über „Orthopädische Therapie" (1910). Einen Rückblick gibt sein Werk „Aus 25 Jahren orthopädischer Arbeit" (Wien 1920).

Übersicht über die Tradition und die Schule von Czerny

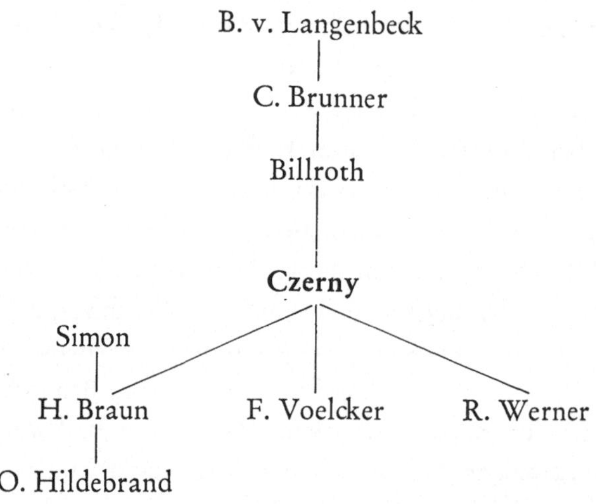

Nur erwähnt werden können die Habilitationen weiterer Czerny-Schüler: von Beck (1842—1916), habilitiert 1894, später in Karlsruhe; Petersen (1897); Marwedel (1897, seit 1901 Chefarzt der Chirurgischen Abteilung des Luisenhospitals Aachen); Simon (1901, später in Karlsruhe); Nehrkorn (1902, später in Elberfeld). Im Jahre 1904 habilitierte sich Hermann Kaposi, der 1872 in Wien geboren wurde und später Primararzt im St. Josefskrankenhaus in Breslau wurde. Unter den jüngeren Dozenten muß vor allem Richard Werner herausgehoben werden. Werner wurde 1875 im schlesischen Freiwaldau geboren und kam über Wien in die Heidelberger Chirurgie und ans Samariterhaus, wo er sich vorwiegend den Problemen der Strahlenbehandlung und der Krebsstatistik widmete. 1906 habilitierte er sich für Chirurgie und wurde 1912 außerordentlicher Professor. Er gab zahlreiche Übersichten über das junge Spezialgebiet, so 1910 „Statistische Untersuchungen über das Vorkommen des Krebses in Baden" und 1930 über „Methoden der Tumorforschung". Werner war Mitbegründer der Zeitschrift „Strahlentherapie", die in Berlin und Wien erschien.

Unter allen bedeutenden und berühmt gewordenen Czerny-Schülern aber gebührt Fritz Voelcker ein besonderer Platz. Voelcker wurde 1872 in Speyer geboren und starb 1955. Nach Studien und Weiterbildung in München und Berlin habilitierte er sich 1902 und war von 1910 bis 1918 Leiter der Chirurgischen Poliklinik. 1919 folgte er einem Ruf nach Halle. Voelcker hat sich vor allem durch seine Beiträge zur Entwicklung der Chirurgischen Urologie einen Namen gemacht. Ihm haben wir die Einführung der Chromozystoskopie in die Nierendiagnostik (1906) zu verdanken. Mit seinem Namen verbunden ist die ischiorektale Prostatektomie. Zahlreiche Beiträge aus seiner Feder bringt das „Handbuch der Urologie". Mit Wossidlo gab er die umfassende „Urologische Operationslehre" (1921) heraus, die 1924 bereits ihre zweite Auflage erlebte. Fritz Voelcker hat, wie zahlreiche Nachrufe, Akademische Reden und nicht zuletzt seine Lebenserinnerungen dokumentieren, mit besonderer Liebe an Heidelberg und seinem verehrten Lehrer Czerny gehangen.

Während Naraths kurzer Zeit als Direktor der Heidelberger Chirurgischen Klinik habilitierten sich zwei seiner Assistenten. Es waren Georg Hirschel aus Ludwigshafen am Rhein, der 1913 zum a.o. Professor ernannt wurde und später die Leitung der chirurgischen Abteilung des St. Josefskrankenhauses Heidelberg übernahm, und Ludwig Arnsperger aus Karlsruhe, der viele Jahre lang der chirurgischen Abteilung des Vincentiuskrankenhauses Karlsruhe vorstand. Unter seinem Nachfolger Wilms habilitierten sich 1912 Franke und Baisch. Carl Franke (1879—1959) war vor seiner Tätigkeit in Heidelberg in München und ab 1919 in Achern tätig. Bernhard Baisch war von 1904 bis 1914 Assistent bei Czerny, Narath und Wilms, ab 1914 leitender Arzt der chirurgisch-orthopädischen Abteilung des neuen St. Vincentiuskrankenhauses Karlsruhe.

Enderlen hat unter seiner großen Schülerzahl auch in Heidelberg mehrere seiner Mitarbeiter habilitiert, die zum Teil heute noch als Ordinarien für Chirurgie tätig sind. Erich v. Redwitz, geboren in Bamberg, habilitierte sich 1916 bei Enderlen in Würzburg und wurde 1921 zum a.o. Professor ernannt. 1922 übernahm v. Redwitz die Universitäts-Poliklinik der Chirurgischen Klinik in München und ab 1928

Übersicht über die Tradition und die Schule von Enderlen

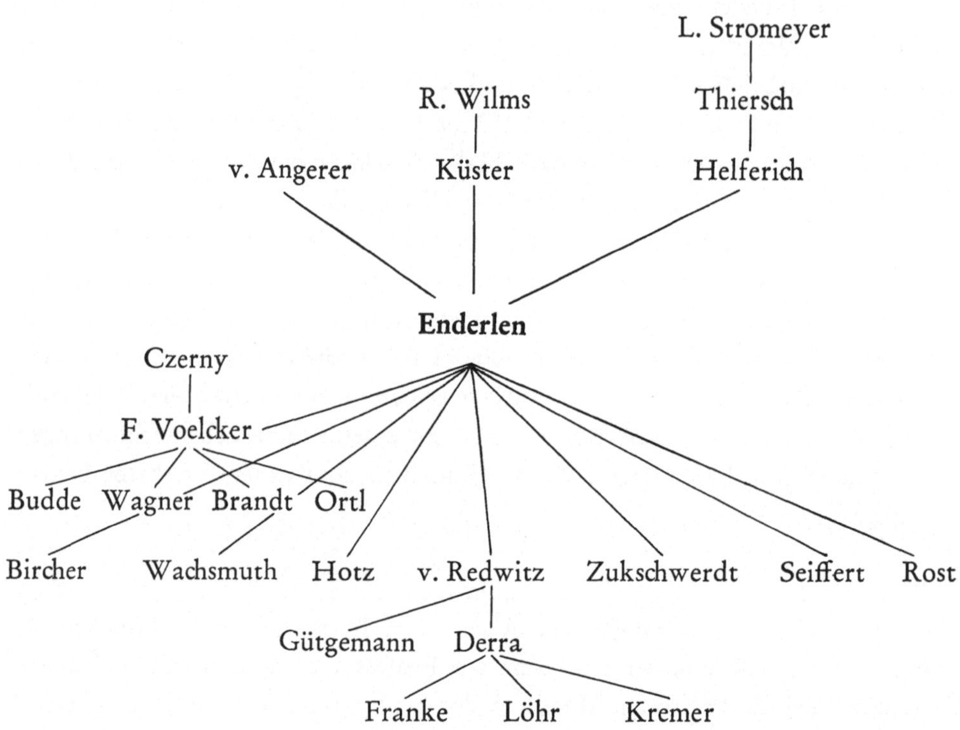

das Ordinariat für Chirurgie in Bonn. Einen 1933 an ihn ergangenen Ruf als Nachfolger Enderlens hat er abgelehnt. 1950 wurde v. Redwitz zum Präsidenten, 1957 zum Ehrenmitglied der Deutschen Gesellschaft für Chirurgie ernannt. Unter den zahlreichen Arbeiten von v. Redwitz kristallisieren sich drei Arbeitsgebiete heraus. Es sind dies die Magenchirurgie, die Wundbehandlung und mehrere zusammenfassende Darstellungen wie die Darstellung der Peritonitis, die Erkrankungen des Darmes, die chirurgische Behandlung des Magen- und Duodenalgeschwürs und seine gemeinsam mit Enderlen verfaßten „Schußverletzungen des Magen-Darmkanals".

Weitere Schüler Enderlens waren Arthur Waldemar Meyer, der Schüler von Krehl, Chrobak, Wilms und Enderlen war und ab 1922 die Leitung des Städt. Krankenhauses Westend innehatte, sowie der noch von Wilms übernommene Franz Rost, ab 1928 Chefarzt der Städtischen Krankenanstalten Mannheim. Unter seinen Arbeiten ist die Monographie „Pathologische Physiologie des Chirurgen" hervorzuheben. Karl Kleinschmidt habilitierte sich 1921 und wurde später Chefarzt des Evangelischen Krankenhauses Mülheim-Ruhr. 1922 habilitierte sich Bruno Valentin, der später als Chefarzt des Anna-Stifts in Hannover-Kleefeld tätig war. Wilhelm Klug habilitierte sich 1924 und wurde 1928 a.o. Professor in Heidelberg. Leonhard Lurz war Schüler bei Enderlen von 1919 bis 1930, habilitierte sich 1925 und übernahm nach Ausscheiden bei Enderlen die erste chirurgische und urologische Abteilung des Theresienkrankenhauses Mannheim. Als weiterer Schüler Enderlens sei Wachsmuth genannt, der 1928 mit v. Redwitz nach Bonn ging und derzeit den Lehrstuhl für Chirurgie an der Universitätsklinik Würzburg innehat.

Übersicht über die Tradition und die Schule von Kirschner

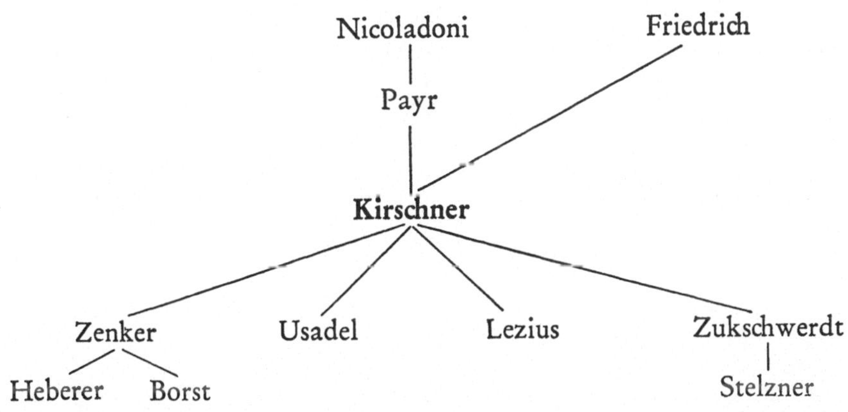

Aus Kirschners Schule gingen vier Lehrstuhlinhaber für Chirurgie hervor: Zenker, Ordinarius in Marburg, jetzt München, 1968 Präsident der Deutschen Gesellschaft für Chirurgie; Usadel, der die Tübinger Klinik nach Kirschners Ausscheiden übernahm, ferner Lezius, der früh verstorbene Lehrstuhlinhaber in Hamburg. Auch sein Nachfolger Ludwig Zukschwerdt hatte sich in Heidelberg 1931 noch unter Enderlen habilitiert und entscheidende Jahre bei Kirschner verbracht, ehe er 1941 auf den Straßburger und später auf den Hamburger Lehrstuhl berufen wurde.

Unter den Schülern K. H. Bauers finden sich fünf Lehrstuhlinhaber und zahlreiche Direktoren großer Chirurgischer Kliniken.

Übersicht über die Tradition und die Schule von Bauer

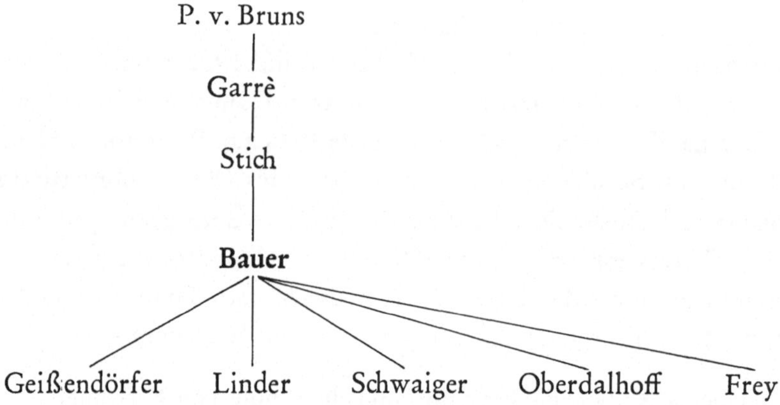

Die Inhaber eines Ordinariats für Chirurgie sind: Geißendörfer in Frankfurt, Schwaiger in Marburg, Oberdalhoff in Mannheim, Frey als Ordinarius für Anästhesiologie in Mainz und K. H. Bauers Nachfolger in Heidelberg, Fritz Linder.

Struktur und Wandel der Chirurgischen Klinik

I. Die Gründung der Chirurgischen Universitätsklinik

Auf seiner Akademischen Festrede im Jahre 1876 hatte der Heidelberger Ophthalmologe und damalige Prorektor Otto Becker die Entwicklung der Heidelberger Fakultät und ihrer Akademischen Krankenanstalten in begeisterten Worten gepriesen. Zwischen Neckar und Bergheimer Straße sei in den letzten Jahren aus vielerlei Vorstufen und nach verzweifelten halben Lösungen eine ganze Krankenstadt entstanden. In diesen neuen Instituten erst würde es der Heidelberger Medizin möglich sein, die modernen „Humanitätsbestrebungen" in die Tat umzusetzen. In großartiger Fülle seien hier und endlich die Grundbedingungen des Gesundwerdens gegeben: „Wo gäbe es heute ein auf jungfräulicher Erde erbautes Krankenhaus, in welchem reichlicher und besser gesorgt wäre für Luft und Wasser, für Licht und Wärme!" Alle gesteigerten Ansprüche, welche die Humanitätsbestrebungen unserer Zeit an die Heilanstalten stellten —, hier könnten sie alle befriedigt werden.

Die Entwicklung eines weiteren Jahrhunderts hat uns nur zu deutlich und äußerst schmerzlich erfahren lassen, wie relativ solcherlei Ansprüche und Befriedigungen sein können. Vor allem die Entwicklung der Chirurgischen Klinik, die längst aus den kleinen Bereichen des Bergheimer Feldes hinausgewachsen war, zeigt in ihrer Geschichte von hundertfünfzig Jahren noch einmal gedrängt alle Phasen und Widerstände eines solchen Strukturwandels. Als eine kleine Bettenstation war die Klinik über das Dominikanerkloster und den Marstall in das Jesuitenkollegium aufgenommen worden. 1876 erst erstanden die gerühmten Kliniken im Rahmen der Akademischen Krankenanstalten. 1894 konnte ein Neubau für Operationssaal und Ambulanz errichtet, 1897 ein neuer Pavillon hinzugewonnen werden. Eine Chirurgische Klinik im modernen Sinne wurde erst im Jahre 1939 auf dem Neuenheimer Feld errichtet. Dazu eine kurze Vorgeschichte.

Im Jahre 1476 war von Friedrich dem Siegreichen in Heidelberg ein Dominikanerkloster errichtet worden. Zwischen 1553 und 1622 hatte Kurfürst Friedrich II. mit päpstlicher Einwilligung sein „Kurhospital" in die Räume dieses Klosters verlegt. Kloster- und Spitaleinkünfte wurden zusammengeschlagen; man konnte damals von dem „reichen Spital" sprechen. Nach der Einnahme Heidelbergs durch Tilly wechselte dieses Spital häufig zwischen Lutheranern, Reformierten und Dominikanern. 1799 wurden durch Maximilian Joseph die letzten Mönche entlassen. Das Kloster gehörte fortan dem katholischen Stiftungsfond an und wurde unter Karl Friedrich, auf eine Anregung von Franz Anton Mai hin, zu Universitätszwecken angekauft.

In diesem Gebäudekomplex von Kirche, Kloster und Garten an der Ecke Hauptstraße und Brunnengasse wurde im Jahre 1805 die Anatomie samt einem Chemicum und dem botanischen Garten untergebracht. Aufgenommen wurde später auch die Hebammenlehranstalt und Entbindungsanstalt, die aus Mannheim verlegt worden war. Von Beginn an aber wurde ein Poliklinisches Institut mit medizinischer und chirurgischer Ambulanz errichtet. Dies waren die ersten frühen Voraussetzungen zu den späteren Akademischen Krankenanstalten.

In diesem Komplex eröffnete Jakob Fidelis Ackermann zum Wintersemester 1805/1806 den ersten klinischen Unterricht. In Art einer Programmschrift hatte er über Möglichkeiten und Voraussetzungen schriftlichen Bericht erstattet: „Nachricht von der Organisation und den Gesetzen der kurfürstlich poliklinischen Anstalt in Heidelberg, welche mit dem Anfang des Wintersemesters 1805/1806 eröffnet wird. Heidelberg 1805".

Auf Vorschlag von Ackermanns Nachfolger Conradi war in diesem Dominikanerkloster ab 1815 die Entbindungsanstalt fest installiert und der klinische Unterricht näher fixiert worden. Die drei für Klinik und Entbindungsanstalt bestimmten Flügel waren ursprünglich so gegliedert gewesen, daß der zweite Stock für männliche, der dritte für weibliche Kranke und für die Entbindungsanstalt bestimmt war. Conradi versuchte durch eine Umgliederung die Aufteilung ökonomischer zu gestalten und hierdurch jeder Institution ihren besonderen Eingang zu verschaffen. Danach befanden sich im unteren Stockwerk die Verwalterwohnung, eine große, mit fließendem Wasser versehene Küche, das Auditorium für Unterrichtszwecke sowie das Sektionszimmer mit der Totenkammer. Im zweiten Stockwerk befanden sich vier Krankensäle, zwei für männliche und zwei für weibliche Patienten. Zwischen den Hauptzimmern befand sich ein Bad sowie kleinere Räume für Isolierzwecke oder als Reserve.

Die Zahl der Betten betrug zunächst 20; sie wurde bald auf 28 erhöht. Die Verpflegung der Kranken unterstand dem Verwalter Stricker, der zugleich als Wundarzt nach der Sitte der Zeit bei kleineren chirurgischen Eingriffen zu assistieren hatte. Dem Direktor war ein zweiter Arzt zur Assistenz beigegeben. Auch

Conradi berichtete wie sein Vorgänger Ackermann über die Zwecke der Institution in einer besonderen Schrift: „Ueber das medizinisch-klinische Institut in dem akademischen Hospital zu Heidelberg. Heidelberg 1817".

In den folgenden Jahren schon machte sich nicht nur ein allgemeiner Mangel an Betten, sondern auch an chirurgischer Fachbetreuung bemerkbar. Conradi hatte bereits berichtet, daß in dem Poliklinischen Institut insgesamt zwischen Oktober 1815 und April 1817 407 Patienten behandelt werden mußten. Chelius trat daher im Rahmen seiner Berufungsverhandlungen mit dem festen Plan einer eigenen Chirurgischen Klinik auf, die ihm auch von der Regierung zugesichert wurde. Mit 12 Betten mußte auch diese neue Institution, wenn auch nur provisorisch, im Gebäudekomplex des Dominikanerklosters untergebracht werden. Am 1. Mai des Jahres 1818 konnte die Chirurgische Klinik ihren Dienst aufnehmen.

Das Dokument, das die Erlaubnis der Regierung darstellt, eine chirurgische Klinik zu errichten, und welches das Versprechen präzisiert, die Kosten für alle Einrichtungen zu regeln, hat folgenden Wortlaut [44]:

Beil. d. 3. April, 1828.

Ministerium des Innern

Carlsruhe, den 21.ten Merz 1818.

Nr. 1863.

Bericht des engeren academischen Senats der Universität Heidelberg vom 12.ten l. M. in Betreff der Kosten zur Einrichtung und Unterhaltung einer Clinici Chirurgici.

Beschluß

Unter Remission des vorgelegten Berichts der medizinischen Facultät, und des Kosten Über-schlags wird dem academischen Senat hierauf erwidert:

Da wegen Einrichtung des locals zu den chirurgischen Clinicum demnächst, sobald es die dießseitigen Stelle möglich ist, weitere Entschließung erfolgen wird; so sind berührende Stelle während dessen beizuleitend, und weilen die Anschaffung von zwölf Betten mit zugehörigen Gerätschaften für diese Anstalt, so wie auch der Instrumente und Bandagen (wozu dem Instrumentenmacher Goerke in vergangenen Jahre Vorschüsse zu geben ist) in der That und Weise zu besorgen, daß die Materialien

baß geschehen als möglich vermindert, und
das Ganze, so wie es bei dem medizinischen
Clinicum geschehen, unter der Leitung einer
sachkundigen Personen, wozu der
Dekan der medizinischen Facultät und der
Syndicus den Klinischen zu adhibiren ist,
besorgt werde, der Kosten Zettel darüber
ist der dortbey angewiesen, und wir gedenken
seiner Zeit ausführlich darüber zu berichten.

Lüneburg

Die Kosten für den Unterhalt dieser ersten chirurgischen Klinik waren jedoch schwer aufzubringen; Ende 1818 war immer noch nicht abgeklärt, wie sie bestritten werden sollten. Es waren Schulden eingeklagt und die Zahlungsunfähigkeit festgestellt worden. Als das neu errichtete Institut so sehr in Gefahr war, zeigte sich die Stadt Heidelberg bereit, für die Zahlung von 4000 fl. (Gulden) zu sorgen; weitere 1500 fl. steuerte der Stadtmagistrat aus dem Vermögen der sogenannten Rathsbürgerschaft bei; 844 fl. sollten die Konfessionsspitäler bezahlen, die den ehemaligen Gutleuthausfonds unter sich geteilt hatten. Nach dieser Krise schienen die schlimmsten Schwierigkeiten in der Finanzierung behoben gewesen zu sein.

Mit dem Umzug der ersten chirurgischen Klinik im Juli 1818 in die ehemalige Kaserne am Marstall beginnt unter Chelius die eigentliche Aera der Heidelberger Chirurgischen Universitätskliniken.

II. Die chirurgischen Kliniken der Universität Heidelberg

Die Klinik am Marstall (1818—1843)

Im Sommer 1818 wurde unter Chelius die chirurgisch-ophthalmologische Klinik am Marstall eröffnet. Die chirurgische Abteilung war im größten Teil des III. Stockes untergebracht, in dem sich auch der Operationssaal befand. Zu den Einrichtungen der chirurgischen Abteilung gibt Chelius folgende Erläuterungen [45]: „Sie besteht aus einem Operations-Saal (welcher nach dem Urteil aller Sachverständigen, welche ihn sahen, nichts zu wünschen übrig läßt); an diesen stoßen von der einen Seite das Zimmer zum Aufbewahren der Instrumente und Bandagen, von der anderen Seite das Ordinationszimmer, in welchem sich die Zuhörer der Klinik vor dem Besuche versammeln, die Verbände geordnet und die mündlichen Verhandlungen über die Kranken gehalten werden; ferner aus vier großen Kranken-Zimmern, zwischen zweyen derselben befinden sich zwey Zimmer der Wärter, und besondere Cabinette, in welchen die Leibstühle stehen, welche durch eine besondere Türe entfernt werden können. Für die Operierten ist ein besonderes Zimmer, dem Operations-Saal gegenüber, bestimmt; neben diesem sind zwey kleine Zimmer, welche für Augenkranke zweckmässig eingerichtet sind. — Assistenzarzt der Klinik ist der ehemalige Prosector Winter; in dem Hospitale selbst wohnt noch ausserdem ein besonderer Gehülfe, welchen der Director aus der Zahl der Praktikanten auswählt. Für die Bediennung der Kranken ist ein Wärter und eine Wärterin angestellt. Der vollständige Instrumenten-Apparat ist von dem geschickten hiesigen Universitäts-Instrumenten-Macher Goercke verfertigt. (Ich ergreife diese Gelegenheit, um die Arbeiten dieses geschickten Mannes öffentlich zu empfehlen. Sie können denen der besten englischen Meister an die Seite gesetzt werden. Die Preise der Intrumente sind sehr billig, er versendet kein Instrument, ohne es mir vorgelegt zu haben. Ich bin gerne erbötig, Bestellungen, die an mich ergehen, zu besorgen.) — Zugleich ist eine jährliche Summe zur ferneren Anschaffung der Instrumente und Bandagen bestimmt.“

Chelius gab zur Hausordnung der Klinik folgende Anweisungen: „Der Krankenwärter und die Krankenwärterin sind strenge gehalten, auf die genaue Vertheilung der verordneten Portionen zu achten. Auf der Tafel neben dem Bette des Kranken ist die Kostportion, die er empfängt, angemerkt, im Zimmer der Kranken die gedruckte Speise-Ordnung angeschlagen. Die Kranken dürfen ihre Portionen nicht untereinander vertauschen, noch, was sie nicht essen können, aufheben. Der in der Klinik selbst wohnende Assistent hat zu achten, dass nach dieser Norm gehandelt wird. Entsteht Klage über die Kost, so muss dem Director sogleich die Anzeige gemacht und die Portion vorgezeigt werden, über welche sich der Kranke beklagt. — Der Assistent hat gleichfalls auf die genaue Vertheilung der Arzneien und ihren richtigen Gebrauch acht zu geben."

punkte befolgt:

Was die Aufnahme der Kranken betrifft, so wurden darüber folgende Gesichts-

„1. Da der vorzüglichste Zweck einer Klinik ist, sie für den Unterricht so lehrreich wie möglich zu machen, so findet bey einem bestimmten Fonds und einer gewissen Anzahl von Betten, ausser den unvermöglichen Kranken des Neckarkreises, kein Zwang der Aufnahme statt. Es dürfen nur solche Kranke aufgenommen werden, welche nach dem Urtheil des Directors für den Unterricht vorteilhaft verwendet werden können.

2. Leichte chirurgische Fälle, deren Behandlung den Aufenthalt im Hospitale nicht durchaus nöthig macht, dürfen nicht aufgenommen, sondern können ambulatorisch behandelt werden.

3. Unentgeltliche Verpflegung erhalten nur jene Kranken, welche ein glaubwürdiges Zeugnis ihrer Armuth beybringen. Andere, deren Vermögens-Umstände es zulassen, die Kosten der Verpflegung selbst zu bestreiten, müssen solche bezahlen.

4. Die chirurgischen Kranken der Stadt Heidelberg, zu deren Aufnahme die medizinische Klinik verbunden ist, können nur dann in die chirurgische Klinik aufgenommen werden, wenn sie für den chirurgischen Unterricht vorteilhaft verwendet werden können und unbesetzte Betten vorhanden sind.

5. Unheilbare Kranke können nur in dem Falle aufgenommen werden, wenn ihre Beobachtung für den Unterricht Interesse darbietet.

Diese Bestimmungen über die Aufnahme der Kranken, so wie die Verbindung einer ambulatorischen mit einer stehenden Klinik sind nach meinem Urtheil dem Zwecke eines klinischen Institutes so angemessen, wie man es nur verlangen kann."

Was die Benutzung der chirurgisch-klinischen Anstalt anbelangte, so wurden darüber folgende Bestimmungen erlassen:

„1. Die Theilnehmer des praktisch-chirurgischen Unterrichts werden unterschieden in Praktikanten und Auscultanten. Die Praktikanten sind solche, welche nach zurückgelegtem theoretischen Lehrkurs der Chirurgie zur selbstthätigen Verwendung am Krankenbette fähig sind. — Die Auscultanten wohnen den klinischen Verhandlungen nur als Zuschauer bey.

2. Die Kranken der stehenden und ambulatorischen Klinik werden der Reihe nach unter die Praktikanten vertheilt, diese müssen unter der Leitung des Directors den Kranken examinieren, die Diagnose, Prognose und Indication aufstellen, die Verordnungen niederschreiben und sie dem Director zur Unterzeichnung vorlegen. Bey einem jeden Kranken wird nicht nur über den status präsens gesprochen, sondern auch über die Krankheit im Allgemeinen examinirt. Jedem Zuhörer steht es frey, über den Fall seine Meinung zu äussern und den Director über besondere Umstände zu fragen.

3. Alle Verhandlungen über die ambulatorischen Kranken werden in dem Ordinations-Zimmer gehalten, wo sich die Theilnehmer der Klinik zur bestimmten Stunde versammeln. In diesem Zimmer werden auch die Verbände von einem jeden Praktikanten für die ihm übertragenen Kranken zugerichtet. — Nach dem Besuche der Kranken wird auch in diesem Zimmer über den Zustand eines jeden Kranken gesprochen und die Verordnung niedergeschrieben.

4. Jeder Praktikant hält über die ihm übertragenen Kranken ein Journal, verfertigt die Krankengeschichten, die in den Versammlungen vorgelesen und dem Assistenten zum Eintragen in ein besonderes Buch eingeliefert werden.

5. Ohne Wissen des Directors darf kein Praktikant etwas verordnen, nur in Fällen, wo schnell eine Veränderung nothwendig ist, darf er dieses unter Zuziehung des Assistenz-Arztes thun; doch muß sogleich dem Director davon die Anzeige gemacht werden.

6. Den Praktikanten steht es frey, die Kranken zu verschiedenen Tageszeiten zu besuchen. Ereignen sich Veränderungen, so müssen diese entweder sogleich oder bey der Abend-Visite dem Director angezeigt werden.

7. Wichtige Verbände und Operationen werden vom Director selbst in Gegenwart der Zuhörer der Klinik verrichtet. Vor jeder Operation wird ihre Geschichte, die verschiedenen Methoden derselben u. dgl. auseinander gesetzt. Der Praktikant, welchem der Kranke übertragen ist, nebst den nöthigen übrigen Gehülfen, welche der Director nach der Reihe von den Zuhörern auf-

ruft, befinden sich bey Operationen in dem geschlossenen Kreise des Saales, die übrigen Zuschauer auf den Seitenbänken.

8. Leichte chirurgische Operationen, wie Einziehen der Eiterschnur, Schröpfen, Aderlassen, Setzen von Fontanellen u. dgl. werden von den Praktikanten selbst in Gegenwart des Directors verrichtet. Nur solche Praktikanten, welche sich durch fleissige Uebung der chirurgischen Operation am Cadaver und längere Zeit hindurch thätige Verwendung am Krankenbette das Vertrauen des Directors in vollem Masse erworben haben, erhalten die Erlaubnis auch wichtige Operationen unter seiner Leitung am Lebenden zu unternehmen.

9. Nach jeder wichtigen Operation muss der Praktikant, welchem der Kranke zugetheilt ist, 2 Stunden bey demselben bleiben, er wird von den übrigen Praktikanten abgelöst, so dass in den ersten Tagen der Operierte immer von Sachverständigen umgeben ist, welche im Nothfalle schnelle Hülfe zu leisten im Stande sind, und den Director von jedem Vorfalle benachrichtigen müssen. Jeder Wachhabende ist zur strengen Aufmerksamkeit angewiesen.

10. Wer Kranke zu behandeln übernommen hat, muss, wenn er verhindert ist, dem klinischen Besuche beyzuwohnen, einem anderen Praktikanten seine Kranken übertragen und dem Director die Anzeige machen lassen.

11. Ohne besondere Erlaubnis des Directors darf kein Praktikant einem andern einen Kranken übertragen.

12. Verschwiegenheit über alle Verhältnisse der Kranken, anständiges, ruhiges, aufmerksames Betragen während der klinischen Verhandlungen wird jedem Praktikanten als strenge Pflicht aufgelegt; daher dürfen auch Hospitanten nicht ohne Wissen des Directors eingeführt werden."

Das heute für die studentische Ausbildung als wichtig erachtete „bed-side-teaching" wurde also bereits vor 150 Jahren in Heidelberg praktiziert.

Der Rest des dritten Stockes enthielt die Entbindungsanstalt. Die medizinische Klinik im zweiten Stock des Gebäudes bestand aus zwei Sälen mit je acht Betten, von denen der eine für Frauen, der andere für Männer bestimmt war. Im ersten Stock befanden sich ein Sektionszimmer, die Verwaltung sowie das Auditorium. Die chirurgische Abteilung umfaßte zu dieser Zeit insgesamt 12 Betten. Für die medizinische Klinik waren ein Assistent, für die chirurgische Klinik und Gebäranstalt dagegen nur ein gemeinsamer Assistent vorgeshen. Um den Studenten möglichst zahlreiche Krankheitsfälle zeigen zu können, hielt Chelius auch ein chirurgisches Ambulatorium ab. Im ersten Jahr des Bestehens dieser ersten chirurgischen Klinik wurden insgesamt 152 stationäre Patienten behandelt, an denen folgende 19 Operationen vorgenommen wurden:

5 Staroperationen

1 künstliche Pupillenbildung

4 Unterschenkelamputationen

1 Oberschenkelamputation

1 Exartikulation des Fußes

1 Exstirpation des Hodens

1 Lipomexstirpation aus der Achselhöhle

1 Balggeschwulstexstirpation aus der Stirn

1 Phimosenoperation

1 Exstirpation eines Nasenpolypen

1 Exstirpation eines Nasen-Rachenpolypen

Sämtliche drei klinischen Anstalten nahmen dank der glänzenden Leitung ihrer Vorstände einen raschen Aufschwung, obgleich ein ständiger Kampf um die nötigen Geldmittel geführt werden mußte. Bei den meisten Anfragen verhielt sich das Finanzministerium ablehnend. Die Verwaltung des Akademischen Hospitals wurde 1825 genau festgelegt [46]. Nach diesen Statuten bestimmte der Großherzog den jeweiligen ärztlichen Direktor, der direkt dem Ministerium des Inneren unterstand. Er gehörte auch als ständiges Mitglied zu der Kommission, die die ökonomische Leitung der Klinik innehatte und von der allgemeinen Armen-Institutions-Kommission gewählt wurde.

Mit der Unterbringung der klinischen Anstalt in der Kaserne hoffte man Einrichtungen zu haben, „wie sie auf keiner Universität Deutschlands, höchstens allenfalls Berlin ausgenommen, existieren". Es dauerte jedoch nicht lange, bis Klagen über die ungenügenden Raumverhältnisse laut wurden. In der medizinischen Klinik wurde die Bettenzahl von 20 auf 40, in der chirurgischen von 12 auf 18 erhöht. Die Gebäranstalt verlegte man vom dritten Stockwerk der Kaserne am Marstall in einen Aufbau des westlichen Flügels, um die freiwerdenden Räume der Chirurgie zur Verfügung stellen zu können. Chelius hielt diese Veränderungen für ungenügend und forderte:

1. Herstellung eines Auditoriums wegen der Zunahme der Zuhörerzahl und der Notwendigkeit, Vorlesungen im Operationssaal halten zu müssen.

2. Ausbesserung des Operationssaales,

3. Einrichtung eines Saales für weibliche Kranke,
4. Einrichtung einer Küche oder eines Badezimmers und
5. Einrichtung zweier Isolierzimmer.

Die gewünschten Reparaturen im Operationssaal und Auditorium wurden zwar von Kurator Froehlich genehmigt, das Ministerium jedoch versagte seine Zustimmung. Chelius war daher schließlich gezwungen, die Umbaukosten aus dem Fonds der Klinik zu bestreiten in der Hoffnung, die Gelder später wieder zurückzuerhalten. Über all diese Ereignisse in der chirurgischen und ophthalmologischen Klinik Heidelberg berichtet Chelius ab 1818 laufend in den „Heidelberger Annalen". Daß die Chirurgische Klinik am Marstall sich des Vertrauens und der Achtung der Bevölkerung erfreute, kann man nicht nur an der ständig wachsenden Patientenzahl ablesen, sondern zum Beispiel auch an der Stiftung von Samson Horschitz, die 400 fl. betrug [47].

Die Klinik in der Seminarstraße (1844—1876)

Im Jahre 1844 wurde die chirurgisch-ophthalmologische Klinik in das ehemalige Jesuitenkloster, das heutige „Collegium Academicum" verlegt. Dort hatte sich seit 1827 eine Anstalt befunden, die in manchen Akten als „Heil- und Pflegeanstalt", in anderen als „Irrenanstalt" geführt wird und die im Jahre 1842 nach Illenau verlegt worden war.

Durch diesen Umzug konnten die Raumverhältnisse der chirurgischen Klinik wesentlich verbessert werden. Im mittleren Stockwerk des Gebäudes wurde die Chirurgische Klinik untergebracht und die Kirche in einen Operationssaal umgebaut. Der dritte Stock fiel der Medizinischen Klinik zu; der vierte Stock blieb für außerordentliche Fälle vorgesehen. Im ersten Stockwerk des Haupttraktes fanden die Verwaltung und ein Sektionsraum Platz. Der gesamte Gebäudekomplex ist später zu einer Kaserne umgebaut worden, so daß die heutigen Bauverhältnisse keinen Eindruck mehr von dem Inneren der Krankenanstalt des Jahres 1844 bieten können. In dieser Klinik wirkten neben Chelius auch noch Karl Otto Weber und Gustav Simon.

Die Klinik im Bergheimer Gelände (1876—1939)

Trotz der Verlegung der Chirurgischen Klinik von der ehemaligen Kaserne im Marstall in das jetzige „Collegium Academicum" kam man bald zu der Überzeu-

gung, daß die klinischen Anstalten nur in Neubauten eine zweckentsprechende
Unterbringung finden konnten. Es ist das besondere Verdienst Webers, auf die
Notwendigkeit solcher Neubauten hingewiesen zu haben[48]:

„So imposant das düstere Gebäude von aussen erscheint und so grossartig dasselbe, in der Mitte des vorigen Jahrhunderts erbaut, sich darstellt, so mangelhaft
ist seine innere Einrichtung den Bedürfnissen einer Krankenanstalt entsprechend.
Ueberall wo man genöthigt war, Gebäude, die ursprünglich ganz anderen Zwecken
dienten, den Heilzwecken anzupassen, haben dieselben sich als nur nothdürftige
Behelfe erwiesen und war man mit der Zeit genöthigt, ein von vornherein zum
Krankenhause bestimmtes Gebäude zu errichten. Die nothwendigen Erfordernisse
einer erfolgreichen Krankenpflege, frische Luft, Licht und Wasser sind es nicht
allein, welche reichlich vorgesehen sein müssen. Die Anhäufung so vieler größten-
theils bettlägeriger Menschen erfordert von vornherein besondere Vorkehrungen,
die Luftverderbniss abzuwenden; sie erfordert Vorkehrungen für eine regelmässige
Luftreinigung und namentlich eine solche Anlage der Latrinen, dass dieselben sich
möglichst wenig bemerkbar machen. Es muss dafür gesorgt sein, dass die grösseren
Krankensäle nicht unmittelbar aneinanderstossen, dass die Luft des einen nicht die
des andern verderben kann; dass dieselben die nöthige Höhe und eine hinreichende
Grösse der Fenster haben; es müssen in der unmittelbaren Nähe derselben Wärter-
zimmer, Verbandsküchen, Orte zur Aufbewahrung der Wäsche, Bäder und leicht
zugängliche Latrinen angebracht sein. Es muss ausserdem ein Abschluss der einzelnen Abtheilungen des Hospitals mit solcher Vollkommenheit möglich werden, dass
keine Uebertragung ansteckender Stoffe von einer Abtheilung zur andern vorkommen kann. Nur wenn diese Bedingungen erfüllt sind, darf man hoffen, dass die
Zusammenhäufung vieler Kranken unter demselben Dache nicht dem Einzelnen
schädlich wird und also den Verlauf der Krankheit im Hospital mehr gefährdet,
als dies ausserhalb desselben der Fall ist. Im umgekehrten Fall wird das Hospital
selbst die Quelle mancher Krankheiten werden, welche man mit dem traurigen
Namen der Hospitalkrankheiten belegt hat.

Betrachten wir von diesem Gesichtspunkte aus das akademische Krankenhaus
in Heidelberg, so müssen wir leider gestehen, dass dasselbe den aufgestellten Anforderungen, die unter andern nur die wichtigsten sind, nicht entspricht. Schon die
Lage des Hauses inmitten des am dichtesten bewohnten Theiles der Stadt lässt das
Zuströmen einer reinen und frischen Luft nicht zu. An den Berg angelehnt, erfreuen
sich viele Theile des Hauses namentlich im Winter nicht einmal des so belebenden

Strahles der Sonne. Man weiss ja, dass Pflanzen, wenn man ihnen das Licht entzieht, erbleichen und kränkeln, dass sie schliesslich ausgehen und absterben. Auch der gesunde Mensch bedarf zur vollen Gesundheit des Lichtes, wie viel mehr der Kranke und Genesende!

In der Nähe des Gebäudes liegen dicht bei einander mehrere sehr besuchte Schulen, liegt das Gerichtsgebäude und Gefängnis, wenig entfernt das Museum und die Universität, so dass der vielfache Verkehr die Ruhe der Kranken beeinträchtigt. Dazu kommt, dass die Anlage des Eisenbahntunnels, welcher unmittelbar hinter dem Hause vorübergeführt ist, theils durch die Erschütterung, theils durch das tosende Geräusch den erwähnten Uebelstand vergrössert hat. Schlimmer als dies ist es, dass die Luft in der Umgebung des Hauses schon mit den Ausdünstungen vieler Menschen überladen ist, so dass man eine vollkommen reine Luft auch dann nicht bekommt, wenn man rings um die Fenster öffnet. Allerdings schliessen die beiden Hauptflügel des Hauses vor demselben einen Hof ein, hinter demselben ist, am Berge sich hinaufziehend, ein schmaler Gartenstrich; allein im Verhältnis zu der Grösse des Gebäudes ist der umgebende freie Raum ein viel zu kleiner. Dazu kommt, dass ein grosser Theil des Berges so dicht an das Haus stösst, dass fast das ganze Parterre an seiner Südseite feucht und dumpf ist und mehr ein Souterrain genannt werden muss.

Die Enge des Raumes hat es deshalb auch nicht zugelassen, daß das erst vor einigen Jahren erbaute Pockenhaus in die nöthige Entfernung verlegt werden konnte. Trotzdem dasselbe ein getrenntes Gebäude bildet, ist es vorgekommen, dass nicht bloss Kranke im gegenüberliegenden Flügel an den Pocken erkrankten, sondern auch in dem nur durch die Strasse getrennten Gefängnisse diese bösartige und verheerende Krankheit zum Ausbruche kam. Am schlimmsten macht sich der Wassermangel bei den Bädern bemerkbar. Es ist wiederholt besonders in warmen Sommern vorgekommen, dass Wochen lang keine Bäder verabfolgt werden konnten. Wer da weiss, welche grosse und unersetzliche Rolle Bäder (in allen Formen) bei der Krankenbehandlung heutzutage spielen, wird zugeben, dass dieser Übelstand ein sehr erheblicher ist. Dazu kommt, dass die Badeanstalt selbst nur nothdürftig den an sie zu stellenden Anforderungen genügte. Schon dadurch, dass sie in dem der Zugluft ausgesetzten feuchten und dumpfen Parterreraume der Anstalt untergebracht ist, entfernt von den Krankensälen der oberen Stockwerke, ist der Gebrauch ein beschränkter und fast nur für Gesunde verwendbarer. In die oberen Stockwerke muss das Wasser mühsam hinaufgetragen werden.

Das Gebäude selbst hat niedrige dicht aneinander stossende Zimmer und Säle; manche derselben sind im Winter der Sonne gar nicht zugänglich. Für Ventilation ist gar nicht gesorgt. Die Heizung geschieht theils mittelst eiserner, theils mittelst thönerner Oefen. Sie ist desshalb kostspielig und mangelhaft, da in einem guten Hospitale auch die Gangräume heizbar sein müssen, und die Strahlung eine ungleiche Vertheilung der Wärme herbeiführt. Will man die Luft erneuern, so muss man die Fenster aufsperren, da von den Gängen die übelriechende Luft der Abtritte einströmt; im Winter ist das erstere Mittel oft nicht ohne Gefahr für empfindliche Kranke.

Den grössten und leider unverbesserlichen Uebelstand des Hauses bilden aber die Latrinen. Seit einem Jahrhundert täglich und unausgesetzt von einer großen Menschenmenge benutzt, sind Balken, Holzwerk und Wände so imprägniert, dass die Ausdünstung derselben an warmen Tagen auch bei grösster Achtsamkeit unerträglich wird. Schlimmer noch, weil ganz unabänderlich, ist es, dass zwei grosse und geräumige Gruben anstatt ausserhalb des Hauses angebracht zu sein, unter einem Theile des Hauses durchgehen. Sie stellen weit offene Gruben, die der äusseren Luft frei zugänglich sind, dar. Dadurch wird die Fäulnis befördert, anstatt dass durch sorgfältigen Verschluss der Grube, durch Abscheidung der flüssigen von den festen Excrementen eine Verwesung eingeleitet würde, die erfahrungsgemäss geruchlos vor sich geht. Dies ist um so mehr der Fall, je mehr der Zutritt des Sauerstoffs erschwert wird. Dazu kommt, dass die Gruben zugleich zur Aufnahme der von faulenden Stoffen durchtränkten Verbandstoffe und des Auswurfs aller Art benutzt werden müssen. Ja bis vor kurzem waren nicht einmal besondere Abgüsse für die flüssigen Abgänge, Bäder, Uringeschirr, Blut usw. eingerichtet. Es kam oft vor, dass ein nachlässiges Wärterpersonal diese Dinge ohne Weiteres in einem der vielen verborgenen Schmutzwinkel in der Umgebung des Hauses ausschüttete. Welchen Geruch diese Pfützen verbreiteten, mag sich Jeder denken. Wer aber weiss, welchen Einfluß derartige Ausdünstungen auf Kranke ausüben, wer auch nur oberflächlich Kenntnis genommen hat von den wichtigen Untersuchungen Pettenkofers über die Entstehung der Cholera, wird zugeben, dass solche Mängel nur einer Radicalhülfe weichen.

Leider entbehrt die Anstalt ferner eines abgesonderten Waschhauses. ... Ebensowenig ist eine gehörige Absonderung der für die Leichen bestimmten Räume möglich geworden. Die für den wissenschaftlichen Arzt, vor allem für den klinischen Lehrer zur Rechtfertigung und Berichtigung seiner Diagnose so wichtige Leichenuntersuchung, welche die einzige zuverlässige Grundlage der wissenschaftlichen Medicin bildet, muss in viel zu grosser Nähe der von Kranken bewohnten Räume vorgenommen werden. Der pathologisch-anatomische Unterricht muss nicht minder im Krankenhause selbst ertheilt werden. So ist also auch dadurch die Reinheit der Luft in hohem Grade beeinträchtigt.

Endlich mag noch hervorgehoben werden, dass das Krankenhaus als akademische Anstalt, die den Unterrichtszwecken dienen soll, trotz eines gewissen Reichthums an Räumlichkeiten, eine sehr unzweckmäßige Anordnung der für den Unterricht bestimmten Säle und Zimmer darbietet; der ungenügende Zusammenhang dieser Localitäten macht ein zeitraubendes Hin- und Herführen von Studenten und Kranken erforderlich, welches zugleich die Ruhe der Krankenzimmer ganz unnöthig beeinträchtigt. . . .

Die Lehranstalten müssen auch in Bezug auf ihre äussere und innere Einrichtung zum Muster dienen können. Hier ist der Ort, um darauf hinzuweisen, dass mit dem Neubau der Klinik auch eine passende Gelegenheit gegeben sein wird, die ziemlich dürftige innere Einrichtung des Krankenhauses zu verbessern. Wir wollen nur erwähnen, dass die Kranken bei ihrem Eintritte ins Haus zum grossen Theil ihre Kleider behalten müssen, weil zur Bekleidung aus dem Vorrathe der Anstalt weder Wäsche noch Kittel, Hosen, Jacken und Röcke in genügender Zahl vorhanden sind. Die chirurgische Klinik besitzt gar keinen Vorrath der Art, die medicinische hat erst seit einigen Jahren für das Nothdürftige in dieser Beziehung sorgen können. Als im vorigen Jahrhundert der erleuchtete Fürstbischof Franz Ludwig von Ertal das Hospital zu Bamberg, welches zu einer trefflichen ärztlichen Schule wurde und an welchem Markus und Schoenlein wirkten, einrichten liess, traf er die Anordnung, dass jeder neu aufgenommene Kranke männlichen wie weiblichen Geschlechts von Kopf bis zu Fuss mit Kleidung versehen werde; ja Hals- und Schnupftücher wurden nicht vergessen! Das Heidelberger Krankenhaus hat bis auf den heutigen Tag nicht einmal die nothdürftigste Wäsche für seine Pfleglinge! . . . Die Betten haben meistens nur Strohsäcke, keine Springfedermatratzen; die wenigsten Krankenzimmer bieten einen bequemen Lehnstuhl für die Reconvalescenten.“

Karl Otto Weber hatte in seiner Denkschrift vom Jahre 1865 die Unzulänglichkeiten der bisherigen Spitalverhältnisse und die schlechten hygienischen Verhältnisse an der Chirurgischen Klinik so dringend hervorgehoben, daß die großherzogliche Regierung in Beratungen über einen Neubau des Akademischen Krankenhauses eintrat, der 1868 auch definitiv beschlossen wurde. Nach Webers Vorschlägen mußten mindestens 300 Betten vorgesehen werden, 150 für die Medizinische Klinik, 100 für die Chirurgische Klinik und 50 für die Augenklinik. Die Zahl der stationären Kranken hatte sich rasch vergrößert. Während 1857 noch 1 199 chirurgische Patienten behandelt worden waren, waren es 1864 bereits 1 901.

Im Herbst 1869 begann man mit dem Bau der neuen Klinik, der durch den Krieg 1870/71 verzögert wurde. Erst am 1. Oktober 1876 konnten die neue Medizinische und die Chirurgische Klinik eröffnet werden. Für die Chirurgische Klinik war das Barackensystem gewählt worden. Die Medizinische Klinik wurde — als eine der ersten in Deutschland — im Pavillonsystem erbaut. Die Kosten für die Kliniken betrugen insgesamt 1 840 040,— M., davon hatten das Gelände in der Bergheimer Straße 114 400,— M. und das Areal 55 700,— M. beansprucht.

Die chirurgische Klinik besaß bei der Eröffnung 122 Krankenbetten, die in einem zweistöckigen Pavillon in vier Baracken und im dritten Stock des Verwaltungsgebäudes untergebracht waren. Eine der vier Baracken wurde bald in eine Kinderabteilung umgestaltet. Nach kurzer Zeit mußten die als Tagesräume gedachten Veranden mit Krankenbetten belegt werden, wodurch die Zahl der Betten auf 138 erhöht wurde. Da ausreichende Isoliermöglichkeiten fehlten, wurde 1884 ein Neubau (Pavillon II) bezogen. In diesem befand sich im Parterre ein septischer Operationssaal mit Platz für ca. 30 Zuschauer. Zu beiden Seiten des Operationssaales lag jeweils ein Saal mit neun Betten, in denen Patienten mit stark eiternden Wunden und Karzinonem untergebracht waren. Im oberen Stockwerk befanden sich sechs Isolierzimmer zu je zwei bis vier Betten. Trotz dieser Erhöhung der chirurgischen Krankenbetten reichte der Platz nicht aus, besonders in den Monaten Mai und Juni. Daß die tägliche Durchschnittsfrequenz der Klinik 165—180 betragen konnte, war nur dadurch möglich, daß gelegentlich zwei Kinder in ein Erwachsenenbett gelegt wurden. Auch die chirurgische Ambulanz war sehr beengt, nachdem die Zahl der ambulant behandelten Patienten von 1 343 im Jahre 1877 auf 6 197 im Jahre 1893 angestiegen war. Sie wurde deshalb aus den zwei kleinen Zimmern im Verwaltungsgebäude in drei kleine Zimmer des I. chirurgischen Pavillons verlegt.

1897 tauschte die chirurgische Klinik sieben Zimmer im Verwaltungsgebäude, 1 Operationszimmer, 1 Schwesternzimmer und 1 Assistentenwohnung gegen den ersten Pavillon der Medizinischen Klinik. Damit erweiterte die chirurgische Klinik ihre Kapazität um zwei Säle mit je 12 Betten und um 12 Privatzimmer.

Im Jahre 1898 wurde in der Chirurgischen Klinik eine zentrale Heizanlage eingebaut; im chirurgischen Pavillon I erfolgten größere bauliche Veränderungen. Der alte Operationssaal wurde, den modernen Bedürfnissen eines aseptischen Operationssaales entsprechend, in den nur wenige Zuschauer zugelassen werden sollten, umgestaltet. Im Jahre 1900 standen der chirurgischen Abteilung 200 Krankenbetten zur Verfügung, von denen 33 für Privatpatienten vorgesehen waren.

Die Leistungen der Klinik waren am Ausgang des Jahrhunderts stetig gewachsen. Während im Jahre 1877 noch 192 stationäre Kranke und 1343 ambulante Patienten betreut werden mußten, stieg bis 1894 die Zahl der stationären auf 2 002, die der ambulanten auf 6 197 Kranke. Die jährliche Mortalität lag zwischen 2,78 und 8%; die Spanne erklärt sich durch die Opfer der Diphtherie. In diesem Zeitraum wurden 15 458 operative Eingriffe durchgeführt.

Wie wenig indes von einer Sicherung des Materials und einer Sättigung der Institutionen „für alle Zukunft" die Rede sein konnte[49], zeigte sich von Jahrzehnt zu Jahrzehnt offenkundiger. Im Jahre 1934 sprach der Kultusminister Dr. Wacker von der Möglichkeit, „die Bauweise des 19. Jahrhunderts einmal grundsätzlich abzulösen und dem ganzen Erneuerungswerk den Stempel der neuen Zeit und neuen großräumigen Denkens zu geben"[50]. In seinem Gutachten beklagte Oberregierungsrat Ludwig Schmieder die veraltete Bauweise der „achtziger Jahre" und warnte vor dem drohenden Hineinwachsen in den „stärksten städtischen Verkehr". Gerade das hohe Alter der Bauwerke wie das sprunghafte Ansteigen des Verkehrs hätten eine Verlagerung unerläßlich gemacht. Haltestellen des Motorbootverkehrs sollten entlastend eine schnelle Verbindung mit der Altstadt gewährleisten. Und zum Abschluß die beruhigende Feststellung: „Durch den Neubau der Chirurgischen Klinik ist mit der Verwirklichung des Bebauungsplanes begonnen". Die neue Chirurgie im Neuenheimer Feld nahm feste Konturen an!

Die Klinik im Neuenheimer Feld (ab 1939)

Trotz zahlreicher Umbauten und Bezug freiwerdender Gebäude durch die Chirurgische Klinik erwies sich die 1876 erbaute Klinik an der Bergheimer Straße den Anforderungen in keiner Weise mehr gewachsen. Die Zahl der Krankenbetten war ungenügend, die räumlichen Verhältnisse entsprachen nicht mehr den Fortschritten der Chirurgie, wenn auch in dieser alten Klinik unter Czerny, Narath, Wilms und Enderlen Hervorragendes geleistet worden war und ihr Ruf Chirurgen aus aller Welt herbeigezogen hatte. Enderlen selbst beurteilte diese Klinik in seiner Denkschrift aus dem Jahre 1926 als die schlechteste aller chirurgischen Kliniken Deutschlands. Er litt die ganzen Heidelberger Jahre darunter, daß er in einer Klinik arbeiten mußte, „wie sie nicht sein solle".

Zu den Verhältnissen in dieser Klinik nimmt der Gynäkologe Eymer nachfolgende Stellung[51]: „Bei der Bewertung der Gebäude sind der Hörsaal, der Operationssaal, die Poliklinik, die Urologische Abteilung und das Röntgeninstitut von den übrigen Gebäuden der Klinik, namentlich von den Krankenabteilungen, zu trennen. Die Zustände in den ersteren Räumen verstoßen zumeist derartig gegen die Gesetze der modernen Hygiene, Asepsis und Menschlichkeit, daß die Abstellung der hierdurch bedingten Mißstände keine Stunde Aufschub verträgt. Die Zustände der zweiten Gebäudegruppe sind zwar auch alles andere als erträglich, aber bei ihrer Änderung kann im Hinblick auf die bedrängte Finanzlage des Staates vielleicht noch eine Atempause eingeschaltet werden. ... Der Hörsaal, in dem an zwei Tischen operiert wird, und seine Zugänge sind durch Instrumentenkocher, Waschbecken, Alkoholschalen, Instrumententische, Narkoseapparate, Lösungen und Spritzen für Lokalanästhesie, Wandschirme, durch ein Schreibpult und einen Röntgenbetrachtungsapparat und durch viele sonstige bei großen Operationen erforderliche Apparate derartig überfüllt, daß die bei den Operationen beteiligten Menschen dicht aneinander gedrängt sind und durch gegenseitiges Berühren und durch Anstreifen an die Gegenstände „Löcher in der Asepsis" unvermeidlich werden. ... Das gleiche gilt von dem kleinen Operationssaal, wo ebenfalls an zwei Tischen operiert wird, in beiden Operationsräumen, Männer und Frauen gleichzeitig nebeneinander oft unbekleidet liegen, wird versucht, durch Wandschirme die Illusion einer Trennung zwischen den beiden Operationsgruppen zu erwecken, Versuche, die für optische Wahrnehmungen unvollkommen und für akustische Wahrnehmungen aussichtslos sind.

Die Rotunde hinter den Sitzreihen des Hörsaales, ein abgeschrägter, teilweise dunkler, unmöglich sauber zu haltender Raum, ist die einzige Aufbewahrungsstelle für die zahlreichen, für Operationen und für Vorlesungszwecke bereit zu haltenden Instrumente und Apparate, für die Wäsche und für die Verbandstoffe, für die Mull-, Gaze- und Gipsbinden, für die Schienen und für die Ständer, für die Gummischuhe und die Schürzen, für die Spülapparate und für die Schläuche, für die Flaschen und die Schalen, für die Lehrmittel und Medikamente und Dutzende von anderen Gegenständen. ... Das ist der einzige Raum, wo die Kranken, Männer,

Frauen und Kinder, wahllos nebeneinander auf ihre Operation oder auf ihre Vorstellung vor den Studenten warten, und wo sie für ihre eigene Operation vorbereitet werden. Unter diesen Verhältnissen müssen sie alle Geräusche der Operationen ihrer Leidensgenossen, das Schreien und Stöhnen bei der Einleitung und in der Narkose mit erleben, sie müssen die Vorlesungen mit anhören, und mancher mag in diesem dunklen, beengten Raume unter der niedrigen, abgeschrägten Decke trotz aller Vorsicht des Vortragenden sein Todesurteil mit angehört haben. . . .

Die schweren Schäden, die den Operierten durch das Umlagern auf Tragbahren und durch den Transport durch die freie Luft und über die Treppen zugefügt werden, sind in der Denkschrift des Herrn Geheimrat Enderlen bereits erwähnt. Wenn im Jahre 1925 40 Operierte an Lungenentzündung gestorben sind, so kommt der größte Teil wohl auf das Schuldkonto dieser Zustände.

Wenn die Heidelberger Chirurgische Klinik keine Staatliche Anstalt wäre, die dem Zugriff der aufsichtführenden Gesundheitsbehörde entzogen ist, so würde sie wegen dieser Mißstände voraussichtlich polizeilich geschlossen werden, oder es würde doch die kurzfristige Abstellung dieser Zustände verlangt werden. Und ich fürchte, daß die Sachverständigen in einem Civil- oder Strafprozeß, der auf Grund eines an Wundeiterung oder Lungenentzündung erfolgten Unglücksfalles anhängig gemacht würde, zu dem Urteil kommen würde, daß hier die im Verkehr erforderliche Sorgfalt gewohnheitsmäßig außer Acht gelassen wurde. Hiermit wäre dann der Tatbestand des § 276 des Bürgerlichen Gesetzbuches und der §§ 222 und 230 des Strafgesetzbuches gegeben, was zu unabsehbaren Folgen führen würde. Abgesehen aber von derartigen rechtlichen Folgen kann ein Klinikdirektor und können die zuständigen amtlichen Stellen, die für das Wohl der sich der Klinik anvertrauenden Kranken auch moralisch haften, die seelische Verantwortung für derartige Zustände nicht auf sich nehmen, und der Staat, dessen Aufgabe es ist, für das Wohl seiner Bürger zu sorgen, kann derartige Zustände nicht mit seiner Autorität decken. Ich schweige ganz davon, daß die heranwachsende Arztgeneration, die in der Klinik für ihren Beruf erzogen werden soll, hier täglich das schlechteste Beispiel vor Augen hat.

Ähnlich liegen die Verhältnisse in der Poliklinik. Der Betrieb spielt sich hier für Männer und für Frauen in je einem einzigen durchaus unzulänglichen Raume ab. Einen Operationsraum gibt es nicht. In einzelnen Winkeln wird für Operationen und für die Vornahme das Schamgefühl verletzender Untersuchungen hinter Wandschirmen notdürftig Deckung gesucht. Hinsichtlich der Abgrenzung der ein-

zelnen Kranken gegen Gespräche, Geräusche oder Geschrei ist nicht einmal die
Andeutung eines Versuches vorhanden."

Die Krankenabteilungen

Das Hauptübel der Krankenabteilungen lag demnach in der weiten Entfernung
von den Behandlungsabteilungen, im besonderen von dem Operationshaus. Jeder
Transport mußte durch das Freie über beträchtliche Strecken erfolgen. Dann heißt
es weiter: „Da Aufzüge nicht vorhanden sind, müssen die Kranken — auch die mit
der schwersten und schmerzhaftesten Verletzung — aus den Betten auf Bahren
geladen und treppauf und treppab und durch lange freie, nur überdeckte, seitlich
aber offene Gänge nach dem Operationssaal und zurück getragen werden. Daß
hierbei viele Kranke grausame Schmerzen ertragen müssen, daß die Knochen
gebrochener Glieder verschoben werden, daß sich hierbei manche durch Erkältung
den Tod holen, daß gelegentlich in dringenden Fällen (z. B. beim Luftröhrenschnitt,
bei der Stillegung einer schweren Blutung) die operative Hilfe zu spät kommt,
dürfte auch der Laie begreifen. Die Operation der akuten Lungenembolie, durch
die heute schon mancher Kranke dem sicheren Tode entrissen wurde, kommt bei
den Heidelberger Verhältnissen überhaupt nicht in Betracht; diese Kranken muß
man einfach sterben lassen. Die räumlichen Verhältnisse in der Röntgenabteilung
und der Urologischen Abteilung sind nicht viel besser. . . ."
1929 wurde von Oberbaurat Schmieder ein langgestreckter Hochhausbau von
9 Stockwerken im Mittelbau und 6 Stockwerken in den beiden Seitenanbauten im
ehemaligen Klinikviertel vorgeschlagen. Dieser Plan wurde jedoch wegen der Höhe
des Gebäudes von nahezu 35 Metern und der damit verursachten Störung des
Stadtbildes abgelehnt[52].
Am 13. 1. 1933 richtete der Dekan der Medizinischen Faktultät ein Schreiben
an den Kultusminister, schilderte die unmöglichen Zustände in der Chirurgischen
Klinik und wies auf die Errichtung einer neuen Chirurgischen Klinik am nörd-
lichen Neckarufer hin. Siebeck schilderte in einer öffentlichen Versammlung am
Vorabend von Enderlens 70. Geburtstag der Medizinischen Fakultät und vor Ver-
tretern der Stadt die unzumutbaren Verhältnisse in der alten Chirurgischen Klinik[53]:
„Wenn ich heute Abend über die baulichen Verhältnisse in der chirurgischen
Klinik sprechen soll, so muß ich Eines an die Spitze stellen: es wäre ganz aus-
geschlossen gewesen, die augenblicklichen, völlig unzureichenden Zustände solange

ohne Schaden zu ertragen, wenn wir nicht in Herrn Geheimrat Enderlen — ich sage nicht zu viel — einen der hervorragendsten Chirurgen unserer Tage, einen Mann von Weltruf, von unvergleichlicher chirurgischer Geschicklichkeit und Erfahrung hier gehabt hätten. Es liegt mir am Herzen, gerade heute, am Vorabend seines 70. Geburtstages auch öffentlich in dieser Stunde in herzlichster Dankbarkeit und Verehrung seiner zu gedenken. Ich weiß, daß dem tiefempfundenen Danke der Fakultät und der ganzen Universität weite Kreise sich anschließen. Enderlen hat — ohne Ansehen der Person oder der Klasse, in der der Kranke lag — jede größere Operation selbst gemacht, jedem seine Kunst zur Verfügung gestellt, mit unvermeidlicher Hingabe. Ungezählte Chirurgen aus aller Herren Länder kamen hierher, um Enderlen operieren zu sehen. Sie alle waren voll der Bewunderung für seine Kunst, aber sie alle konnten es einfach nicht begreifen, daß man in Baden einem Manne wie Enderlen zumutete, unter solchen Verhältnissen zu arbeiten. Da ist manches scharfe Wort gefallen, — und es war durchaus berechtigt. Nun hat Enderlen die Altersgrenze überschritten, zu unser aller Bedauern ist seine Amtszeit abgelaufen, und trotz aller Bitten sieht er sich nicht in der Lage, in dieser Klinik noch weiter zu arbeiten. Wir brauchen einen Nachfolger. Auf unseren Vorschlag hat das Ministerium einen Herrn berufen; er kam, sah und war entsetzt. Er erklärte es für völlig ausgeschlossen, diese Klinik weiter zu führen. Ich habe in letzter Zeit mit verschiedenen führenden Chirurgen gesprochen, und jeder sagte mir: ‚Bei der Klinik werden Sie nicht leicht jemanden finden, der dem einst so verlockenden Rufe nach Heidelberg zu folgen bereit wäre‘. Bedenken Sie, was das heißt, hier in dieser Stadt, wo Czerny, Narath, Wilms, Enderlen wirkten, hier an der ältesten Hochschule in Deutschland, soll es nicht mehr möglich sein, einen namhaften Chirurgen zu haben! Aber Sie werden denken, vielleicht stellen die Herren übertriebene Ansprüche! Ja, könnte man das doch sagen, aber wer vermöchte es, der die chirurgische Klinik hier gesehen hat. ... Ich möchte nicht mehr sagen, die Baulichkeiten sind in der Tat völlig unzureichend. Sie sind 50 Jahre alt, und sie waren schon damals in mancher Hinsicht ganz verfehlt; seidem hat aber die Medizin, und ganz besonders die Chirurgie, eine ungeheure Entwicklung durchgemacht. Es werden größere Apparate gebraucht, allerlei technische Hilfsmittel, — die erfordern Raum. Die Möglichkeiten operativer Eingriffe sind immer mehr gewachsen, und damit ist die Anzahl der Kranken in der chirurgischen Klinik und die der notwendigen Operationen gewaltig angestiegen, — es ist einfach ausgeschlossen, all das in Räumen zu bewältigen, die vor 50 Jahren schon von maßgebender Seite, von einem der Besten, für verfehlt und unzureichend erklärt wurden. Vor Jahren schon hat Herr Enderlen eine Denkschrift über die Mißstände der Klinik beim Ministerium und beim Landtag eingereicht — ich weiß nicht, wo sie ruht — ich habe nur eine Abschrift, — geschehen ist jedenfalls nichts, gar nichts. Es kann einfach nicht so weitergehen, es muß nun endlich Abhilfe geschaffen werden. Wir sind dem Staatsministerium dankbar dafür, daß es die Dringlichkeit anerkannt und Abhilfe auf das Bestimmteste zugesagt hat, aber wir können uns jetzt nicht mit Zusagen begnügen, es müssen Taten folgen.

Es muß gefordert werden, daß an dieser altehrwürdigen Universität der Unterricht in ausreichenden Räumen mit allen notwendigen Hilfsmitteln erteilt werden kann, es muß gefordert werden, daß in dem hiesigen akademischen Krankenhause die Krankenpflege und Krankenbehandlung musterhaft durchgeführt werden kann, daß dafür geeignete und ausreichende Baulichkeiten zur Verfügung gestellt werden; es müssen Verhältnisse geschaffen werden, daß führende Männer der Wissenschaft und der ärztlichen Praxis es sich zur Ehre anrechnen, hierherberufen zu werden, und daß sie mit voller Arbeitsfreude bereit sind, hier eine Klinik zu leiten.

Es geht um den Ruf unserer ältesten Universität, aber es geht damit auch um den Ruf von Stadt und Land, denen wir uns verbunden wissen. Es geht uns nicht um unsere eigenen Angelegenheiten, es geht uns um die Ausbildung der kommenden Ärzte, denen Vorbildliches vorgewiesen und überliefert werden soll, es geht uns Allen, das ist doch unser erstes und letztes Anliegen, um die uns anvertraute ärztliche Versorgung, um Wohlsein und Gesundheit der Bevölkerung von Stadt und Land."

Erst Kirschner war es 1939 vergönnt, die teils nach seinen Plänen erbaute und heute noch in Betrieb befindliche Chirurgische Klinik zu eröffnen. Der erste Spatenstich zu dieser Klinik erfolgte am 14. 11. 1933, das Richtfest fand am 2. 7. 1936 statt. Die Baukosten beliefen sich auf 5,4 Millionen Reichsmark. Bei der Eröffnung standen 350 Krankenbetten, vier aseptische und zwei septische Operationsräume zur Verfügung. Der Klinikkomplex war in einen Behandlungs- und Bettenbau gegliedert, wobei jedes Krankenzimmer volle Südsonne hatte.

Aber auch dieses im Jahre 1939 eröffnete Gebäude der Chirurgischen Universitätsklinik Heidelberg war den Anforderungen bald nicht gewachsen.

Wie aus der folgenden Tabelle ersichtlich ist, hat sich die Zahl der stationären Patienten und operativen Eingriffe seit der Eröffnung der derzeitigen Klinik fast verdoppelt.

Tabelle

	1818	1900	1939	1967
Bettenzahl	12	200	350	450
Ärzte	2	14	15	77
Pflegepersonal	2	38	80	236
Stationäre Patienten	152	2522	5638	9777
Operationen (stat. Pat.)	18	1930	3195	7135

So ist es nicht verwunderlich, daß bald die Zahl der Krankenbetten und Operationssäle vergrößert werden mußten. Heute beträgt die Zahl der Krankenbetten 450, die mit durchschnittlich 97% belegt sind. Im Krieg betrug die Belegung mit dem Reservelazarett sogar 700—800 Patienten! Wegen der ständigen Zunahme der allgemeinen und speziellen Chirurgie (wie der Urologie mit ihren Nierentransplantationen, der Neurochirurgie, Kinderchirurgie, Herz-, Gefäß- und Unfallchirurgie) und der Entwicklung neuer und größerer Operationen wird die Zahl der Operationssäle nach Fertigstellung des Neubaus auf 12 erhöht.

Die beiden nachfolgenden Tabellen zeigen eine Gegenüberstellung der im Jahre 1900 und 1966 in der Heidelberger Chirurgie vorgenommenen wichtigsten operativen Eingriffe bei stationären Patienten[54].

Tabelle
Operationen des Jahres 1900

1. Trepanationen des Schädels	24	2. Schädel-Knochenplastik bei Defekt	1
a. bei Hirnabszeß	24	3. Tumorexstirpat. am Kopf	3
b. bei Tumor	1		
c. bei Frakturen	10		
d. bei Epilepsie	2		
e. bei Otitis	6		
f. bei Stirnhöhlenemphysem	3		

4. Tumorexstirpat. des Gesichts	27	8. Exstirp. glandul. submaxill.	2
5. Gesichts-Plastiken	12	9. Eröffnung der Highmorehöhle	2
a. Rhinoplastik	5	10. Zungenresektion	3
b. Meloplastik	3	11. Hasenschartenoperation	6
c. Andere	4	12. Uranoplastik	4
6. Oberkieferresektion	12		
7. Unterkieferresektion	3		

13. Tumorexstirpat. an Pharynx,
    Larynx, Tonsille   7
14. Exstirpat. von Halstumoren   8
    (exkl. Lymphomata tuberc.)
15. Operation bei Caput obstip.   4
16. Strumektomieen   50
    (darunter maligne)

    a. Enukleation   22
    b. Resektion   18
    c. gemischte Operationen   14
17. Tracheotomieen   9
    a. bei Tumoren   4
    b. Andere   5
18. Laryngotomie bei Tuberkulose   1

---

19. Tumor-Exstirpat. am Rumpf   25
20. Rippenresektion bei Karies   14
21. Thorakotomie bei Empyem   9
22. Thorakoplastik   3

23. Exzision gutartiger Mamma-
    tumoren   6
24. Amput. mammae bei Carc. etc.   39

---

25. Oesophagotomia externa   1
26. Operation bei Oesophagus-
    divertikel   1
27. Gastrostomie   3
28. Gastroenterostomie   49
    (davon 3 mit Gallenblasen-Op.)
    a. bei Karzinom   30
    b. bei Ulcus, Adhäsionen etc.   19
29. Resectio ventriculi   7
    a. bei Carc.   6
    b. bei Ulcus   1

30. Exzision von Ulcus ventric.   3
31. Darmnaht bei Fisteln   7
32. Enterostomieen   14
33. Enteroanastomosen   5
34. Darmresektionen   9
    a. bei Tumor   8
    b. bei Tuberkulose   1
35. Resectio Proc. vermiformis   29
36. Inzision bei Appendizitis   3

---

37. Splenektomie   1
38. Operation bei Pankreasabszess   1
39. Hepatopexie   1
40. Inzision bei Lebersarkom   1
41. Inzision bei subphr. Abszess   2
42. Cholezystostomie   21
43. Zystikotomie   4
44. Choledochotomie   6
45. Zystektomie   4
46. Cholezystenterostomie   4
47. Inzision bei cholezystit. Abszess
    und Pleuritis   5

48. Exstirpatio Carc. Recti   17
    a. Amputation   11
    b. Resektion   6
49. Excochl. Recti bei Carc.   1
50. Exstirp. von Rektalpolypen   2
51. Operat. bei Rektumprolaps   3
52. Rektoplastik   3
53. Mastdarmfisteloperation   14
54. Hämorrhoidenoperation   10
55. Operat. bei Atresia ani   3

56. Herniotomieen	133	
I. Inkarzeration	27	
a. Leistenhernie	11	
b. Schenkelhernie	14	
c. Nabelhernie	2	
II. Radikaloperation	106	
a. Leistenhernie	84	
b. Schenkelhernie	12	
c. Nabelhernie etc.	10	

58. Uterusausschabung. Portioamputation	32
59. Kolporrhaphie etc.	8
60. Vaginofixatio uteri	1
61. Vaginale Uterusexstirpationen	20
a. bei Karzinom etc.	7
b. bei Myom	6
c. bei Endometritis etc.	7
62. Myomotomieen (abdominal)	7
63. Ovariotomieen	26
a. gutartige Tumoren	18
b. bösartige Tumoren	8
64. Castratio	2
65. Inzision bei Parametritis	9
66. Exstirp. vaginaler Tumoren	4

67. Nephropexieen	4
68. Nephrotomieen bei Stein etc.	5
69. Nephrektomieen	8
a. bei traumat. Wandernieren	1
b. bei Pyonephrose	2
c. bei Tuberkulose	3
d. bei Hydronephrose	1
e. bei Nephrolithiasis	1
70. Inzision bei paranephrit. Abszess	1
71. Sectio alta	7
a. bei Tumoren	5
b. bei Fremdkörper	1
c. bei Blasendarmfistel	1
72. Blasenektopie-Operation	1
73. Lithotripsie	7
74. Urethrotomia externa	1
75. Op. bei Hypospadie und Epispadie	8
76. Phimosenoperation	5
77. Amput. penis carc.	3
78. Hydrozelenoperation	14
79. Kauterisation der Prostata (nach Bottini)	8
80. Castratio testis	15
a. bei Tumor	2
b. bei Tuberkulose	13
81. Orchidopexie	4

82. Amputation von Extremitäten	60
a. Oberarm	3
b. Vorderarm	10
c. Oberschenkel	22
d. Unterschenkel	16
e. Fuss	9
I. Pirogoff	3
II. Chopart	1
III. Lisfranc	1
83. Nachamputationen	2
84. Exartikulationen	20
a. Finger	16
b. Zehe	4

85.	Resektion des Beckens	1	88. Arthrotomieen	4
86.	Resektion von Hand und		89. Arthrektomieen	5
	Fusswurzel	9	90. Arthrodesen	2
87.	Gelenkresektionen	30	91. Exzision von Gelenkkörpern	1
	(grösserer Gelenke)		92. Reposition von Luxationen	10
	a. Schulter	2	93. Trituration bei Pseudarthrose	3
	b. Ellbogen	11		
	c. Hüfte	3		
	d. Knie	14		

94.	Knochentrepanationen	9	99. Knochennähte	6
95.	Sequestrotomieen	41	100. Redressement bei Klumpfuss,	
96.	Abmeisselung von Exostosen	2	Plattfuss, Kontraktur etc.	49
97.	Osteotomieen	15	101. Streck- und Gipsverbände	
98.	Osteoklasen	2	in Narkose	117

102.	Exstirpation von Tumoren		a. Vena jugul.	1
	der Extremitäten	18	b. A. meningea media	1
			c. A. mammaria int.	1
103.	Sehnennähte	2	d. A. femoralis	1
104.	Tenotomieen	4	e. A. iliaca	1
105.	Tendoplastiken	2	109. Varizenexstirpationen und	
106.	Venennähte	2	Unterbindungen der Vena	
107.	Neurektomie	1	saphena	5
108.	Kontinuitätsligat. von Gefässen	5		

110.	Fremdkörperextraktionen	11	114. Kleinere Operationen (Exkoch-	
111.	Transplant. nach Thiersch	21	leationen, Inzisionen, Thermo-	
112.	Chlorzinkätzungen bei		kauterisationen etc. soweit in	
	Tumoren	17	Narkose)	452
113.	Exstirp. tuberkul. Drüsen	98	115. Untersuchungen in Narkose	15

Die dringend benötigten Erweiterungs- und Umbauten, deren Kosten auf etwa
12 Millionen DM veranschlagt sind, konnten am 1. August 1967 begonnen werden.
Ohne sie ist eine moderne chirurgische Versorgung auf vielen Gebieten nicht mehr
möglich, nachdem sich alle Leistungen bei ständiger Intensivierung auch quantitativ
innerhalb der letzten 10 Jahre zum Teil mehr als verdoppelt haben. So wurden
zum Beispiel im Jahre 1966 über 30 000 ambulante und stationäre Patienten ver-

sorgt, 12 500 Operationen bei diesen Patienten vorgenommen, 35 000 Röntgen-untersuchungen durchgeführt und 3 500 Bluttransfusionen gegeben.

Aufschlüsselung der wichtigsten Operationen
in der Chirurgischen Klinik Heidelberg im Jahre 1966

Herniotomien	561
Appendektomien	495
Cholezystektomien und Gallengangsplastiken	280
Magenresektionen	186
Kardiaresektionen	18
Ösophagusresektionen	19
Dünndarmresektionen	45
Kolonresektionen	66
Rektumamputationen	58
Anus praeter	72
Lungenresektionen	49
Mediastinaltumoren	6
Herzoperationen	356
Gefäßoperationen	518
Strumaresektionen	110
Mammaamputationen	99
Knochenoperationen	803
Operationen an der Niere	174
Operationen am Harnleiter	84
Operationen an der Harnblase	82
Operationen an der Prostata	58
Operationen an der Harnröhre	49
Operationen am Hoden	147
Gehirnoperationen	155
Operationen an der Hypophyse	26
Eingriffe am Rückenmark	44
Eingriffe an den peripheren Nerven	33
Trigeminuskoagulationen	66
Eingriffe bei Neugeborenen bis 21. Lebenstag	83

Der funktionelle Gewinn des Erweiterungsbaues besteht vor allem in der Schaffung eines postoperativen Aufwachraumes, einer Intensivpflege-Station und eines Beatmungszentrums für Schwerverletzte und Frischoperierte. Durch die Umbauten sollen die Säle, in denen zur Zeit bis zu 40 Patienten untergebracht sind, unterteilt werden, ferner soll durch Einrichtung einer eigenen Unfall-Abteilung für die ständig zunehmende Zahl der Verkehrs- und Arbeitsunfälle eine separate Behandlung dieser Patienten ermöglicht werden.

Auch ein wesentlicher bildungspolitischer Effekt kann diesem Erweiterungsbau zugeschrieben werden, da hierdurch drei seit 1963 im Rahmen des Department-Systems neugeschaffene Ordinariate (Anästhesie, Neurochirurgie und Urologie) ebenso wie die selbständig gewordenen Abteilungen für Kinderchirurgie und Röntgendiagnostik darin Platz finden sollen. Die Unterbringung der Abteilung für Experimentelle Chirurgie im Zoologischen Institut und die Schaffung zusätzlicher Krankenbetten für septische und kinderchirurgische Patienten soll eine weitere Entlastung der Chirurgischen Klinik bringen bis schließlich der geplante Neubau der Chirurgischen Klinik verwirklicht werden kann[55].

Perspektiven der Heidelberger Chirurgie

Als in den Septembertagen des Jahres 1829 die Gesellschaft Deutscher Naturforscher und Ärzte zum ersten Male in Heidelberg tagte, konnte der berühmte
Physiologe Friedrich Tiedemann in seiner stolzen Eröffnungsansprache auch auf
jene großen Fortschritte hinweisen, „welche die Wundarzneikunst in den letzten
30 Jahren gemacht hat". Die Chirurgie habe sich die genaue Erforschung des Baues
des menschlichen Körpers zunutze gemacht, sie habe bessere und sichere Operations-
methoden eingeführt und schließlich zweckmäßigere Werkzeuge und Verbands-
stücke erfunden. Tiedemann geht dann auf die Fortschritte im einzelnen ein und
bemerkt: „Die zahlreich an Thieren über die Lebens-Aeusserungen der verschiedenen Gebilde und Organe angestellten Versuche, die Erforschung ihres Verhaltens
bei Verwundungen, die Beobachtungen über die Absonderungen des Eiters, die
Bildung der Fleischwärzchen und neuer Blutgefäße, die Experimente über die
Wieder-Vereinigung getrennter Knochen, Muskeln, Nerven und anderer Theile,
und über das Verhalten verwundeter und unterbundener Arterien und die nach-
gewiesene Erweiterung der Collateral-Gefäße haben die glänzenden Fortschritte
bewirkt, welche die Chirurgie gemacht hat, die fast an das Unglaubliche und Wunderbare grenzen." Tiedemann erwähnt unter diesem Wunderbaren die künstliche
Nasenbildung und die Zertrümmerung der Steine in der Blase; er glaubt, daß die
Heilkunde einer wissenschaftlichen Begründung immer näher rücke, je mehr sie
sich von den einengenden Schranken der Schulphilosophie frei erhalte, „je mehr
sie die Ergebnisse der physikalischen Wissenschaften in Anwendung bringt und je
besonnener sie auf dem Wege der umsichtigen Erfahrung fortschreitet".

Seit hundert Jahren steht die Chirurgie auf diesem besonnenen Wege umsich-
tiger Erfahrungen auf neuen Fundamenten. Die Narkosetechnik ist systematisch
ausgebaut und weitgehend perfektioniert worden. Die Asepsis des Operations-
terrains konnte nach dem entscheidenden Durchbruch von Lord Lister garantiert
werden. Die Beherrschung der Blutung wie auch die Problematik des Blutersatzes
wurden mit den Methoden der Blutgruppenforschung, der Immunologie, der Trans-
fusionstechnik realisiert. Die physikalische Diagnostik steigert sich ständig durch
neue Röntgenverfahren und eine ausgebaute Endoskopie; sie wird unterstützt
durch moderne elektronische Datensteuerung. Die bakteriologischen Errungenschaften des ausgehenden 19. Jahrhunderts haben zunehmend eine Keimbekämpfung und damit Entseuchung erwirkt. Strahlentherapie und Chemotherapie vermitteln ein breites therapeutisches Band, das trotz aller Rückschläge sich immer
wieder von neuem kompensiert und weiter durchsetzt. Am Operationstisch selbst

wirkt sich heute zusätzlich zu einer ständig verbesserten instrumentellen und apparativen Technik in bisher noch nicht dagewesenem Maße eine angewandte Physiologie und Pharmakologie aus.

Physiologische Methoden und physikalisches Denken haben weit systematischer die Chirurgie erobert, als dies Tiedemann auf der Naturforscherversammlung im Jahre 1829 träumen mochte. Man braucht nur zu erinnern an die Technik der Unterkühlung, an modernste Narkose- und Anästhesieverfahren, an die Bluttransfusion, an die Herz-Lungen-Maschine, an eine operative Organausschaltung, an die Organumgestaltung z. B. durch Implantation von Kunststoff-Prothesen (künstliche Gefäße, Herzklappen, Gelenke etc.) oder elektronische Herzschrittmacher, schließlich an den Organaustausch selbst, die von Jahrzehnt zu Jahrzehnt zunehmend die dynamische Umstellung von der statischen Operations-Technik auf mehr funktionelle Chirurgie illustrieren. Die auf uns zukommende Großchirurgie mit einer auf sich selbst gestellten Neurochirurgie und Urologie, einer sich weiter verzweigenden Kinderchirurgie mit Schwerpunkt im Neugeborenen- und Säuglings-Alter, der Unfallchirurgie und Plastischen Chirurgie, einer differenzierten Organchirurgie (Lunge, Herz, Gefäße etc.), der schon lange selbständigen Orthopädie und einer ebenso eigenständigen wie eigenwilligen Betäubungstechnik ist nur bei Aufgabe der gewachsenen Beziehungen eine Zeitlang als sogenannte Amputation oder Fragmentation empfunden worden. Bei Aufrechterhaltung des gegenseitigen Kontaktes sehen wir sie heute jedoch weit mehr unter dem Gesichtspunkt einer lebendigen Entfaltung, einer dynamischen Aussprossung und einer aus sich selbst herauswachsenden fruchtbaren Umstrukturierung.

Die Medizin wird vermutlich am Ausgang unseres Jahrhunderts den Ersatz natürlicher durch künstliche Organe als Routineoperation durchführen, wobei prophylaktische Motive ausschlaggebend werden. Die durchschnittliche Lebenserwartung wird, nicht zuletzt durch die Erfolge der Chirurgie, auf 85 Jahre angesetzt; Heilmittel gegen Krebs sind vorausgesagt. Allerdings ist auch eine rapide Zunahme der psychosomatischen Störungen zu erwarten, die bei der systematischer ausgebauten Nachsorge auch die Chirurgie beanspruchen werden.

Auch in Heidelberg zeigte die Entwicklung der Chirurgie in den letzten hundert Jahren die gleiche stürmische Entfaltung, die zu einer lebhaften Aussprossung und autarken Abschnürung eigenständiger Disziplinen geführt hat. Im Jahre 1864 löste sich die Augenheilkunde von der Chirurgie, 1882 auch die gynäkologische Chirurgie; 1896 folgte die Otolaryngologie. Im Jahre 1896 wurde die Zahnmedizin selbständig, 1909 auch die Kieferchirurgie. Schließlich wurde im Jahre 1919 die Orthopädie von der Mutter Chirurgie entbunden.

Die heutige Struktur der Heidelberger Chirurgie zeigt ein weithin ausgebautes System von mehr als 15 Unterabteilungen. Im Rahmen der allgemeinen und speziellen Chirurgie bilden sich dabei organisch selbständige Funktionskreise, wobei etwa die Neurochirurgie mit der Neurologie, die Urologie mit der Nephrologie, eine Chirurgie des Abdomens mit einer internistischen Gastroenterologie, die Herzchirurgie mit der Kardiologie, die Lungenchirurgie mit der Pulmologie, die Unfallchirurgie mit der Rehabilitation, die Gefäßchirurgie mit der Angiologie und die Kinderchirurgie mit der Pädiatrie kompensiert und kombiniert werden müssen.

Im Zuge dieser Entfaltungen zeigt sich auch in Heidelberg die Chirurgie in einem fließenden Übergang von den älteren eliminierenden zu neuen substituierenden Verfahren; sie ist durchweg dynamisch eingestellt und denkt durchaus funktional. Ein Rückblick auf die letzten hundertfünfzig Jahre findet daher seinen schönsten Sinn, wenn damit auch eine artikulierte und aktualisierte Vorausschau verbunden wird. Je genauer wir die augenblicklichen Tendenzen und Schwerpunkte zu beobachten vermögen, desto schärfer wird auch die Chirurgie der Zukunft in unseren Horizont treten.

An eigenen Abteilungen mit Lehrstuhlcharakter haben sich in den letzten Jahren neben einer Allgemeinen Chirurgie die Anästhesiologie, eine Neurochirurgie sowie die Urologie etabliert; als selbstverantwortliche Fachabteilungen rangieren weiterhin bereits die Kinderchirurgie, die Diagnostische Röntgenologie, eine Experimentelle Chirurgie sowie die Klinische Chemie mit EKG und Lungenfunktion. Weitere Einheiten können sich nach Organgruppen, eigenständigen Methoden oder äußeren Notwendigkeiten gliedern, so die Unfallchirurgie und die Verkehrsmedizin, die Plastische und Wiederherstellungs-Chirurgie, die Kardiochirurgie, die Vaskuläre Chirurgie, eine Einheit für Organtransplantation sowie die Krebschirurgie, deren Kranke 15% der stationären Patienten ausmachen.

Mit der durchschnittlich fast 100%igen Belegung der Klinikbetten kommt der Poliklinik für die Vor- und Nachsorge eine ständig zunehmende Bedeutung zu. Soweit wie möglich müssen alle diagnostischen Maßnahmen bereits am ambulanten Patienten durchgeführt werden. Die Spezialgebiete haben ihre eigenen poliklinischen Sprechstunden, für die in dem im Bau befindlichen Neubau mehr Raum zur Verfügung stehen wird. Ebenso wichtig sind jedoch die erheblich angewachsenen allgemeinchirurgischen Organ-Sprechstunden für Erkrankungen an Mamma,

Schilddrüse, Magen-Darm, Lunge etc. Wesentlich bewährt hat sich, daß auch bei diesen ambulanten Einrichtungen die jeweiligen Fachleute aus den verschiedenen Disziplinen (Chirurgie, interne Medizin, Radiologie etc.) kollegial zusammenarbeiten.

Stellt man die Chirurgie in den Horizont von morgen, so zeigt bereits die Situation von heute in Hinsicht auf die klinische Betreuung des Patienten die Möglichkeiten einer Forschung sowie die Aufgaben des akademischen Unterrichtes einheitliche allgemeine Gesichtspunkte. Zunächst macht sich ein deutlicher Trend zu Organisationen einer kommenden Großforschung bemerkbar, die sowohl im Teamwork wie auch in den Mustern eines System-Research ihr Modell gefunden haben. Mit dieser Entwicklung unmittelbar verknüpft ist der Übergang von einer statisch-operativen Technik zu einem dynamisch-funktionellen Totalservice abzusehen. Vorbereitungsphase wie Nachbehandlung des Patienten werden die gleiche Beachtung finden wie das operativ-technische Vorgehen selbst. Der Aufbau eines nicht-akademisch-medizinischen Pflegepersonals hängt damit eng zusammen.

Zu dieser Chirurgie im Horizont einer Zukunft gehört auch der sich deutlich abzeichnende Überschlag von der bisherigen eindimensionalen Ausdifferenzierung der Fächer in neue mehrschichtig zu planende Integrationsprozesse. Eine weitere Differenzierung wird nur im Fachbereich selber, im Sinne einer weiteren Sektionsbildung erwartet, während in der klinischen Ausbildung eine zu spezifizierte Grundeinstellung nicht dem Wohle des Patienten dienen dürfte. Die Abtrennung von der Allgemeinen Chirurgie wird daher durchweg als ein Nachteil empfunden.

Für die zu erwartende stärkere Integration werden allerdings auch größere räumliche Möglichkeiten, ein verstärkter personeller Einsatz sowie vor allem die Vermehrung des Forschungsetats (z. Z. für die gesamte Chirurgische Klinik mit all ihren Abteilungen weniger als 50 000,— DM aus unmittelbaren Landesmitteln!) erwartet. Für die klinische und experimentelle Forschung bedeutet weiterhin der Einbau einer praktisch noch fehlenden Dokumentation ein besonders dringliches Anliegen. Die klinische Statistik kann nur nach eigenen Kriterien und in mehreren Dimensionen betrieben werden; der Rahmen des gesamten Klinikums erscheint dafür idealer als die einzelne Abteilung. Zentralarchive mit zentraler Registrierung sämtlicher Krankenunterlagen wären hierbei zu organisieren.

Auch im akademischen Unterricht zeigt sich auf der einen Seite ein deutlicher Zug zur ärztlichen Allgemeinbildung auf möglichst breiter Basis, wobei die andererseits immer notwendiger werdende und immer insensiver zu erfolgende Ausbil-

164

dung in den Spezialdisziplinen das Problem bleibt. Die chirurgischen Elementar-
fragen, die ebenso wie in der inneren Medizin den ganzen Menschen umfassen,
können im Augenblick angesichts der großen Studentenzahlen nur durch die inte-
grierte Hauptvorlesung annähernd bewältigt werden, an der auch die Spezialisten
— unabhängig von ihren eigenen Kursen — nach einem festen Programm teilneh-
men. In Zukunft werden bei einer günstiger werdenden Zahlen-Relation im Sinne
der vom Wissenschaftsrat empfohlenen völlig neuen Übersetzung der Forschung in
die Lehre kleinere Gruppen zu bilden sein; ferner sollten eine Betreuung durch
Tutoren, eine Intensivierung der Famulatur wie auch eine diagnostische Intensivierung in praktischen Übungen während des Unterrichts ins Auge gefaßt werden,
wobei die Einführung des Internatsjahres unter Heranziehung von akademischen
Krankenhäusern Verbesserungs-Möglichkeiten bieten könnte. Trotzdem wird auch
die große Vorlesung — wenn auch zahlenmäßig reduziert — ihren Platz und Wert
behalten, weil auch die Chirurgie im Rahmen der Medizin ebenso wie andere Wissenschaften lehrbar (teachable nach Snapper) ist.

Wir haben bei unserem Ausblick auf die Rede Friedrich Tiedemanns vor der
Heidelberger Naturforscherversammlung des Jahres 1829 hingewiesen. Wenn in
den Oktobertagen des Jubiläumsjahres 1968 die Versammlung Deutscher Naturforscher und Ärzte wiederum und nun zum dritten Male in Heidelberg tagt, dann
wird sich vor diesem Forum die Heidelberger Chirurgie von heute und auf morgen
zu abermals in einer außerordentlich lebendigen Aktivität zeigen können. Und wie
dem jungen Studenten bei seinem Eintritt in das medizinische Studium an den
Pforten der Anatomie das von Friedrich Tiedemann so gern benutzte Wort ent-
gegenleuchtet: „Hic mors gaudet, succurrere vitae", so steht hinter allen Problemen
einer Chirurgie im Horizont von morgen das uralte Bild der Heilkunde:

VITA EX MORTE

Anhang

Anmerkungen

[1] Ausführlicher sind diese Probleme in einer Heidelberger Dissertation „Texte zur Chirurgie in Alt-Indien" von Christa-Maria Dandekar abgehandelt worden (Med. Diss. Heidelberg 1967).

[2] Lanfrancus: Chirurgia magna sive Ars completa totius cyrurgie (1296).

[3] Vgl. Wolfgang-Hagen Hein und Kurt Sappert: Die Medizinalordnung Friedrichs II. Eutin 1957.

[4] So vor allem in „Gründlicher Bericht vom heißen und kalten Brand ..." (1603). Neuerdings hrsg. von Erich Hintzsche in: Hubers Klassiker der Medizin und Naturwissenschaften, Band 4, Bern, Stuttgart (1965). Vgl. auch: Ausgewählte Observationes. Sudhoffs Klassiker der Medizin, Band 22.

[5] Erhard (1800) 118/119.

[6] Czerny (1903) 25.

[7] Vgl. Theopold (1967).

[8] Nach G. Fischer (1876) 33/34.

[9] Vgl. Schmidt (1965) mit Quellenbelegen und Schrifttum.

[10] Nach Theopold (1967) 36.

[11] Vgl. hierzu vor allem Lesky (1965).

[12] Univ. Arch. H. III, 4 b, 1; vgl. hierzu auch Stübler (1926) 66.

[13] Vgl. Fischer (1876) 130 f.; Stübler (1926) 164.

[14] Näheres bei Keller (1913) 198.

[15] Ackermann (1797) VII.

[16] Ackermann (1797) XXI.

[17] Ausführlicher bei Seidler (1963) 43—58.

[18] Festgabe (1843) 26.

[19] Festgabe (1843) 33.

[20] Acta saecularia (1904) 177.

[21] Marcks (1903) 27 f.

[22] Univ. Arch. III, 4 a, Nr. 55.

[23] Kußmaul (1906) 236.

[24] Kußmaul (1906) 236 f.

[25] Billroth im Nachruf der Wiener med. Wschr. 43, 1076 (1876).

[26] Kilian (1828).

[27] Hesperus (1831).

[28] Wien. med. Wschr. 43, 1076 (1876).

[29] Vgl. Weber (1865); Knauff (1879).

[30] Billroths Nekrolog auf Weber. Arch. klin. Chir. 9, 552 (1868).

[31] Arch. klin. Chir. 9, 570 (1868).

[32] Czerny (1903) 154.

[33] Dtsch. Klin. 32, 137 (1870).

³⁴ Becker (1876) 19.

³⁵ Czerny (1900) 6.

³⁶ Czerny (1967).

³⁷ Wien. med. Wschr. (1882) 152.

³⁸ Dtsch. Biogr. Jb. 1914—1916 (Stuttgart, Berlin, Leipzig 1925) 190—193.

³⁹ Akad. Rede vom 22. 2. 1906, S. 428.

⁴⁰ Sauerbruchs Würdigung von Narath in: Dtsch. Z. Chir. **189**, 1 (1925).

⁴¹ In: Münch. med. Wschr. **65**, 709 (1918).

⁴² Eugen Enderlen 1863—1963. Hrsg. von W. Wachsmuth. Berlin-Göttingen-Heidelberg 1963.

⁴³ Nordmanns Nachruf auf Martin Kirschner in: Arch. klin. Chir. **204**, 1 (1943).

⁴⁴ Aus: Chirurgische Klinik 1816—1869. Universitätsarchiv Heidelberg, Aktenzeichen IV, 3c, Nr. 128.

⁴⁵ Chelius, M. J.: Über die Errichtung der Chirurgischen und ophthalmologischen Klinik an der Großherzoglichen Hohen Schule zu Heidelberg und Übersicht der Ereignisse in derselben vom 1ten May 1818 bis 1ten May 1819. Heidelberg 1819.

⁴⁶ Statuten des Akademischen Hospitals in Heidelberg. 1825. Universitätsarchiv Heidelberg, Aktenzeichen IV, 3c, Nr. 133 (1817—1923).

⁴⁷ Zur Stiftung des Samson Horschitz (1827) vgl. Universitätsarchiv Heidelberg, Aktenzeichen IV, 3c, Nr. 128 (1816—1869).

⁴⁸ Weber, Karl Otto: Das Akademische Krankenhaus in Heidelberg. Heidelberg 1865.

⁴⁹ Czerny in seiner Festrede zur Eröffnung des Operationssaales am 15. Juli 1894: „Reichlich genug, um für alle Zukunft das Material für den chirurgischen Unterricht zu sichern und auch genug Arbeit für einen Direktor" In: Beitr. Klin. Chir. **13**, 1 (1895).

⁵⁰ Kultusminister Dr. Wacker: Feierlicher Beginn des Neubaues der neuen Chirurgischen Klinik. Aus: Volksgemeinschaft v. 15. 11. 1933.

⁵¹ Vgl. Archiv der Stadt Heidelberg, Aktenzeichen Nr. 247, 3 (1929/34).

⁵² Nach dem Heidelberger Tagebl. vom 22. Juli 1929 und den Heidelberger Neueste Nachrichten vom 28. 9. 1929.

⁵³ Siebeck in dieser Angelegenheit in einem persönlichen Brief an Minister Baumgartner vom 13. 1. 1933; vgl. Archiv der Stadt Heidelberg, Aktenzeichen Nr. 247, 3 (1929—34).

⁵⁴ Jber. der Heidelberger Chirurgischen Klinik für das Jahr 1900. Hrsg. von V. Czerny. Beitr. klin. Chir. **31**, (1901) Suppl.-H.

⁵⁵ Zum geplanten Neubau vgl. Pläne im Universitätsbauamt Heidelberg, entworfen von dem Architektenteam Dipl.-Ing. K. Kapuste, Dipl.-Ing. H. Gaiser, Dipl.-Ing. M. Fetzer, freie Architekten, Karlsruhe.

Zeittafel

1818	1. Mai: Eröffnung der ersten Chirurgischen Universitätsklinik im Dominikanerkloster
1818	Im Juli Übersiedlung der Chirurgischen Klinik in die Marstallkaserne
1822	„Handbuch für Chirurgie" von M. J. Chelius erschienen
1826	Am 30. Januar wird der erste urologisch operierte Patient entlassen. M. J. Chelius hatte bei ihm einen in der Weiche gelegenen szirrhösen Hoden exstirpiert
1834	Chelius wird Rektor der Universität
1844	Verlegung der Chirurgischen Klinik vom Marstallgebäude in das ehemalige Jesuitenkloster, jetzt Collegium Academicum
1846	M. J. Chelius wird zum zweiten Male Rektor
1847	Erstmalige Durchführung eines operativen Eingriffs in Narkose
1864	M. J. Chelius wird auf eigenen Wunsch in den Ruhestand versetzt, sein Nachfolger wird O. Weber
1864	Trennung der Ophthalmologie von der Chirurgie, Errichtung einer eigenen Augenklinik unter Knapp
1866	M. J. Chelius wird in den erblichen Adelsstand erhoben
1867	11. Juni: O. Weber stirbt an Diphtherie
1867	G. Simon übernimmt nach Webers Tod die Heidelberger Chirurgische Klinik
1869	Am 2. August führt Simon erstmals in der Welt die Exstirpation einer gesunden Niere wegen einer Ureterfistel erfolgreich aus
1871	Zum ersten Male wird eine direkt erkrankte Niere unter der Indikation „Steinniere mit Infekt" entfernt
1871	„Chirurgie der Nieren" von G. Simon erschienen
1876	17. August: Chelius stirbt 82jährig
1876	Am 1. Oktober Eröffnung des neuen Akademischen Krankenhauses im Bergheimer Feld. Die Chirurgische Klinik besitzt 122 Betten
1876	28. August: Simon stirbt an einem Aortenaneurysma
1877	Czerny wird als Nachfolger Simons nach Heidelberg berufen
1877	Am 2. Mai erstmals am Menschen erfolgreich durchgeführt: Resektion des zervikalen Ösophagus durch Czerny
1878	Erste vaginale Uterusexstirpation wegen eines Karzinoms durch Czerny
1878	Czerny führt eine der ersten sechs erfolgreichen Milzexstirpationen aus
1880	Erste Pyelolithotomie durch Czerny

1882	Trennung der operativen Gynäkologie von der Chirurgie. Errichtung der Frauenklinik am jetzigen Standort
1887	Czerny führt als erster eine erfolgreiche Totalexstirpation der Prostata bei Karzinom durch
1890	Erste Operation eines Hirntumors (Gliosarkom) am 21. November durch Czerny in Heidelberg
1892	Am 6. Dezember Operation eines Hirnabszesses
1896	Eröffnung der ersten Ohrenklinik in Heidelberg (nach Abspaltung von der Chirurgie)
1897	Übernahme des ersten medizinischen Pavillons durch die Chirurgische Klinik, dadurch Erhöhung der Krankenbetten auf 158
1898	Umbau der Chirurgischen Klinik, Modernisierung des Operationssaales
1900	Die Zahl der chirurgischen Krankenbetten wird auf 200, einschließlich 33 Privatbetten erhöht. In diesem Jahr werden 2522 Patienten stationär und 6601 ambulant behandelt
1901	Czerny wird zum Vorsitzenden der Deutschen Gesellschaft für Chirurgie gewählt
1903	Czerny wird Ehrenmitglied der Deutschen Gesellschaft für Chirurgie, außerdem Rektor der Universität Heidelberg
1905	Erste Exstirpation des Ganglion Gasseri
1905	Erste Intubationsnarkose in Heidelberg durch Franz Kuhn
1906	Czerny tritt im 64. Lebensjahr von seiner Professur für Chirurgie zurück und widmet sich dem Institut für Krebsforschung
1906	Berufung Naraths auf den Heidelberger Lehrstuhl für Chirurgie
1906	Voelcker und Lichtenberg führen erstmals eine retrograde Pyelographie durch
1907	Narath und Voelcker führen das Alkohol-Chloroformäthergemisch und das Bromäthylen als Narkotium ein
1908	Fachliche Trennung der Zahn- und Kieferheilkunde von der Chirurgie
1908	Czerny Präsident der Internationalen Gesellschaft für Chirurgie
1910	Czerny Präsident der Internationalen Gesellschaft für Krebsforschung in Paris
1910	Neu, Gottlieb und Madelung demonstrieren am 22. Februar den ersten mit einem Rotameter ausgerüsteten Lachgasnarkoseapparat
1910	Narath muß aus gesundheitlichen Gründen im Alter von 45 Jahren von seinem Amt zurücktreten; die Chirurgische Klinik übernimmt M. Wilms
1916	Am 3. Oktober stirbt Czerny kurz vor Vollendung seines 74. Lebensjahres an einer wahrscheinlich strahleninduzierten Leukämie
1918	14. Mai: Wilms stirbt an den Folgen einer Diphtherie
1918	Anfang Juni nimmt Enderlen einen Ruf nach Heidelberg an

1919	Trennung der Orthopädie von der Chirurgie und Eröffnung einer eigenen Orthopädischen Universitätsklinik in Schlierbach
1924	Am 14. August stirbt Narath in Heidelberg
1925	Enderlen wird zum Vorsitzenden der Deutschen Gesellschaft für Chirurgie gewählt
1933	Ernennung Enderlens zum Ehrenmitglied der Deutschen Gesellschaft für Chirurgie. Enderlen legt sein Amt als Direktor der Chirurgischen Klinik nieder
1933	Baubeginn der neuen Chirurgischen Klinik auf dem Neuenheimer Feld am 14. November
1934	M. Kirschner übernimmt die Heidelberger Chirurgische Klinik und wird im gleichen Jahr Vorsitzender der Deutschen Gesellschaft für Chirurgie
1936	2. Juli: Richtfest der neuen Chirurgischen Universitätsklinik
1939	3. Juli: Bezug der neuen Chirurgischen Universitätsklinik (350 Betten)
1940	7. Juni: Enderlen stirbt an einem Sigmakarzinom
1942	30. August: Tod Kirschners an einem Magenkarzinom
1943	1. Januar: K. H. Bauer wird zum Direktor der Chirurgischen Universitätsklinik ernannt
1945	Nach Wiederaufnahme des durch den Krieg unterbrochenen Lehrbetriebes wird K. H. Bauer erster Rektor der Universität Heidelberg
1949	Erste Pneumonektomie durch K. H. Bauer in Heidelberg
1952	K. H. Bauer wird zum Vorsitzenden der Deutschen Gesellschaft für Chirurgie gewählt
1958	K. H. Bauer wird zum zweiten Male Präsident der Deutschen Gesellschaft für Chirurgie
1960	Ernennung K. H. Bauers zum Ehrenmitglied der Deutschen Gesellschaft für Chirurgie
1962	F. Linder übernimmt am 1. März die Chirurgische Universitätsklinik
1962	Erster Eingriff am Herzen mittels Herzlungenmaschine
1963	Einrichtung eines Lehrstuhls für Anästhesiologie in Heidelberg durch O. H. Just
1964	Einrichtung eines Lehrstuhls für Urologie durch L. Roehl
1965	Einrichtung eines Lehrstuhls für Neurochirurgie in Heidelberg durch E. Klar († 22. Juli 1967)
1967	16. Februar: Erste Nierentransplantation
1967	1. August: Beginn des An- und Umbauprojekts der Klinik
1968	1. April: Neubesetzung des neurochirurgischen Lehrstuhls durch H. Penzholz
1968	17.—19. Oktober: Mittelrheinischer Chirurgenkongreß in Heidelberg zur Erinnerung an das 150jährige Bestehen der Chirurgischen Klinik

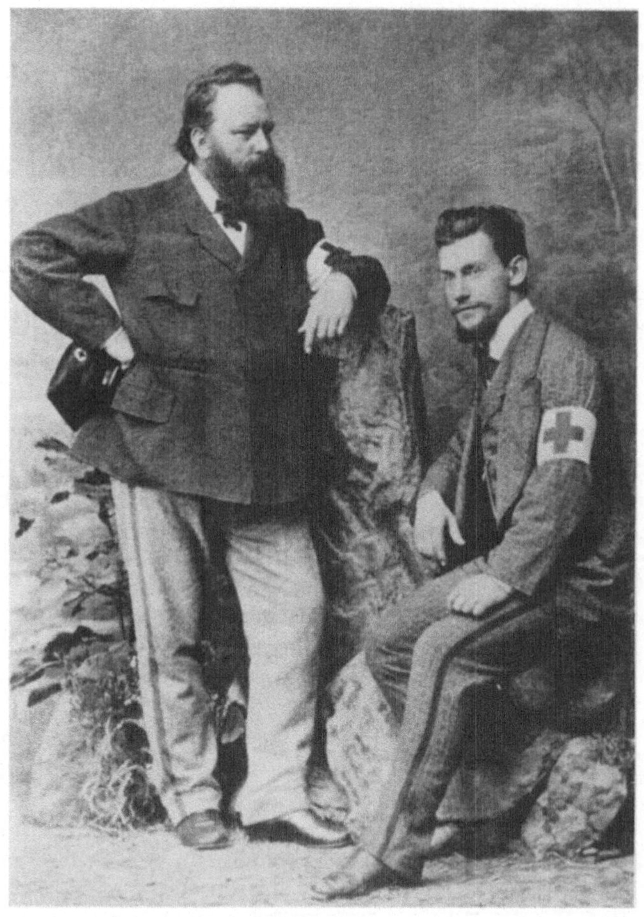

Abb. 1. Vincenz Czerny (rechts) mit seinem Lehrer Billroth während ihres Einsatzes im Deutsch-französischen Krieg. (Dieses Bild wurde uns freundlicherweise von Herrn Prof. S. Czerny überlassen)

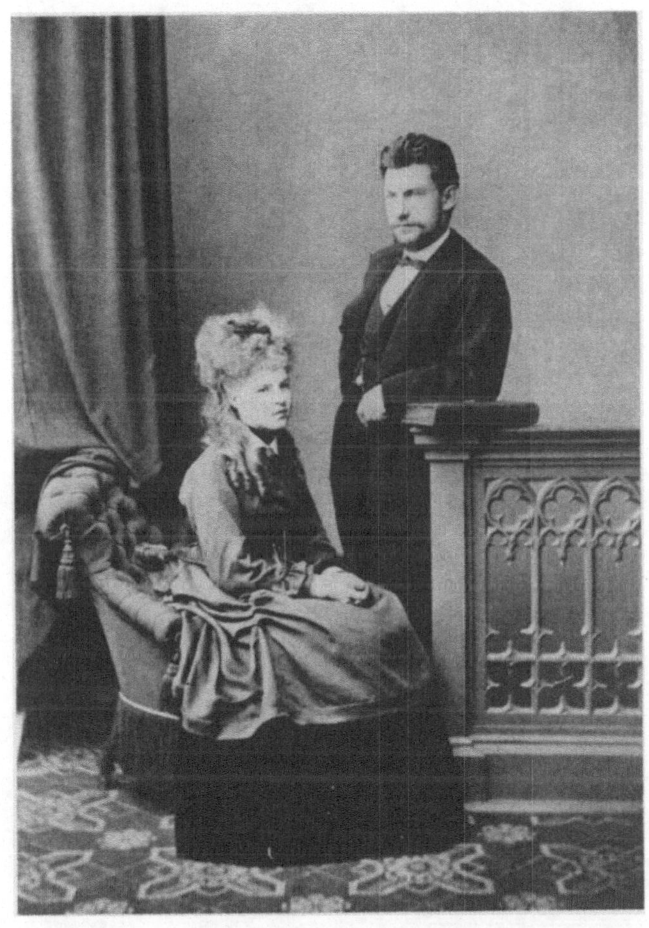

Abb. 2. Brautpaar Czerny-Kußmaul. (Dieses Bild wurde uns freundlicherweise von Herrn Prof. S. Czerny überlassen)

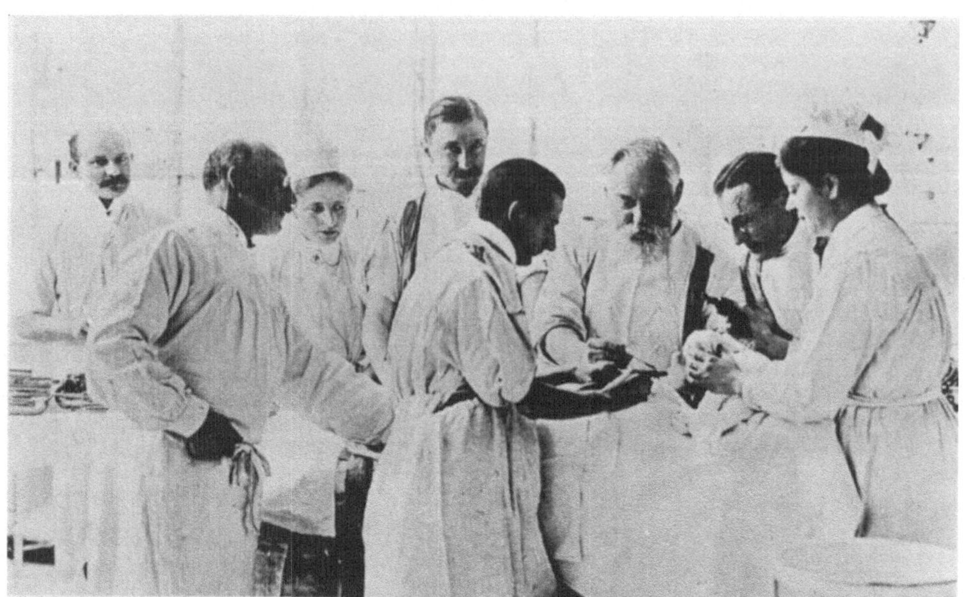

Abb. 3. Vincenz Czerny während einer Operation. (Dieses Bild wurde uns freundlicherweise von Herrn Prof. S. Czerny überlassen)

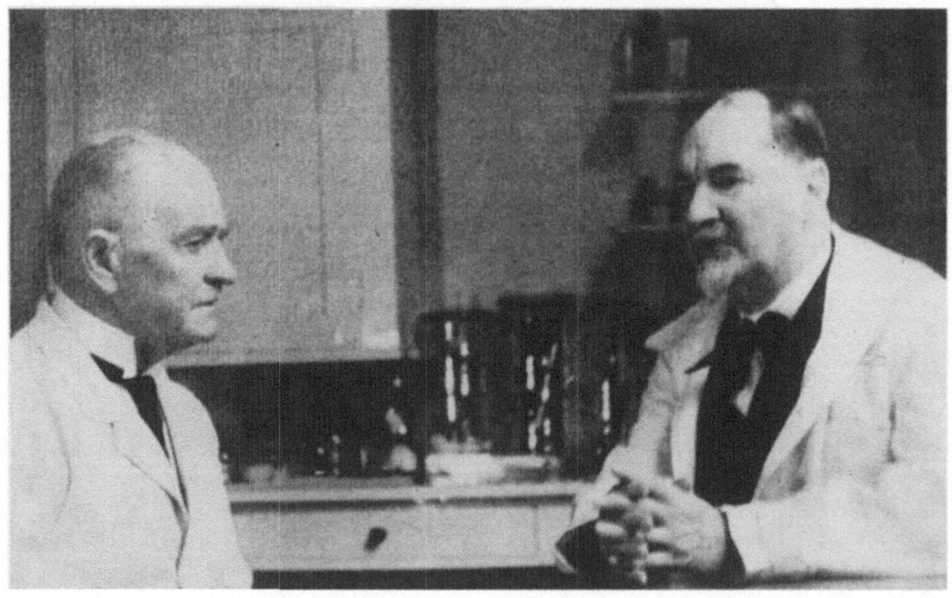

Abb. 4. Eugen Enderlen und Ludolf Krehl. (Die Aufnahme stellte uns freundlicherweise Herr Prof. W. Wachsmuth zur Verfügung)

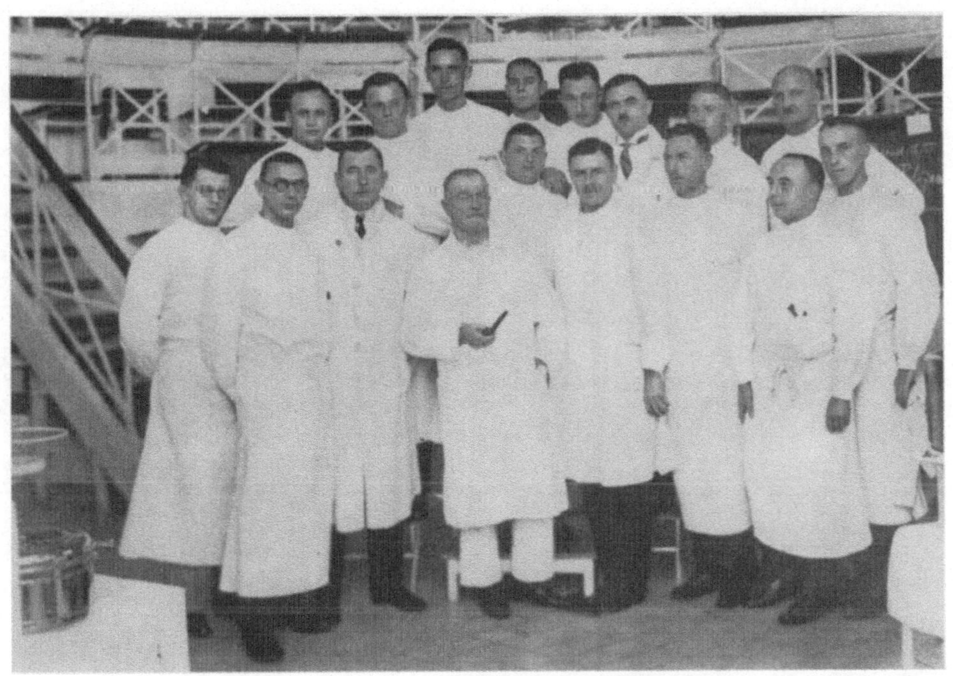

Abb. 5. Eugen Enderlen mit seinen Assistenten: Von links nach rechts, untere Reihe: Flick, Jäger, Klug, Enderlen, Holm, Kleinschmidt, Sulger, Keßler, Traum. Obere Reihe: Wachsmuth, Dumpert, Pelizäus, Lauber, König, Lurz, Schwarz, Feucht.
(Die Aufnahme wurde uns dankenswerterweise von Herrn Prof. Dr. W. Wachsmuth überlassen)

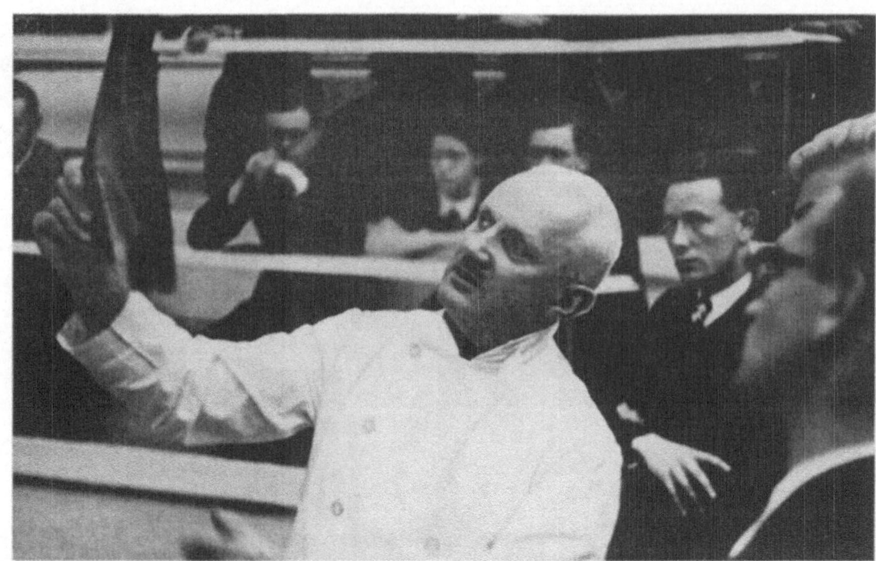

Abb. 6. Martin Kirschner in einer Vorlesung der Chirurgischen Klinik Heidelberg.
(Die Aufnahme stellte dankenswerterweise Frau E. Kirschner zur Verfügung)

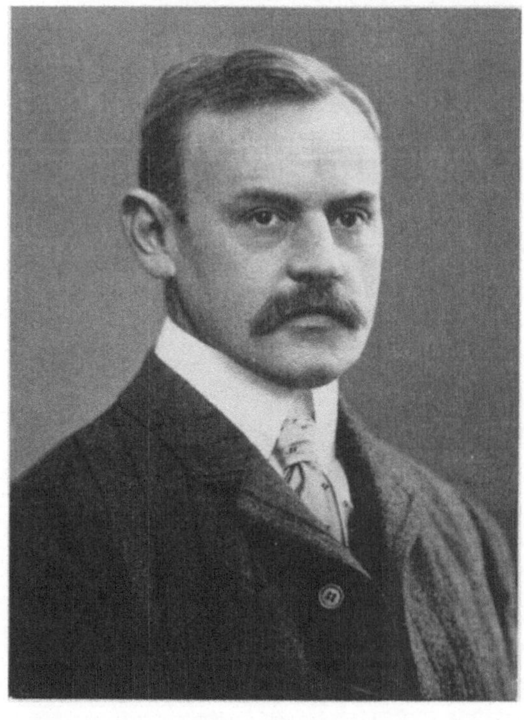

Abb. 7. Fritz Voelcker, in Heidelberg
1898—1920. (Nach einem Original des
Kurpfälzischen Museums Heidelberg)

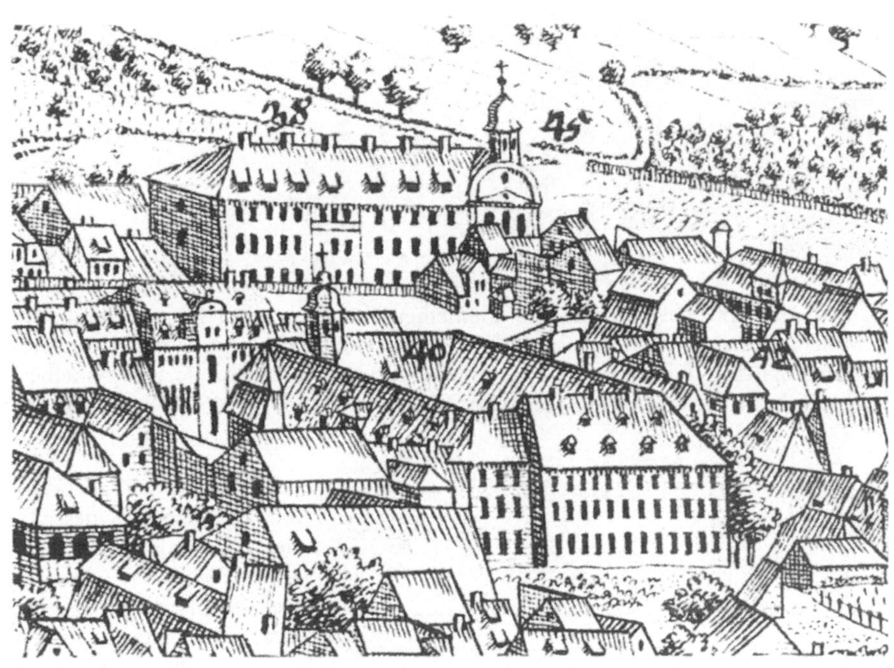

Abb. 8. Das Dominikanerkloster (40). (Nach einem Original des Kurpfälzischen Museums Heidelberg)

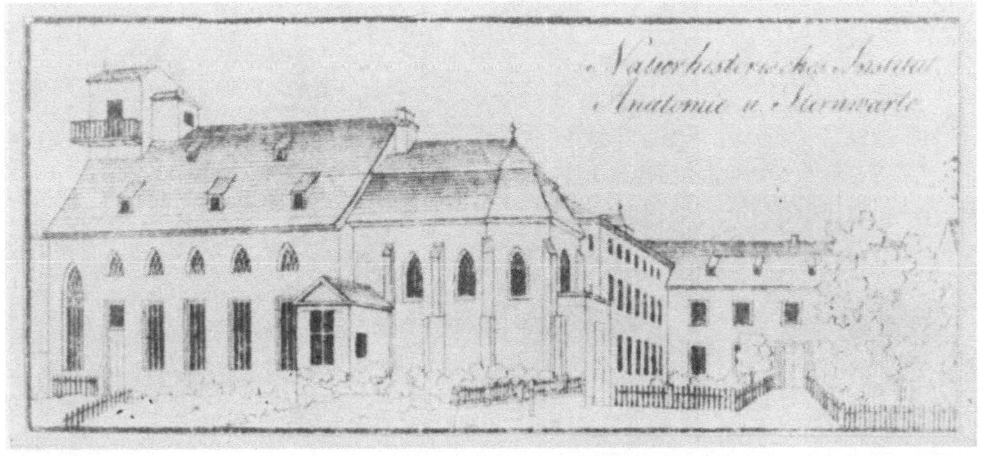

Abb. 9. Außenansicht des Dominikanerklosters. (Das Original befindet sich in Besitz von Herrn Prof. H. Ferner, Heidelberg)

179

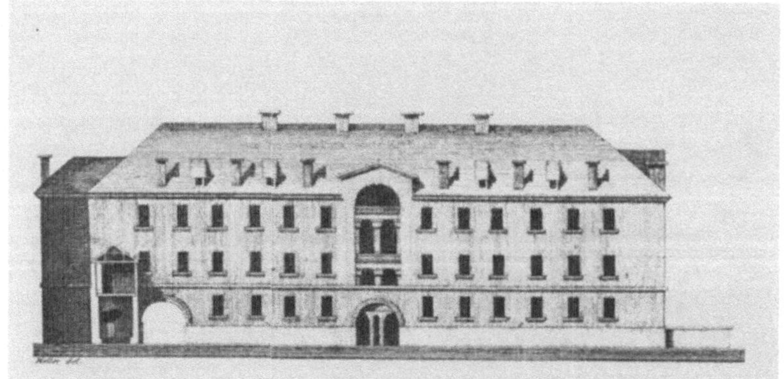

Abb. 10. Akademisches Hospital zu Heidelberg im jetzt abgerissenen Weinbrennerbau der Marstallkaserne. Aus: Chelius, M. J.: Über die Errichtung der chirurgischen und ophthalmologischen Klinik an der Großherzoglichen Hohen Schule zu Heidelberg und Übersicht in derselben vom 1ten May 1818 bis 1ten May 1819. Heidelberg 1819

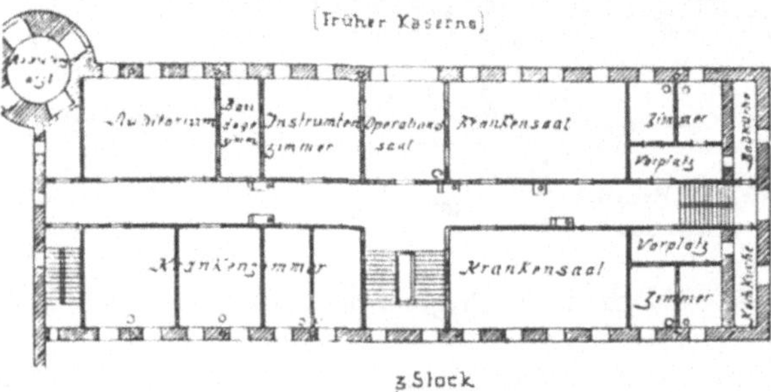

Abb. 11. Grundriß des akademischen Hospitals zu Heidelberg im Jahre 1818. Aus: Chelius, M. J.: Über die Errichtung der chirurgischen und ophthalmologischen Klinik an der Großherzoglichen Hohen Schule zu Heidelberg und Übersicht der Ereignisse in derselben vom 1ten Mai 1818 bis 1ten May 1819. Heidelberg 1819

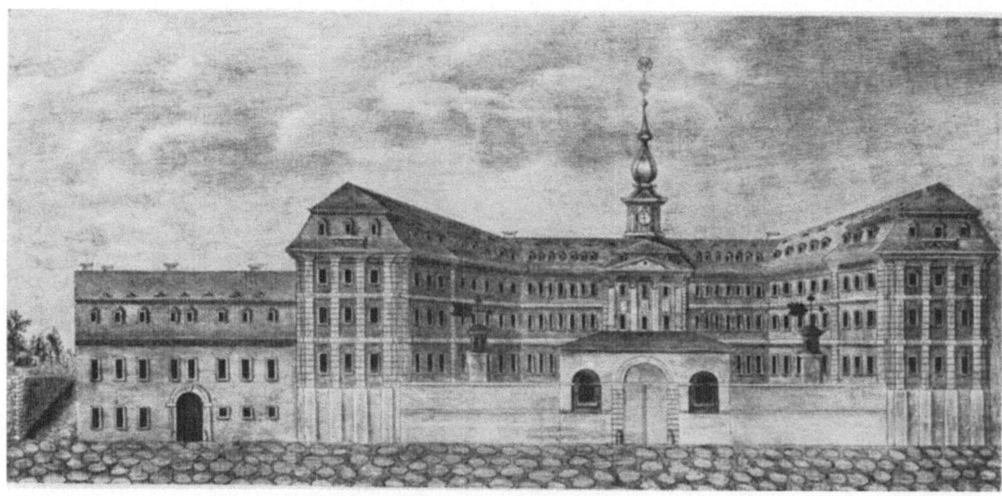

Abb. 12. Akademisches Krankenhaus im früheren Jesuitenkollegium, dem jetzigen Collegium Academicum, von 1844—1876. (Nach einem Original des Kurpfälzischen Museums Heidelberg)

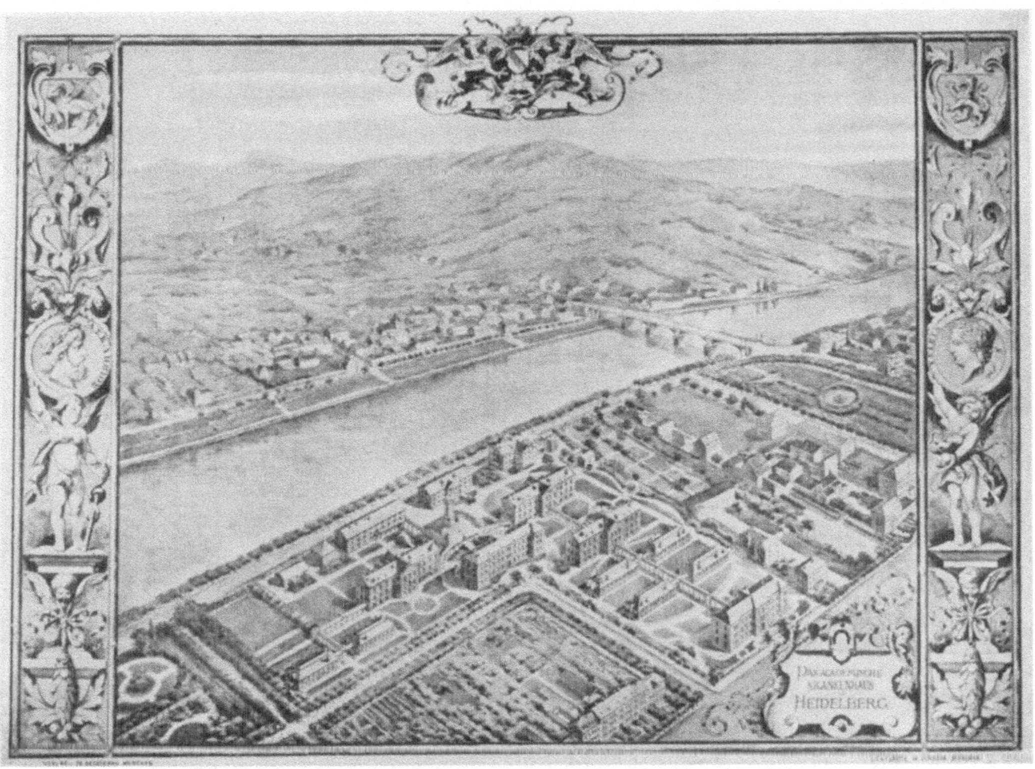

Abb. 13. Gesamtplan des Akademischen Krankenhauses im Jahre 1877. Aus: Knauff, F.:
Das neue academische Krankenhaus in Heidelberg. München 1879

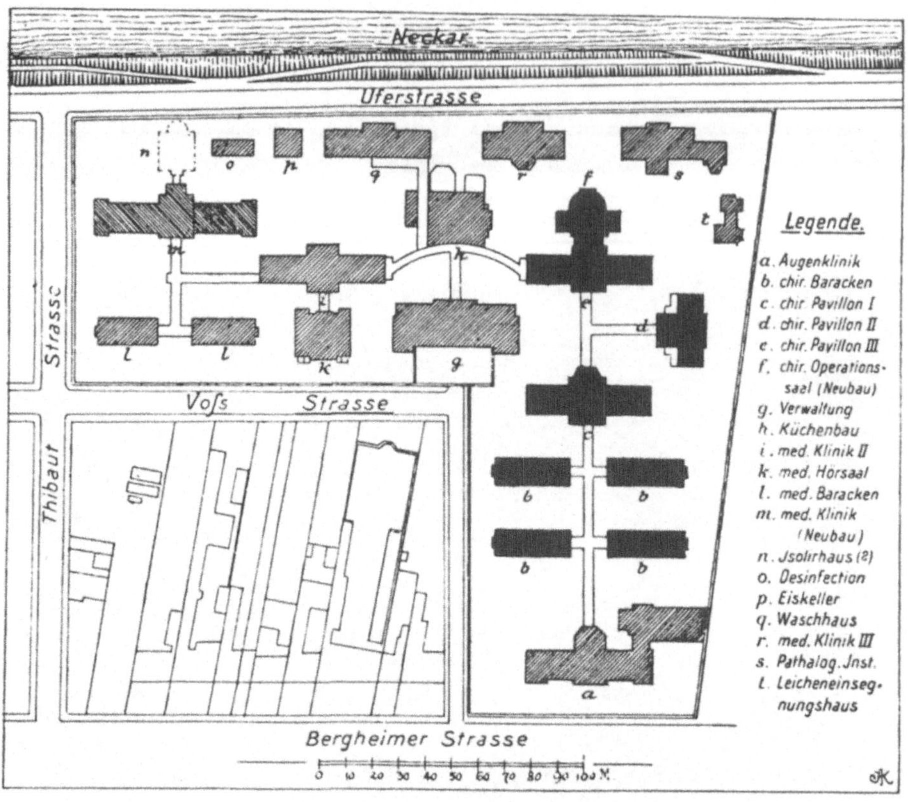

Abb. 14. Lageplan des Akademischen Krankenhauses im Bergheimer Feld. Aus: Knauff, F.: Das neue academische Krankenhaus in Heidelberg. München 1879

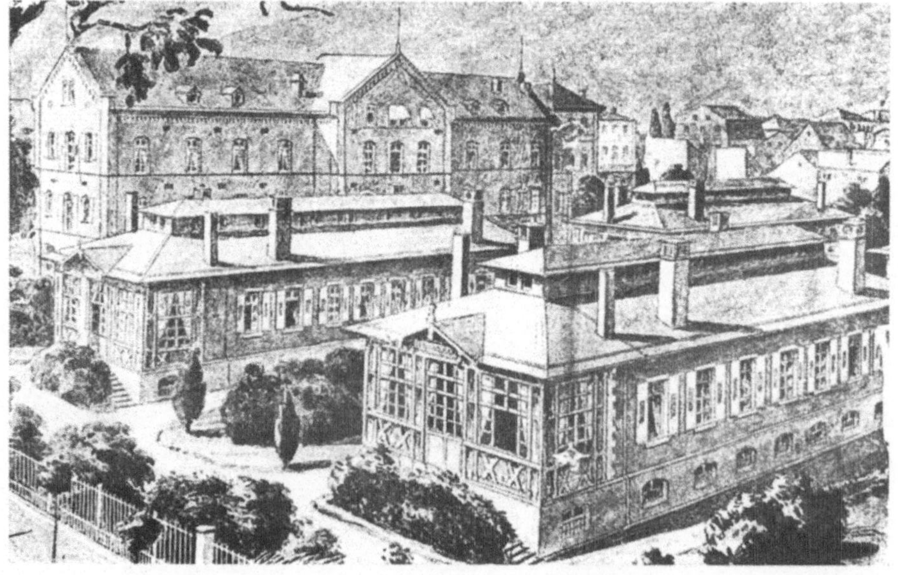

Abb. 15. Chirurgische Klinik des Akademischen Krankenhauses an der Bergheimerstraße (ab 1876). Aus: Knauff, F.: Das neue academische Krankenhaus in Heidelberg. München 1879

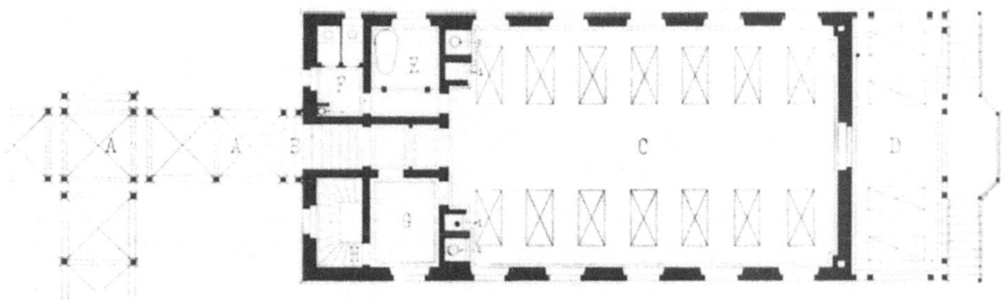

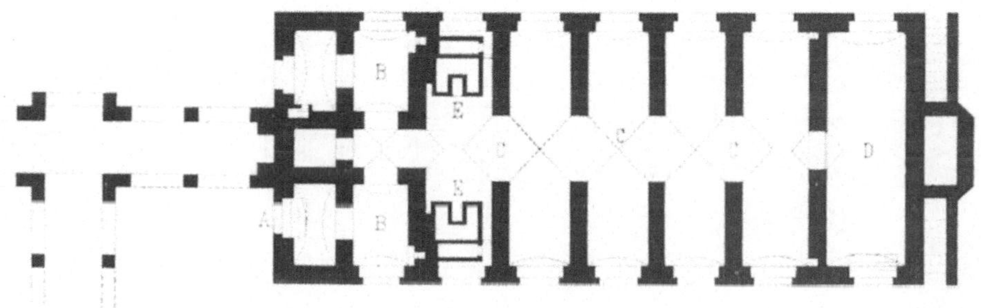

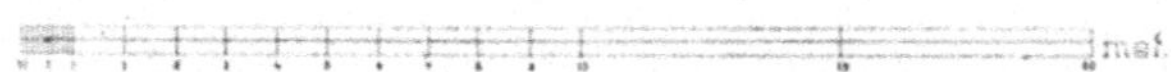

Abb. 16. Grundriß der chirurgischen Baracken im Jahre 1877. Aus: Knauff, F.: Das neue academische Krankenhaus in Heidelberg. München 1879

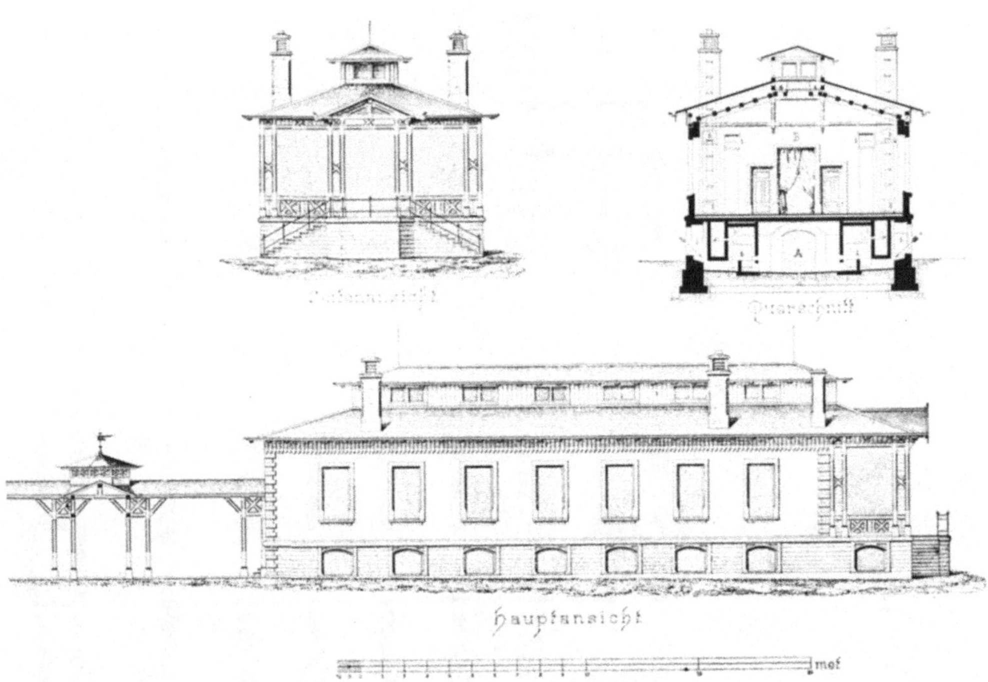

Abb. 17. Akademisches Krankenhaus im Jahre 1877. Außenansicht der chirurgischen Baracken. Aus: Knauff, F.: Das neue academische Krankenhaus in Heidelberg. München 1879

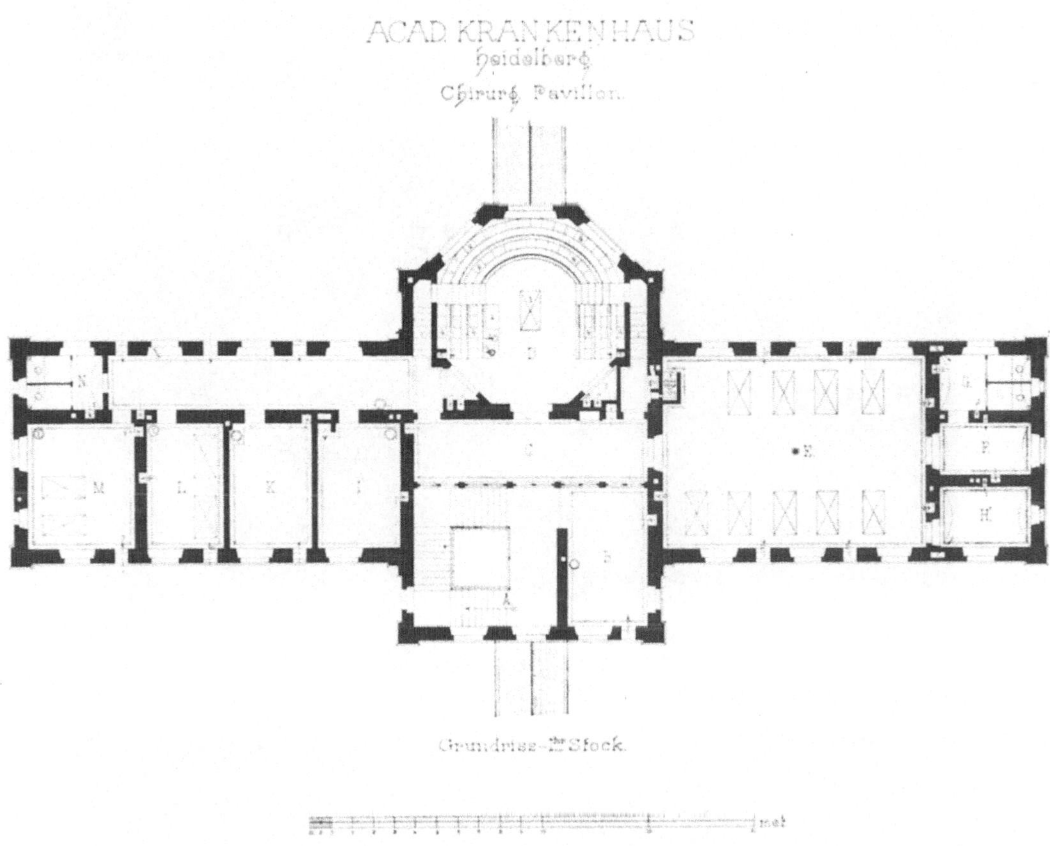

Abb. 18. Grundriß des chirurgischen Pavillons im Jahre 1877. Aus: Knauff, F.: Das neue academische Krankenhaus in Heidelberg. München 1879

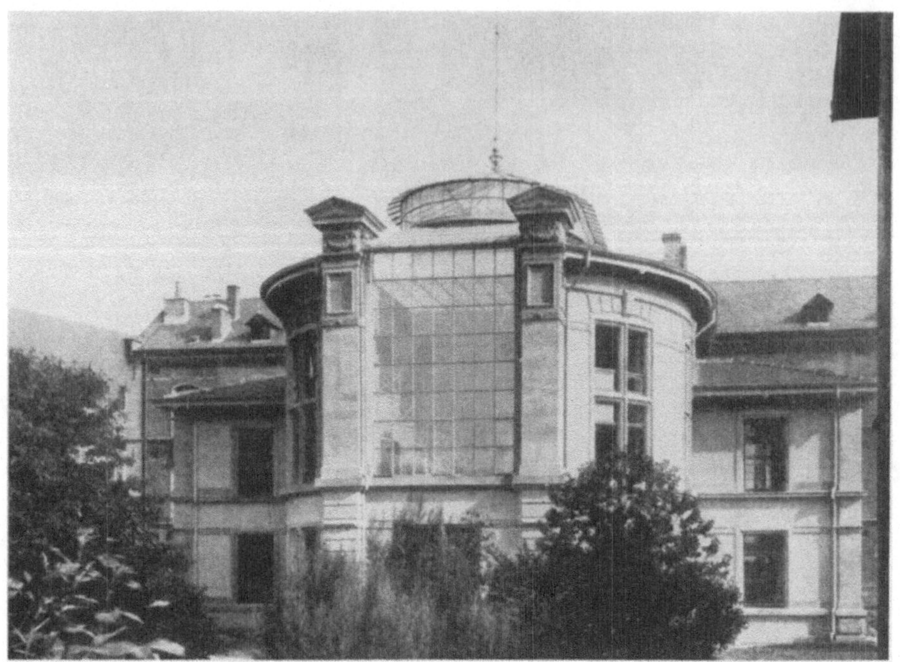

Abb. 19. Außenansicht des chirurgischen Operationssaales unter Vincenz Czerny im jetzigen Hörsaal der Dermatologischen Klinik. Aus: Czerny, V. von: Die Erweiterungsbauten der Chirurgischen Klinik zu Heidelberg. Beitr. Klin. Chir. 13, 1 (1895)

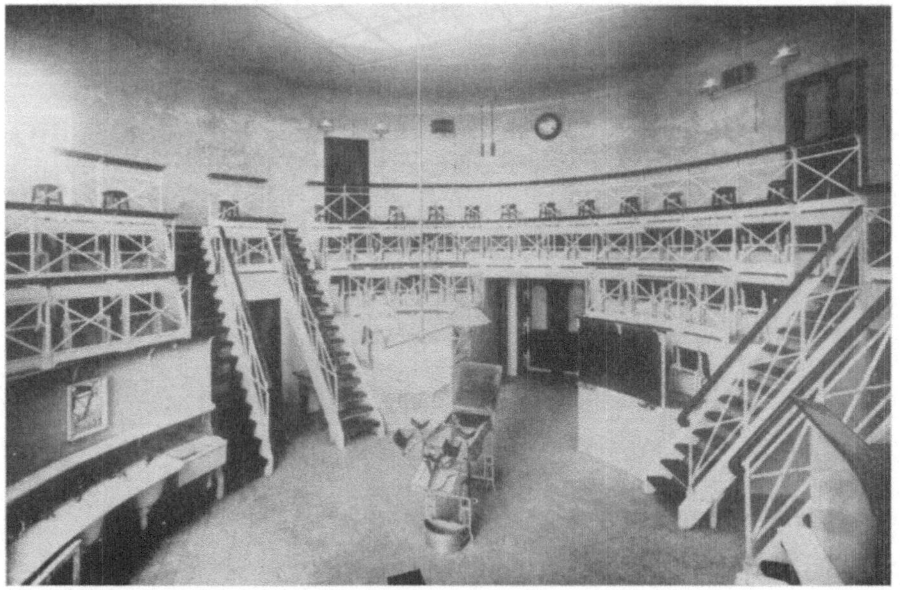

Abb. 20. Operations- und Hörsaal der Chirurgischen Klinik im Jahre 1900. Aus: Czerny, V. von: Die Erweiterungsbauten der Chirurgischen Klinik zu Heidelberg. Beitr. Klin. Chir. 13, 1 (1895)

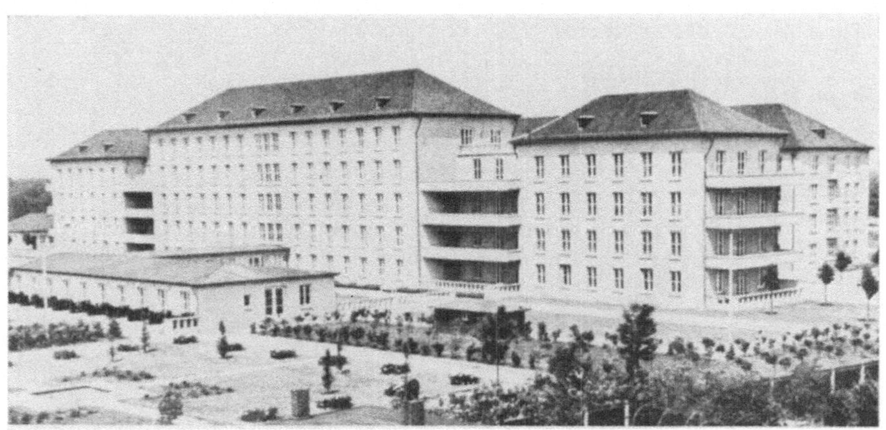

Abb. 21. Die neue Chirurgische Universitätsklinik Heidelberg bei der Eröffnung
am 3. 7. 1939

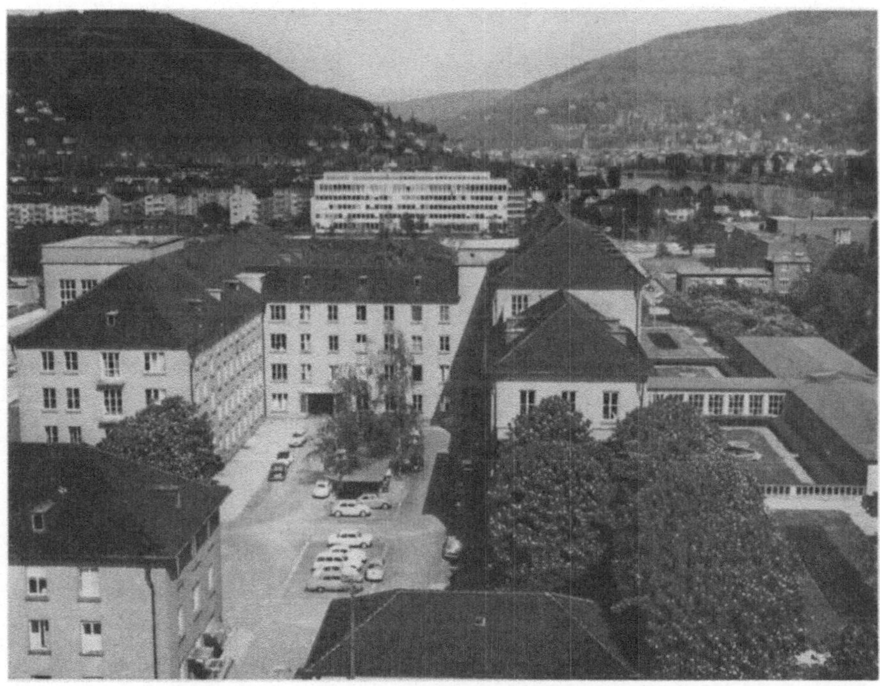

Abb. 22. Chirurgische Klinik Heidelberg im Jahre 1966

MDCCCXVII
1910
2 Ärzte, 2 Pflegepersonen, 12 Betten
14 Ärzte, 45 Pflegepersonen, 4 med. Hilfspers., 200 Betten
1950
1967
27 Ärzte, 147 Pflegepers., 27 med. Hilfspers., 450 Betten
77 Ärzte, 236 Pflegepers., 83 med. Hilfspers., 450 Betten

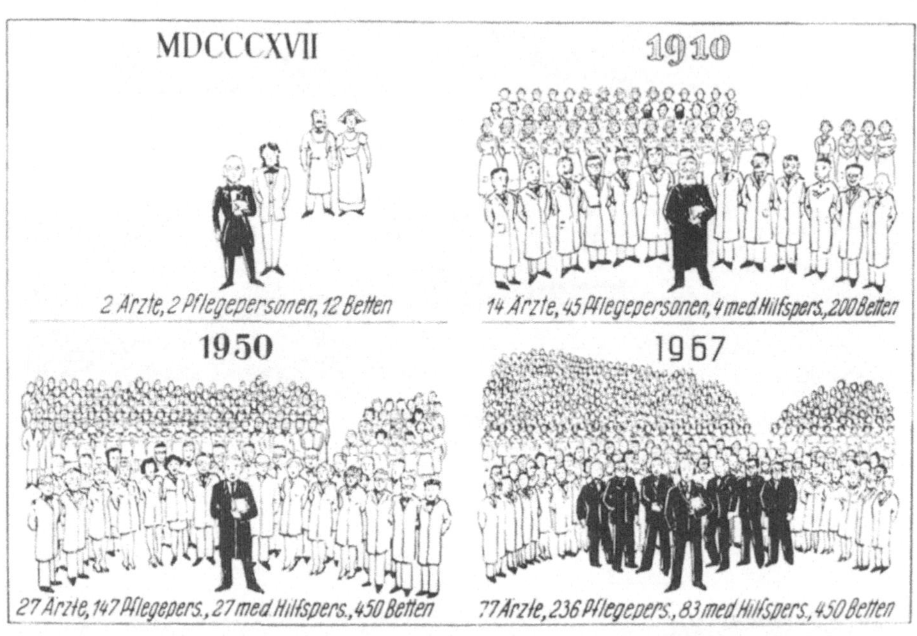

Abb. 23. Personeller Zuwachs der Heidelberger Chirurgie seit ihrer Gründung vor 150 Jahren
(Aus der Akademische Rede bei der 581. Jahresfeier der Universität)

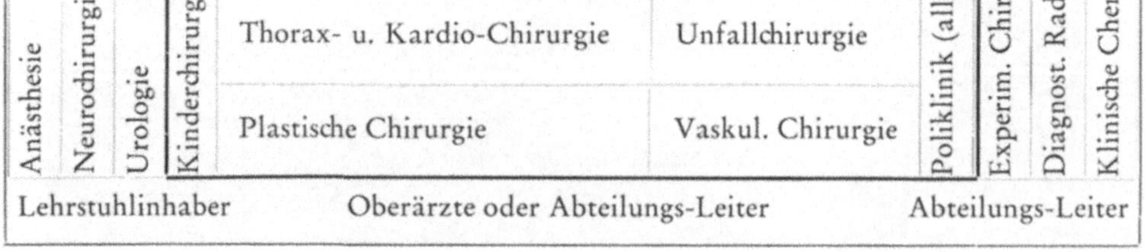

Chirurgisches Department
Allgemeine Chirurgie
Allgemeine und spezielle Polikliniken
Abdominale und endokrine Chirurgie
Thorax- u. Kardio-Chirurgie
Unfallchirurgie
Plastische Chirurgie
Vaskul. Chirurgie
Anästhesie
Neurochirurgie
Urologie
Kinderchirurgie
Poliklinik (allgem.)
Experim. Chirurgie
Diagnost. Radiologie
Klinische Chemie
Lehrstuhlinhaber
Oberärzte oder Abteilungs-Leiter
Abteilungs-Leiter

Abb. 24. Gegenwärtige Struktur der Heidelberger Chirurgie

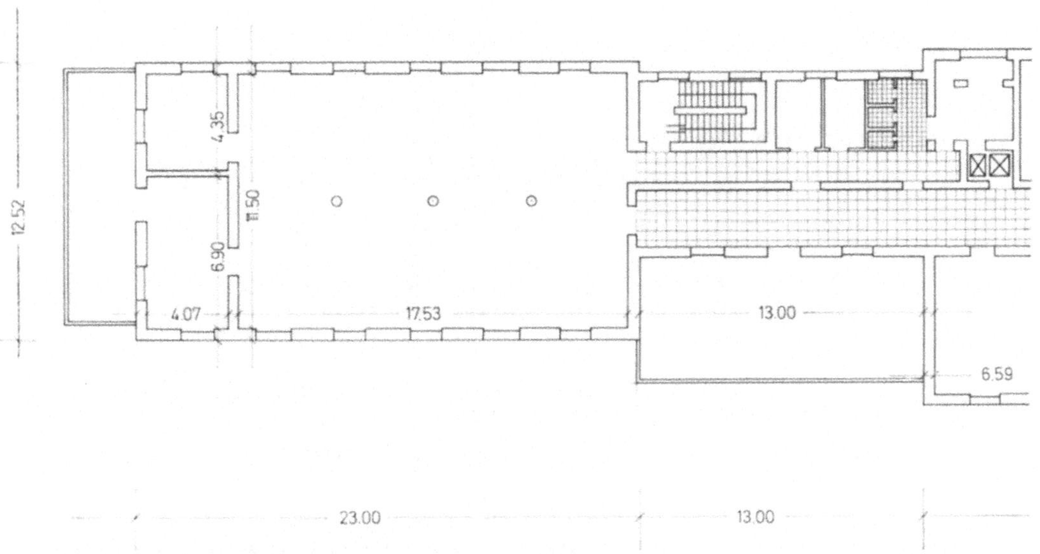

Abb. 25 a—b. Grundriß der Bettenstation jetzt und nach Beendigung des Umbaus der Chirurgischen Klinik. Nach Plänen des Architektenteams Dipl.-Ing. K. Kapuste, Dipl.-Ing. H. Gaiser, Dipl.-Ing. M. Fetzer, Karlsruhe

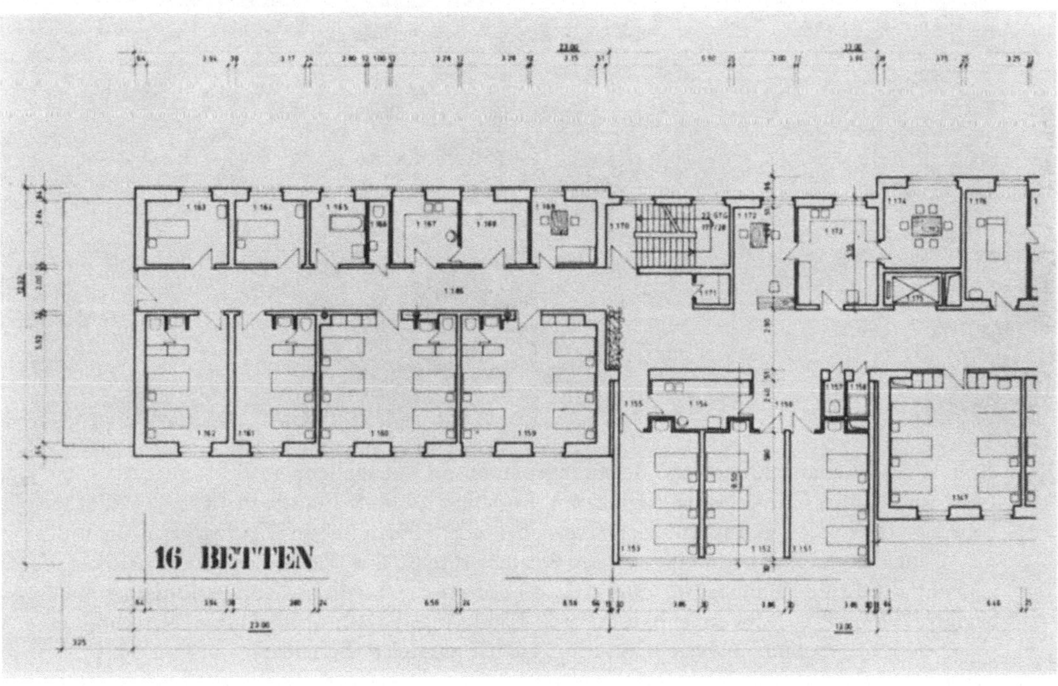

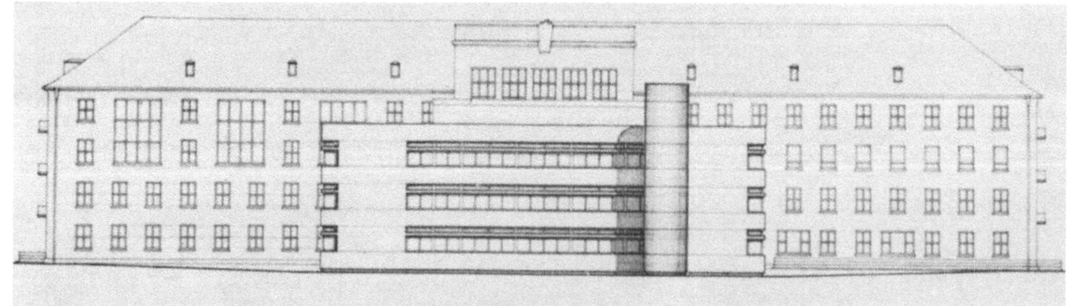

Abb. 26. Ansicht der Chirurgischen Klinik Heidelberg nach Fertigstellung des Anbaus.
Voraussichtliche Beendigung: 1970. Nach Plänen des Architektenteams Dipl.-Ing.
K. Kapuste, Dipl.-Ing. H. Gaiser, Dipl.-Ing. M. Fetzer, Karlsruhe

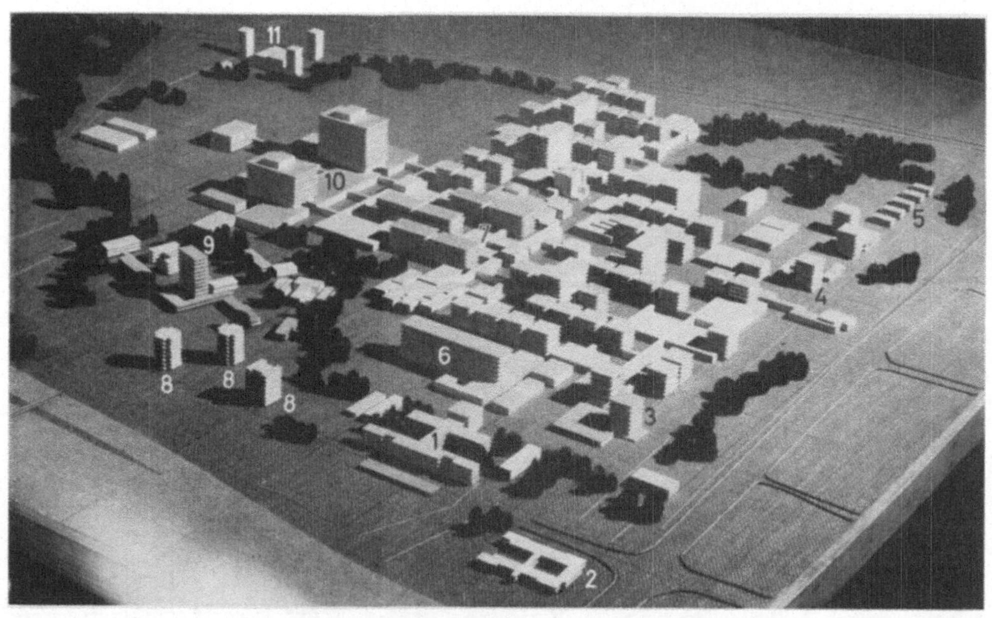

Abb. 27. Modellaufnahme des Bebauungsplanes im Neuenheimer Feld mit Alt- und
Neubauten [1 = Chirurgische Klinik mit Anbau, 2 = Max-Planck-Institut, 3 = Patho-
logisches Institut, 4 = Institut für Experimentelle Chirurgie im Zoologischen Institut,
5 = Deutsches Krebsforschungszentrum Betriebsstufe I, 6 = Deutsches Krebsforschungszentrum Endstufe (Baubeginn 1968), 7 = Theoretische Medizin (voraussichtlicher Baubeginn 1969), 8 = Schwesternhäuser, 9 = Kinderklinik, 10 = Geplantes Neuklinikum
mit 2 Bettenhäusern, 11 = Studentenwohnheime]

Literatur

Ackermann, J. F.: Versuch einer physischen Darstellung der Lebenskräfte organisierter Körper. Bd. 1—2. Jena 1797—1800.
— Sammlung der wichtigsten kleinen Schriften. Speyer 1816.
Acta Saecularia zur Erinnerung an die Zentenarfeier der Erneuerung der Universität Heidelberg durch Seine Königliche Hoheit den Grossherzog Carl Friedrich. Heidelberg 1904.
Bauer, K. H.: Das Krebsproblem. Berlin, Heidelberg 1949.
—, u. R. Stich: Lehrbuch der Chirurgie. Berlin, Heidelberg 1949.
— Über Fortschritte der modernen Chirurgie. Berlin, Göttingen, Heidelberg 1954.
— Die deutschen Chirurgenkongresse seit der 50. Tagung aus der Sicht ihrer Vorsitzenden. Berlin, Göttingen, Heidelberg 1958.
Becker, O.: Zur Geschichte der Medizinischen Fakultät in Heidelberg. Heidelberg 1876.
Billroth, Th.: Carl Otto Weber, weiland Professor der Chirurgie in Heidelberg. Arch. klin. Chir. 9, 545—570 (1868).
— Worte der Erinnerung an M. J. Chelius, L. Stromeyer u. G. Simon. Wien. med. Wschr. 43, 1063—1067 (1876).
Boyer, A.: Traité des maladies chirurgicales et des opérations qui leur conviennent. Paris 1814—1826.
Brambilla, J. A. von: Verfassung und Statuten der Josephinischen medicinisch-chirurgischen Akademie. Wien 1786.
Brunn, W. v.: Kurze Geschichte der Chirurgie. Berlin 1928.
Cartellieri, O.: Heidelberger Professoren des vergangenen Jahrhunderts. Heidelberg 1928.
Cartwright, F. F.: The Development of Modern Surgery. London 1967.
Chelius, M. J.: Über die durchsichtige Hornhaut des Auges, ihre Function und ihre krankhaften Veränderungen. Karlsruhe 1818.
— Über die Errichtung der chirurgischen und ophthalmologischen Klinik an der Grossherzoglichen Hohen Schule zu Heidelberg und Übersicht der Ereignisse in derselben vom 1ten May 1818 bis 1ten May 1819. Heidelberg 1819.
— Handbuch der Chirurgie zum Gebrauch bei seinen Vorlesungen. Bd. 1—2. Heidelberg 1822—1823.
— Handbuch der Augenheilkunde zum Gebrauch bei seinen Vorlesungen. Bd. 1—2. Stuttgart 1839—1843.
— Über die Heilung der Blasen-Scheidenfistel durch Cauterisation. Heidelberg 1844.
Conradi, J. W. H.: Ueber das medicinisch-klinische Institut in dem Hospitale zu Heidelberg. Heidelberg 1817.
Czerny, V. [u. W. Rindfleisch]: Ueber die an der Heidelberger chirurgischen Klinik ausgeführten Operationen am Magen und Darm. In: Beiträge zur Chirurgie. Festschrift ... Theodor Billroth ... Stuttgart 1892. S. 422—478.
— Ueber die Methode des klinischen Unterrichts an der Heidelberger chirurgischen

Klinik nebst Bemerkungen zur neuen Prüfungsordnung. Dtsch. med. Wschr. **20**, 355—359 (1894).

— Die Erweiterungsbauten der Chirurgischen Klinik zu Heidelberg. Beitr. klin. Chir. **13**, 1—48 (1895).

— Fortschritte der Chirurgie in den letzten 25 Jahren. Dtsch. med. Wschr. **26**, 4—6 (1900).

— Die Entwicklung der Chirurgie. Die Zukunft. (Hrsg. M. Harden) **45**, 477—491 (1903).

— Ueber die Entwicklung der Chirurgie während des 19. Jahrhunderts und ihre Beziehung zum Unterricht. Akad. Rede . . . am 21. November 1903. Heidelberg 1903.

— Rede, bei der ersten Verteilung der Kussmaul-Medaille. Heidelberg am 22. Februar 1906. Dtsch. med. Wschr. **32**, 426—428 (1906).

— Aus meinem Leben. Verzeichnis der Schriften und Vorträge von Vincenz Czerny. Hrsg. W. Willer. Ruperto-Carola **19**, 214—244 (1967).

Des getreuen Eckhart verwegener Chirurgus. Augsburg 1698.

Deutsche Chirurgie. Bearb. von Brandl, v. Bergmann u. a. Hrsg. Billroth u. Luecke. Stuttgart 1880—1898.

Dieffenbach, J. F.: Die operative Chirurgie. Leipzig 1948.

Enderlen, E., u. E. Gasser: Stereoskopbilder zur Lehre von den Hernien. Jena 1906.

—, u. E. v. Redwitz: Die Schußverletzungen des Magen-Darm-Kanals. In: Handbuch der ärztlichen Erfahrungen im Weltkriege 1914/1918. Bd. 2, Chirurgie T. 2. Leipzig 1922. S. 3—69.

Erhard, J. B.: Theorie der Geseze, die sich auf das körperliche Wohlseyn der Bürger beziehen, und der Benuzung der Heilkunde zum Dienst der Gesezgebung. Tübingen 1800.

Fischer, G.: Chirurgie vor 100 Jahren. Leipzig 1876.

Flexner, A.: Die Universitäten in Amerika, England, Deutschland. Berlin 1932.

Gruner, Ch. G.: Der Arzt und der Wundarzt. Almanach für Aerzte und Nichtaerzte 121—145 (1786).

— Ist es rathsam, den Chirurgen förmliche Erlaubniß zum Prakticiren zu geben? Almanach für Aerzte und Nichtaerzte 179—183 (1787).

— Bilanz über den Zustand der Medicin am Ende des achtzehnten Jahrhunderts. Almanach für Aerzte und Nichtaerzte 250—260 (1792).

Guleke, N.: Fünfzig Jahre Chirurgie. Berlin, Göttingen, Heidelberg 1955.

Gurlt, E.: Geschichte der Chirurgie. Bd. 1—3. Berlin 1898. Neudr. Hildesheim 1964.

Haeser, H.: Übersicht der Geschichte der Chirurgie und des chirurgischen Standes. Stuttgart 1879.

Hautz, J. F.: Geschichte der Universität Heidelberg. Mannheim 1862.

Heidelberger Professoren aus dem 19. Jahrhundert. Festschrift . . . Heidelberg 1903.

Jahresbericht der Heidelberger Chirurgischen Klinik für das Jahr 1900. Hrsg. V. Czerny. Heidelberg 1901. Beitr. klin. Chir. 31 (1901) Suppl.

Keller, R. A.: Geschichte der Universität Heidelberg im ersten Jahrzehnt nach der Reorganisation durch Karl Friedrich (1803—1813). Heidelberg 1913.

Kilian, H. F.: Die Universitaeten Deutschlands in medicinisch-naturwissenschaftlicher Hinsicht betrachtet. Heidelberg, Leipzig 1828.

Killian, H. u. G. Krämer: Meister der Chirurgie und die Chirurgenschulen im deutschen Raum. Deutschland, Österreich, Deutsche Schweiz. Stuttgart 1951.

Kirschner, M., u. O. Nordmann: Die Chirurgie. Bd. 1—6. Berlin, Wien 1926—1930.

Kirschner, M.: Allgemeine und spezielle chirurgische Operationslehre. Bd. 1—5. Berlin, Heidelberg 1927—1940.

— Jahresbericht über das Rektoratsjahr für die Zeit vom 29. April 1931 bis zum 25. April 1932. Universität Tübingen, Reden 29 (1932).

— Die Hochdrucklokalanaesthesie. Berlin, Heidelberg 1944.

Knauff, F.: Das neue academische Krankenhaus in Heidelberg. München 1879.

Küster, E.: Die Nieren-Chirurgie im 19. Jahrhundert. Ein Rück- und Ausblick. Verh. dtsch. Ges. Chir. 30. Congress. Berlin 10.—13. April 1901. (1901) 420—439.

— Geschichte der neueren deutschen Chirurgie. Stuttgart 1915.

Kussmaul, A.: Jugenderinnerungen eines alten Arztes. Stuttgart 1906.

Lesky, E.: Die Wiener Medizinische Schule im 19. Jahrhundert. Graz, Köln 1965.

Linder, F.: 12. Thoraxchirurgische Arbeitstagung am 24./25. 2. 1967 in Heidelberg. Eröffnungsansprache. Thoraxchirurgie 15, 463—465 (1967).

— 150 Jahre Heidelberger Chirurgie. Akademische Rede bei der 581. Jahresfeier der Universität Heidelberg. Heidelberger Jb. 12, 1—15 (1968).

Loos, J. J.: Gedanken über medicinischen Unterricht. Heidelberg 1810.

Marcks, E.: Die Universität Heidelberg im 19. Jahrhundert. Festrede ... Heidelberg 1903.

Maurer, G. u. H. Hartl: Die Geschichte der Chirurgie in Bayern. München, Berlin 1960.

Mederer von Mederer und Wuthwehr, M.: Zwo Reden von der Nothwendigkeit, beide Medicinen die Chirurgische und die Cliniksche wieder zu vereinigen. Freiburg i. Br. 1782. Neudr. Leipzig 1961.

Mohl, R. v.: Lebenserinnerungen. Stuttgart, Leipzig 1902.

Puschmann, Th.: Geschichte des Medicinischen Unterrichts von den ältesten Zeiten bis zur Gegenwart. Leipzig 1889.

Roedelius, E.: Zur Geschichte der Vereinigung Nordwestdeutscher Chirurgen. Mannheim 1967.

Schipperges, H.: 5000 Jahre Chirurgie. Stuttgart 1967.

Schmidt, W.: Die Mannheimer Chirurgenschule. Eine militärische Unterrichtsanstalt des 18. Jahrhunderts. Mannheimer Hefte 33—39 (1965).

Schöne, G.: Vincenz Czerny (1842—1916). Professor der Chirurgie in Freiburg und Heidelberg. Sein Beitrag zum Fortschritt in Chirurgie und Gynäkologie. Bruns' Beitr. klin. Chir. 187, 385—408 (1953).

— Medizinstudium in Heidelberg um die Jahrhundertwende. Ruperto-Carola 8, 91—108 (1956).

Schönfeld, W.: Aus der Geschichte der Heidelberger Medizinischen Fakultät bis zur Rekonstitution der Universität im Jahre 1803. Ruperto-Carola, Sonderbd. 337—356 (1961).

Seidler, Eduard: Entwicklung naturwissenschaftlichen Denkens in der Medizin zur Zeit der Heidelberger Romantik. Sudhoffs Arch. Gesch. Med. Naturw. 47, 43—58 (1963).

Simon, G.: Ueber Schusswunden verbunden mit einem Berichte über die im grossherzog-

lichen Militärlazarett zu Darmstadt behandelten Verwundeten vom Sommer 1849.
Giessen 1851.
— Die Exstirpation der Milz am Menschen nach dem jetzigen Standpunkte der Wissenschaft beurtheilt. Giessen 1857.
— Ueber die Operation der Blasenscheiden-Fisteln durch die blutige Naht mit Bemerkungen über die Heilung der Fisteln, Spalten und Defecte, welche an anderen Körpertheilen vorkommen. Rostock 1862.
— Mittheilungen aus der chirurgischen Klinik des Rostocker Krankenhauses während der Jahre 1861—1865. Leipzig 1868.
— Chirurgie der Nieren. T. 1—2. Stuttgart 1871—1876.
Snapper, J.: Meditations on Medicine and Medical Education. New York, London 1956.
Stübler, E.: Geschichte der medizinischen Fakultät der Universität Heidelberg 1386—1925. Heidelberg 1926.
Theopold, W.: Der Herzog und die Heilkunst. Die Medizin an der Hohen Carlsschule zu Stuttgart. Köln, Berlin 1967.
Trendelenburg, F.: Die ersten 25 Jahre der Deutschen Gesellschaft für Chirurgie. Berlin 1923.
Völcker, F.: Vorläufiger Bericht über die Verletzungen bei der Heidelberger Eisenbahnkatastrophe vom 7. October 1900. Dtsch. med. Wschr. 26, 792—794 (1900).
Walther, Ph. F. v.: System der Chirurgie. Bd. 1—6. Karlsruhe, Freiburg 1843—1852.
Weber, C. O.: Die Knochengeschwülste in anatomischer und praktischer Beziehung. Bonn 1856.
— Chirurgische Erfahrungen und Untersuchungen. Berlin 1859.
— Das akademische Krankenhaus in Heidelberg, seine Mängel und die Bedürfnisse eines Neubaus. Heidelberg 1865.
Weber, G.: Heidelberger Erinnerungen. O. O. 1886.
Winkelmann, E. (Hrsg.): Urkundenbuch der Universität Heidelberg. Heidelberg 1886.
Zimmermann, L. M., and I. Veith: Great Ideas in the History of Surgery. Baltimore 1961.

Biographisches Register

Ackermann, Jakob Fidelis (1765—1815)
Professor der Anatomie in Mainz, Jena
und ab 1805 in Heidelberg. 23—25,
130 f.

Angerer, Ottmar Ritter von (1850—1918)
Seit 1879 in Würzburg, 1885 Extraordinarius in München, 1890 Ordinarius und Nachfolger Nussbaums in
München. 79, 124

Arlt, Ferdinand von (1812—1887)
1849—1856 Professor der Augenheilkunde in Prag, 1856—1883 in Wien.
59 f.

Arnold, Julius (1835—1915)
1870—1907 Ordinarius für Pathologische Anatomie in Heidelberg. 46

Arnsperger, Ludwig (geb. 1877)
1906 Habilitation in Heidelberg, dann
Chefarzt der Chirurgischen Abteilung
am Neuen St. Vincentiuskrankenhaus
Heidelberg. 123

Baisch, Bernhard (1880—1945)
1904—14 Assistent in Heidelberg bei
Czerny, Narath, Wilms, 1912 Habilitation, ab 1914 leitender Arzt der
Chirurgischen und Orthopädischen Abteilung des Landeskinderkrankenhauses
und des Neuen St. Vincentiuskrankenhauses Karlsruhe. 123

Bardeleben, Adolf von (1819—1895)
1841 Promotion in Berlin, 1844 Habilitation in Gießen, 1849 o. Professor
in Greifswald, 1868—95 Direktor der
Chirurgischen Klinik der Charité in
Berlin. 54

Bauer, Karl Heinrich (geb. 1890)
Professor der Chirurgie in Breslau und
1943—1962 in Heidelberg, Gründer

des Deutschen Krebsforschungszentrums
in Heidelberg. 35, 65, 92, 95—103,
107, 110, 126

Baum, Wilhelm Georg (1836—1896)
Seit 1868 Stabsarzt in Danzig, 1866—
1870/71 im Kriege, seit 1876 Oberarzt
des Städtischen Krankenhauses Danzig.
54

Beck, Bernhard von (1863—1930)
1889—97 Assistent bei Czerny, 1894
Habilitation, 1898 Chefarzt in Karlsruhe. 122

Becker, Otto (1828—1890)
Ab 1869 Professor der Augenheilkunde
in Heidelberg. 54, 60, 129

Beer, Georg Joseph (1763—1821)
1812—1821 Inhaber des ersten Lehrstuhls für Ophthalmologie in Wien. 38

Behring, Emil von (1854—1917)
Ab 1890 Assistent bei Robert Koch.
Entdecker des Diphtherieheilserums
und des Tetanus. Ab 1894 Professor
der Hygiene in Halle, ab 1895 in
Marburg. 55

Bergmann, Ernst von (1836—1907)
1871 Ordinarius für Chirurgie in Dor-
pat, 1878 in Würzburg, ab 1882 in
Berlin. 33, 54, 62

Bessel-Hagen, Fritz Karl (1856—1945)
1886 Habilitation unter Czerny in
Heidelberg, 1889 a. o. Professor, 1891
Direktor des Städtischen Krankenhauses in Worms, 1897 Direktor des Städtischen Krankenhauses in Charlottenburg. 121

Bidloo, Govert (1649—1713)
Professor der Medizin und Chirurgie
in Leiden, ab 1701 in England. 18

Bier, August (1861—1949)
Schüler von Esmarch in Kiel. 1899 Direktor der Chirurgischen Universitätsklinik Greifswald, ab 1907 Nachfolger von Bergmanns in Berlin. 15, 64

Billroth, Christian Albert Theodor (1829—1894)
1860—67 Professor der Chirurgie in Zürich. 1867—94 in Wien. 7, 39, 41 f., 46—48, 54, 59 f., 69, 81, 122

Bircher, Eugen (1882—1956)
Schüler von Wilms und Enderlen in Basel. 1909—1944 Chefarzt und ärztlicher Direktor in Aarau. 80, 124

Boerhaave, Herman (1668—1738)
Ab 1714 Professor der praktischen Medizin, der Chemie und Botanik in Leiden. Verfasser vieler grundlegender Werke der Naturwissenschaft und Medizin. 18

Bollinger, Otto von (1843—1909)
1874 a. o. Professor an der Tierarzneischule München, 1880 Ordinarius für Allgemeine Pathologie und Pathologische Anatomie in München. 79

Borst, Maximilian (1869—1946)
1904 Ordinarius der Kölner Akademie für praktische Medizin, 1905 Göttingen, 1907 Würzburg, 1910 München. 82

Bostroem, Eugen (1850—1928)
1883—1926 Ordinarius für Allgemeine Pathologie und Pathologische Anatomie in Gießen. 73

Boyer, Alexis, Baron von (1757—1833)
Leibchirurg Napoleons und Professor der Chirurgie in der École de Santé in Paris. 1

Braun, Heinrich (1847—1911)
1875 Habilitation unter Simon in Heidelberg, 1878 a. o. Professor, 1884 Direktor der Chirurgischen Abteilung der Städtischen Krankenanstalten Mannheim. 120—122

Brücke, Ernst Wilhelm Ritter von (1819—1892)
Ab 1849 Professor der Physiologie und Anatomie in Wien. 59 f.

Brunner, Johann Konrad (1653—1727)
1687—88 Professor der Anatomie in Heidelberg. 21, 23

Busch, Carl David Wilhelm (1826—1881)
Promotion 1848 in Berlin, 1852 Habilitation in Göttingen, 1855 Leiter der Chirurgischen Klinik in Bonn. 45

Caré, P.
1686 in Heidelberg Chirurgus, Aufseher des „Hortus Medicus". 21

Chauliac, Guy de (um 1300 — um 1367/1370)
Studium in Montpellier, Bologna und Paris, Arzt in Lyon, Leibarzt der Päpste Clemens VI., Innocenz VI. und Urban V. in Avignon. 118

Chaussier, Francois B. (1746—1828)
Sekretär der Akademie zu Dijon und Professor der Anatomie und Physiologie an der École Centrale de Santé in Paris 1794—1803. Bis 1815 Arzt des Hospice de la Maternité, Professor der Chemie und Arzt an der Polytechnischen Schule. 9

Chelius, Franz von (1822—1899)
Sohn von M. J. von Chelius. Extraordinarius in Heidelberg. 38, 119

Chelius, Maximilian von (1794—1876)
Gründer der Chirurgischen Universitätsklinik Heidelberg und Ordinarius für Chirurgie in Heidelberg 1818—1864. 20, 29—31, 35—42, 45 f., 52, 54 f., 119, 131, 134 f., 138, 140

Chopart, François (1743—1795)
Ab 1771 Professor der Physiologie und Pathologie an der École Pratique in Paris und Mitglied der Académie de Chirurgie. 9, 11, 154

Chrobak, Rudolf (1843—1910)
Gynäkologe an der Wiener Universität, gleichzeitig als praktischer Arzt tätig. 1889—1908 Inhaber des zweiten gynäkologischen Lehrstuhls. 125

Clossmann, Johann Adam (1716—1772)
Anatom an der Kurpfälzisch Chirurgischen Militärschule Mannheim. 16
Conradi, Johann Wilhelm Heinrich (1780—1861)
1805—1814 Professor in Marburg, 1814—1823 Professor der Pathologie und Therapie in Heidelberg, 1823—1853 Professor der Medizinischen Poliklinik und Direktor des Akademischen Krankenhauses in Göttingen. 29, 130 f.
Creutzer, Georg Friedrich (1771—1858)
Philosophie- und Theologiestudium, 1799 Habilitation für Alte Geschichte in Marburg, 1804 o. Professor der Philologie und Alten Geschichte in Heidelberg. 30
Czerny, Vincenz von (1842—1916)
Billroth-Schüler. 1871—77 Ordinarius für Chirurgie in Freiburg, 1877—1906 in Heidelberg, ab 1906 Direktor des Heidelberger Krebsinstitutes, dessen Gründer er war. 7, 13, 31 f., 35, 37, 51, 57—66, 121—124, 146, 150
Désault, Pierre-Joseph (1744—1795)
Chefchirurg in der Charité in Paris, dann ab 1788 am Hôtel-Dieu, ab 1794 Professor der Chirurgie an der École de Santé. 9
Dieffenbach, Johann Friedrich (1792—1847)
1829 Arzt an der Charité in Berlin, 1840 Ordinarius für Chirurgie an der Berliner Universität. 7, 32
Dungern, Emil Frhr. von (1867—1961)
1906 Leiter der wissenschaftlichen Abteilung des Heidelberger Krebsinstitutes, 1913—1918 Direktor des Institutes für Krebsforschung in Hamburg-Eppendorf. 65
Dupuytren, Guillaume Baron de (1778—1835)
Ab 1808 chirurgien en chef am Hôtel-Dieu und ab 1812 Professor der operativen Chirurgie. 38

Eicken, Gerhard Wilhelm von (geb. 1764, Todesjahr unbekannt)
Praktizierte in Mannheim und ab 1796 Hofrat des Herzogs von Pfalz-Zweibrücken. 62
Eiselsberg, Anton Frhr. von (1860—1939)
Billroth-Schüler, 1893 Professor der Chirurgie in Utrecht, 1896 in Königsberg, 1901—1931 Professor der Chirurgie und Direktor der I. Chirurgischen Klinik in Wien. 69
Enderlen, Eugen (1863—1940)
1904 Professor der Chirurgie in Basel, 1907 Würzburg, 1918—33 Ordinarius für Chirurgie in Heidelberg. 35, 77 bis 84, 88 f., 97, 123 f., 146—151
Engelmann, Theodor Wilhelm (1843—1909)
Seit 1871 Professor der allgemeinen Biologie und Histologie in Utrecht, 1888 Lehrstuhl für Physiologie, ab 1897 in Berlin. 69
Erhard, Johann Benjamin (1766—1827)
Studium der Mathematik, Sprachen, Naturwissenschaften und Medizin. Besonderes Interesse für Kant's Philosophie. Praktizierte in Nürnberg und Berlin. 10
Eymer, Heinrich (1883—1966)
1930—1934 Direktor der Universitätsfrauenklinik Heidelberg, 1934—1954 in gleicher Stellung in München. 147
Fabricius Hildanus, Wilhelm (eigentl. Wilhelm Fabry) (1560—1634)
Stadtarzt in Bern. 7, 14
Fischer, Lorenz (1743—1810)
Unterricht in Geburtshilfe an der Kurpfälzisch Chirurgischen Militärschule in Mannheim. 16
Foerster, Otfrid (1873—1941)
1897—1899 an der Salpêtrière in Paris, 1899—1900 Psychiatrische Klinik Breslau, 1921—1938 Ordinarius für Neurologie und Psychiatrie in Breslau. 33, 110, 113

Fourcroy, Antoine-François (1755—1809)
Ab 1784 Professor der Chemie in
Paris. Von Napoleon mit der Ausarbeitung der Dekrete über die Universitäts-Organisation beauftragt. 9

Frank, Johann Peter (1745—1821)
Studierte in Heidelberg. 1784—1786
Professor der Medizinischen Klinik in
Göttingen, ab 1786 Professor in Pavia
und Generaldirektor des Medizinalwesens der Lombardei. Ab 1795 in
Wien. 23 f.

Franke, Carl (1879—1959)
1908—1914 Assistent der Chirurgischen Klinik Heidelberg unter Narath
und Wilms. 123 f.

Frey, Rudolf (geb. 1917)
Ab 1945 Assistent der Chirurgischen
Klinik Heidelberg, seit 1950 Leiter der
Anästhesie-Abteilung, seit 1960 Direktor des Instituts für Anästhesiologie
in Mainz. 126

Freyer, Sir Peter Johnston (1851—1921)
Surgeon an der Queens University of
Ireland und am St. Peters Hospital
for Stone. Führte um 1900 die suprapubische transvesikale Prostatektomie
ein. 91

Friedreich, Nikolaus (1825—1882)
Schüler von Kölliker, Gegenbaur und
Virchow. 1857 Nachfolger Virchows in
Würzburg, 1858—1882 Professor der
Pathologie und Therapie und Direktor
der Medizinischen Klinik in Heidelberg. 47

Friedrich, Paul Leopold (1864—1916)
1903 Ordinarius für Chirurgie in
Greifswald, 1907 in Marburg, 1911
in Königsberg. 87 f., 125

Froehlich
Kurator bei der Universitätsverwaltung zur Zeit von Chelius. 140

Gasser, Emil (1847—1919)
1884—1887 Ordinarius in Bern, 1887
bis 1919 Ordinarius für Anatomie in
Marburg. 79, 84

Gegenbaur, Karl (1826—1903)
Schüler Köllikers und Virchows. Ab
1855 Professor der Anatomie und
Physiologie in Jena, 1873—1901 Ordinarius für Anatomie in Heidelberg. 59

Gmelin, Leopold (1788—1853)
1817—1851 Professor der Medizin und
Chemie in Heidelberg. 29 f.

Goercke (Anf. 19. Jhdt.)
Universitätsinstrumentenmacher,
der das gesamte Instrumentarium von
Chelius' Klinik verfertigt hatte. 135

Goercke, Johann (1750—1822)
1797 Generalchirurg in Berlin, 1795
Gründung der medizinisch-chirurgischen
Pépinière (später: Friedrich-Wilhelm-
Institut). 15

Graefe, Albrecht von (1828—1870)
1857 a. o. Professor und 1866 Professor
der Ophthalmologie in Berlin. 19, 32

Gravius, Ludovicus (1547—1616)
1571 Promotion, 1573 dritte Professur
und wenig später die erste Professur
an der Medizinischen Fakultät in Heidelberg. 20

Gruner, Christian Gottfried (1744—1815)
Einer der Begründer der medizinischhistorischen, vor allem der historischpathologischen Studien. Lehrte an der
Universität Jena. 10

Günther, Gustav Biedermann
(1801—1866)
Gründete in Hamburg eine orthopädische Anstalt und war ab 1837 als
Professor der Chirurgie in Kiel. Ab
1841 in Leipzig. 13

Gussenbauer, Carl (1842—1903)
Billroth-Schüler, 1875 Professor der
Chirurgie in Lüttich, 1878 in Prag.
1894 Nachfolger Billroths in Wien. 60,
69

Hagenmeier, Aloys (1764—1806)
1791 Nachfolger von Simon Leist als

Anatomiedirektor an der Kurpfälzisch-chirurgischen Militärschule in Mannheim. 16

Haller, Albrecht von (1708—1770)
Ab 1729 praktischer Arzt in Bern. 1736—1753 Professor der Anatomie, Chirurgie und Botanik in Göttingen. Gründete die Sozietät der Wissenschaften. 17

Hebra, Ferdinand Ritter von (1816—1880)
Leitete die Hautkrankenabteilung bei Skoda in Wien. Ab 1809 Ordinarius für Dermatologie. 60

Hecker, Karl Friedrich (1812—1878)
Medizinstudium und Promotion in Heidelberg, 1836 Habilitation in Freiburg. Ab 1855 dort Direktor der Chirurgischen Klinik. 60

Heine, Karl Wilhelm Ritter von (1838—1877)
1865 Habilitation bei Weber in Heidelberg, 1867—68 provisorischer Leiter der Chirurgischen Klinik Heidelberg, 1869 o. Professor der Chirurgischen Klinik Innsbruck. 46, 119 f.

Heister, Lorenz (1683—1758)
Holländischer Feldarzt bis 1709, 1710 Professor der Anatomie und Chirurgie in Altdorf, 1719—1730 in Helmstedt. 11, 18, 38

Helferich, Heinrich (1851—1945)
Assistent bei Braune und Thiersch. 1878 Habilitation, 1879 a. o. Professor und Leiter der Chirurgischen Universitätspoliklinik München. 1885 Professor der Chirurgie in Greifswald, 1899 in Kiel als Nachfolger von Esmarchs. 79, 124

Heller, Ernst (1877—1964)
1908 Habilitation in Greifswald, 1920 Chefarzt der Chirurgischen Abteilung von St. Georg in Leipzig. 1947—1950 Professor für Chirurgie in Leipzig. 87

Helmholtz, Hermann Ludwig Ferdinand von (1821—1894)
1849 Professor der Physiologie und Allgemeinen Pathologie in Königsberg, 1855 Professor der Anatomie und Physiologie in Bonn, 1858 Professor der Physiologie in Heidelberg, 1871 Professor der Physik in Berlin. 45, 47

Henle, Friedrich Gustav Jakob (1809—1885)
Schüler von Joh. Müller. Seit 1844 Inhaber des zweiten Lehrstuhls für Anatomie und Physiologie neben Tiedemann in Heidelberg. Ab 1849 Direktor der Anatomischen Anstalt. 1852 bis 1885 Professor der Anatomie in Göttingen. 46

Herczel, Emanuel Frhr. von (1861—1918)
1889 Habilitation unter Czerny, ab 1891 Chirurg in Budapest. 121

Hildebrand, Otto (1858—1927)
1899 Lehrstuhl der Chirurgie in Basel, 1904 Leiter der chirurgischen Abteilung an der Charité in Berlin. 80, 122

Hirschel, Georg (1875—1963)
Ausbildung bei Czerny, Narath, Wilms in Heidelberg. 1907 Habilitation. Später Chefarzt der chirurgischen Abteilung des Josefskrankenhauses Heidelberg. 123

Holtzendorff, Ernst Konrad (1688—1751)
1716 von Friedrich Wilhelm I. zum Generalchirurg und Direktor sämtlicher Chirurgen Preußens ernannt. Bewirkte die Gründung der Anatomiekammer in Berlin, des Collegium medicum chirurgicum und der Charité 1726. 15

Horschitz, Samson
spendete 1827 der Chirurgischen Klinik 400 Gulden. 140

Hotz, Gerhard (1880—1926)
1905—1913 bei Enderlen, 1923—1926 Direktor der Chirurgischen Universitätsklinik Basel. 80, 83 f.

Hueter, Karl (1838—1882)

1863 Assistent bei Virchow, 1865 Habilitation für Chirurgie, 1868 in Rostock und 1869 in Greifswald Direktor der Chirurgischen Klinik. 60

Hunter, John (1728—1793)
1756 Chirurg am St. George Hospital London, 1760—1763 Chirurg bei der englischen Marine. 11

Jackson, Charles T. (1805—1880)
Seit 1833 Arzt in Boston. 55

Jobert (de Lamballe), Antoine-Joseph (1799—1867)
1831 Chirurg des Hospital St. Louis, 1853 Chirurg am Hôtel-Dieu, 1854 Professor in der Medizinischen Fakultät der Universität Paris. 51

Jordan, Max (1864—1909)
1893 Habilitation unter Czerny, 1896 a. o. Professor und Leiter einer chirurgischen Privatklinik in Heidelberg. 121

Juengken, Johann Helfrich (1648—1726)
Medizin- und Theologiestudium (1672 Promotion in Heidelberg). Vielseitige ärztliche Praxis. 21

Just, Otto Heinrich (geb. 1922)
Ab 1962 Anästhesist in Heidelberg. 1963 a.o. Professor und 1967 o. Professor. 105, 116 f.

Kaposi, Hermann (1872—1945/49)
1896—1906 Assistent bei Czerny, 1904 Habilitation. Ab 1906 als Primararzt am St. Josefskrankenhaus in Breslau. 62, 122

Kapp, Wolfgang (1858—1922)
Generallandschaftsdirektor in Königsberg und Schwiegervater von Martin Kirschner. 88

Kern, Vincenz Ritter von (1760—1829)
1795 Wundarzt der Taubstummenschule in Wien, 1805 Professor der praktischen Chirurgie und Klinik an der Universität Wien, 1807 Errichtung des Operateur-Institutes. 38

Kirschner, Martin (1879—1942)
Schüler von Renvers und Payr. 1927

Professor der Chirurgie in Tübingen, 1934—1942 in Heidelberg. 35, 82, 85—94, 97 f., 101, 125, 151

Klar, Ernst (1909—1967)
Schüler von Foerster und v. Weizsäcker. Seit 1947 wissenschaftlicher Assistent an der Chirurgischen Klinik in Heidelberg, seit 1964 Inhaber des Lehrstuhls für Neurochirurgie. 109—111, 113

Kleinschmidt, Karl (geb. 1885)
1914—1928 Assistent in der Chirurgischen Klinik Heidelberg. 1921 Habilitation. 125

Klug, Wilhelm (1889—1940)
1920 bei Enderlen in Heidelberg. 1924 Habilitation. 1933 provisorische Leitung der Chirurgischen Klinik, 1933 als Chefarzt nach Pforzheim. 82, 125

Knapp, Hermann Jakob (1832—1911)
1859 Habilitation unter Chelius in Heidelberg. 1865 a. o. Professor der Augenheilkunde. Seit 1868 in New York. Begründer des Ophthalmic and Aureal Institute. 46

Knauff, Franz (1835—1920)
1861 Habilitation in Heidelberg, 1869 bis 1909 Professor für öffentliche Gesundheitspflege und Gerichtliche Medizin in Heidelberg. 46

Kocher, Theodor (1841—1917)
Schüler von Billroth und v. Langenbeck. Seit 1872 Ordinarius für Chirurgie in Bern. 84

Koelliker, Rudolf Albert (1817—1905)
Schüler von Arnold, Müller und Henle. 1845 Professor der Physiologie und vergleichenden Anatomie in Zürich, ab 1847 in Würzburg. 46

Krehl, Ludolf (1861—1937)
1899 Ordinarius in Marburg, 1900 Greifswald, 1904 Straßburg, 1906—1930 Ordinarius für innere Medizin in Heidelberg. 81, 125

Küster, Ernst (1839—1930)
1871—80 leitender Chirurg des Au-

gusta-Hospitals zu Berlin, 1890—1907 Professor der Chirurgie in Marburg. 53, 79, 124

Küttner, Hermann (1870—1932) Schüler von Bruns. Ordinarius für Chirurgie in Marburg und Breslau. 98

Kußmaul, Adolf (1822—1902) 1850—1853 Arzt in Kandern, 1857 Professor der Medizin in Heidelberg, 1859 in Erlangen, 1863 in Freiburg und 1876—1886 in Straßburg. 29, 40, 60, 64

Lanfranc (gest. vor 1306) Mailänder Chirurg aus der Schule des Wilhelm von Saliceto. Später Chirurg in Lyon, Montpellier und Paris. 3

Langenbeck, Bernhard Rudolph Konrad von (1810—1887) Seit 1848 Professor der Chirurgie in Berlin und Direktor des klinischen Institutes für Chirurgie und Augenheilkunde. 1872 gründete er die Deutsche Gesellschaft für Chirurgie. 19, 32, 48, 54, 60 f., 91, 120, 122

Lapeyronie, François de (1678—1747) Chirurgien major in der Charité in Paris. 1731 Gründung der Académie Royale de Chirurgie. 8

Leichtenstern, Otto (1845—1900) 1871 provisorischer Leiter der Medizinischen Klinik in Tübingen. 1871 Habilitation. 1879—1900 Oberarzt der inneren Abteilung des Städtischen Krankenhauses Köln. 73

Leube, Wilhelm Olivier (1842—1922) 1872—1874 Professor der Medizin in Jena, 1874 Erlangen, 1885—1911 in Würzburg. 80

Lezius, Albert (1903—1953) Schüler von Kirschner, unter dem er sich habilitierte. 1943 Leiter der Chirurgischen Abteilung des Bürgerhospitals Frankfurt, 1947 der Chirurgischen Abteilung des Krankenhauses Lübeck-

Ost. 1950 Ordinarius für Chirurgie in Hamburg. 125

Linder, Fritz (geb. 1912) 1951—1962 Ordinarius für Chirurgie an der Freien Universität Berlin, seit 1962 Professor der Chirurgie und Direktor der Chirurgischen Universitätsklinik Heidelberg. 35, 105—107, 117, 126

Lister, Lord Joseph (1827—1912) Chirurg in Glasgow, Edinburgh und London. Grundlegung einer antiseptischen Wundbehandlung ab 1867. 55, 61, 161

Loder, Justus Christian von (1753—1832) Professor der Anatomie, Chirurgie und Hebammenkunst in Jena, Halle, Königsberg, Petersburg. 1813—1817 Leiter eines großen Hospitals in Moskau. 23

Long, Crawford Williamson (1815—1878) Chirurg in Pennsylvania. Beiträge zur Äthernarkose (1842). 55

Loos, Johann Jacob (1777—1810) 1805—1810 Professor der Medizin in Heidelberg. 25

Lossen, Hermann (1842—1909) 1872 Habilitation unter Simon. 1894 Honorarprofessor. 120

Lurz, Leonhard (geb. 1895) 1925 Habilitation unter Enderlen. 1919—1930 Assistent der Chirurgischen Universitätsklinik Heidelberg. 125

Mai, Franz Anton (1742—1814) 1766 Korrepetitor der Entbindungs- und Hebammenschule Mannheim. 1768 Physikus am Mannheimer Zucht- und Waisenhaus. 1785—1807 Professor der Hebammenkunst in Heidelberg. 16, 23, 25, 29 f., 130

Marcks, Erich (1861—1938) Geschichtsforscher, o. Professor in Freiburg und Leipzig; 1901 in Heidelberg. 37

Maréchal, Jacques-François-André
  (1799—1832)
  1829 Chirurg des Bureau central, 1830
  Agrégé der Fakultät für Anatomie und
  Physiologie. 1831 Chefchirurg am
  Hôpital Necker. 8
Marwedel, Georg (1868—1930)
  1891—1901 Assistent bei Czerny in
  Heidelberg. 1897 Habilitation. Seit
  1901 Chef der Chirurgischen Abteilung
  des Luisenhospitals in Aachen. 62, 122
Mederer von Mederer und Wuthwehr,
  Matthäus (1739—1805)
  1773 Professor der Chirurgie und Ge-
  burtshilfe in Freiburg, seit 1802 Hof-
  rat und Direktor der Tierarzneischule
  Wien. 10
Meyer, Arthur Waldemar (1885—1933)
  Assistent in Heidelberg bei Narath,
  Wilms, Enderlen. 1918 Habilitation.
  Seit 1923 dirigierender Arzt der
  II. Chirurgischen Abteilung des Kran-
  kenhauses Westend-Charlottenburg.
  125
Mondeville, Henri de
  Lehrer der Chirurgie und Anatomie
  Mitte 13. Jahrhunderts in Paris und
  Montpellier. Leibarzt bei Philipp dem
  Schönen. 118
Monro
  Berühmtes Medizinergeschlecht in meh-
  reren Generationen vom 17. bis
  19. Jahrhundert in England. 11
Morton, William Thomas Green
  (1819—1868)
  Zahnarzt in Boston. Demonstrierte
  1846 in Boston sein Anästhesiever-
  fahren. 55
Moser, Franz Xaver (1755—1833)
  1794 a. o. Professor und 1799 bis zu
  seinem Tode Professor der Medizin in
  Heidelberg. 23, 39
Müller, Johannes (1801—1858)
  1830 Professor der Anatomie in Bonn
  (1826 Habilitation), 1833 Professor

der Anatomie und Physiologie in Berlin. 1848 Rektor der Universität Berlin. 45, 47, 54, 118
Naegele, Franz Karl (1778—1851)
  1807 Ruf als Professor für Geburtshilfe nach Heidelberg, 1810 Ordinarius
  und Direktor der Entbindungsanstalt.
  23, 40 f.
Narath, Albert (1864—1924)
  Assistent von Zuckerkandl, Billroth,
  Gussenbauer. 1906—1910 Direktor der
  Chirurgischen Klinik und Ordinarius
  für Chirurgie in Heidelberg. 35, 67
  bis 70, 73, 123, 146, 150
Nebel, Daniel Wilhelm (1664—1733)
  1692 a.o. Professor in Heidelberg. 1695
  Professor der Medizin in Marburg und
  1706 Primarius der Fakultät. 1708
  nach Heidelberg zurückberufen. 23
Nehrkorn, Alexei (1872—1960)
  1896—1904 bei Arnold (Pathologische
  Anatomie) und bei Czerny (Chirurgie)
  in Heidelberg. 1902 Habilitation. Ab
  1904 Chefarzt der Chirurgischen Ab-
  teilung der Städtischen Krankenanstal-
  ten Elberfeld. 62, 122
Neuber, Gustav (1850—1932)
  Seit 1884 Inhaber einer chirurgischen
  Privatklinik in Kiel. 1885 Errichtung
  eines für die antiseptische Wund-
  behandlung besonders eingerichteten
  Hospitals. 62
Nordmann, Otto (1878—1946)
  Leitender Arzt am Auguste-Viktoria-
  Krankenhaus Berlin. Mitherausgeber
  des Handbuches „Die Chirurgie" (mit
  Kirschner). 93 f., 101
Nothnagel, Hermann (1841—1905)
  1872 Ordinarius der Medizinischen
  Poliklinik und Arzneimittellehre in
  Freiburg, 1874 als Ordinarius in Jena
  und 1882 in Wien. 121
Oberdalhoff, Hans (geb. 1909)
  1944 Habilitation in Heidelberg. Seit

1950 a. o. Prof. für Chirurgie an der Universität Heidelberg; seit 1964 Ordinarius und Inhaber des Lehrstuhls für Chirurgie am Klinikum Mannheim. 126

Obermayer, Johann Leonhard (1721—1759)
Promotion in Heidelberg. Professor der Anatomie in Ingolstadt. 1754 Lehrstuhl für Anatomie und Physiologie in Ingolstadt. 9

Obsopaeus (Koch), Johannes (1556—1596)
1585—1596 Professor der Physiologie und Botanik an der Universität Heidelberg. Leibarzt Friedrichs IV. 20 f.

Obsopaeus, Simon (gest. 1619)
1614 dritte Professur an der Medizinischen Fakultät in Heidelberg. 20 f.

Oken, Lorenz (1779—1851)
Naturforscher und Naturphilosoph. Begründer der Versammlung Deutscher Naturforscher und Ärzte (1822). 102

Oppolzer, Johann Ritter von (1808—1871)
1841 Professor der Medizin in Prag und Primarius im Krankenhaus. 1848 klinischer Lehrer am Jakobs-Hospital in Leipzig. 1853 Professor der Medizinischen Klinik und Primarius am Allgemeinen Krankenhaus in Wien. 60

Pagenstecher, Friedrich (1824—1876)
1871 Habilitation unter Simon in Heidelberg. 1872 als praktischer Arzt nach Elberfeld. 120

Paré, Ambroise (um 1510—1590)
Chirurg Heinrichs II. Premier chirurgien bei Karl IX. und Heinrich III. 14

Payr, Erwin (1871—1946)
1899 Habilitation in Graz. 1907 Ordinarius für Chirurgie in Greifswald, 1910 in Königsberg und 1911 in Leipzig. 87, 89, 125

Peaslee, Edmund Randolph (1814—1878)
Professor der Anatomie und Physiologie. 1871 Professur für Gynäkologie im Bowdoin College of Maine und am New York Medical College. 52

Penzholz, Helmut (geb. 1913)
Schüler von Foerster und Stender. 1954 Habilitation im Westend-Krankenhaus in Berlin. 1960 Leiter der Neurochirurgischen Abteilung des Krankenhauses Neukölln. 1968 Ordinarius für Neurochirurgie in Heidelberg. 112 f.

Petersen, Walter (geb. 1867)
1897 Habilitation unter Czerny in Heidelberg. 62, 122

Petit, Jean-Louis (1674—1760)
1692—1700 Chirurg bei der Armee, später in Paris Mâitre en chirurgie. 1731 bei der Gründung der Académie Royale de Chirurgie zu deren Direktor gewählt. 11

Peyer, Johann Konrad (1653—1712)
Studium in Basel und Paris. Anatom der Schaffhauser Schule. 21

Pettenkofer, Wilhelm (geb. 1876)
Assistent bei von Angerer in München (1903—1908). 143

Pflüger, Eduard Friedrich Wilhelm (1829—1910)
1859 Professor der Physiologie in Bonn; Gründer der noch heute erscheinenden Zeitschrift „Pflügers Archiv der gesamten Physiologie der Menschen und der Tiere“. 47

Philippides, Demetrios (geb. 1907)
1939 Habilitation unter Kirschner. Seit 1944 Neurochirurg an der Universität Straßburg. 90

Pott, Percival (1713—1788)
1749—1787 Surgeon am St. Bartholomew's Hospital. Mitglied der Royal Society. 11

Puchelt, Friedrich August Benjamin (1784—1856)
1824—1852 Professor der Pathologie und Direktor der Poliklinik in Heidel-

berg. Seit 1852 Vorlesungen über Geschichte der Medizin. 40 f.

Ramstedt, Conrad (1867—1963)
Chirurg an der Rafael-Klinik in Mün-
ster. Bekannt durch Pyloromoytomie
(Weber-Ramstedt-Operation). 90

Redwitz, Erich Frhr. von (1883—1964)
Assistent bei Eiselsberg und Enderlen.
1921 a. o. Professor in Heidelberg.
1928 Professor der Chirurgie in Bonn.
81, 83, 102, 124

Reichenbach, Hans (1864—1937)
Chirurg in Breslau und Bonn. 62

Reinhardt, Benno Ernst Heinrich
(1819—1852)
Um 1850 Prosektor der Charité als
Nachfolger Virchows, mit dem er seit
1846 das „Archiv für pathologische
Anatomie" herausgab. 46

Remak, Robert (1815—1865)
1843—1847 Assistent von Schönlein,
unter dem er sich 1847 mit einer Son-
dergenehmigung als erster jüdischer
Privatdozent in Berlin habilitierte. 46

Renser
Chef der Internen Abteilung des Städtischen Krankenhauses Moabit. 1905—
1907 Lehrer Kirschners. 87

Richter, August Gottlieb (1742—1812)
1766—1812 Professor der Medizin in
Göttingen. 1780 Leibmedikus und 1782
Hofrat in Göttingen. 9, 11, 18 f.

Roehl, Lars Erik Gerhard (geb. 1920)
1953—1962 Assistent der Chirurgischen
Universitätsklinik Lund, ab 1956 in
der urologischen Abteilung. 1959 Habilitation. Seit 1963 Extraordinarius
in Heidelberg. 1967 o. Professor. 114 f.

Rokitansky, Karl Frhr. von (1804—1878)
1844—1875 Professor der Pathologischen Anatomie in Wien. 1863 Präsident des medizinischen Studiums, 1869
Präsident der Akademie der Wissenschaften. 46

Rost, Franz (1884—1935)
1914 Habilitation in Heidelberg. Seit
1924 leitender Arzt der Chirurgischen
Abteilung des Städtischen Krankenhauses Mannheim. 75, 124 f.

Rudolph, Johann Philipp Julius
(1729—1797)
Nach einer jahrelangen Tätigkeit als
Militärarzt ab 1769 Professor der Medizin und Chirurgie in Erlangen. 9

Ruppaner, Ernst (1876—1951)
1902—1910 bei Hildebrand, Enderlen,
Wilms u. a. im 2. Weltkrieg Militärarzt. Dann Chefarzt des Kantons-
spitals Oberengadin in Samaden. 80

Rust, Johann Nepomuk (1775—1840)
Professor der Anatomie und Geburtshilfe in Olmütz, Wien und Berlin (ab
1815). 38

Sauerbruch, Ferdinand (1875—1951)
Schüler von Langerhans, v. Mikulicz,
Friedrich. 1905 Habilitation in Bres-
lau. 1911 Ordinarius für Chirurgie in
Zürich, 1918 in München, seit 1928 in
Berlin. 70, 81

Scarpa, Antonio (1752—1832)
Schüler von Morgagni. Mit 20 Jahren
Professor der Anatomie und Theoretischen Chirurgie in Modena. 1783—
1803 Professor der Anatomie in Pavia,
gleichzeitig 1787—1912 Professor für
Chirurgie. 11

Schelhammer, Günther Christoph
(1649—1716)
Lebte ab 1679 in Helmstedt, 1689 in
Jena, 1695 Professor der Medizin in
Kiel. 8

Schmidt, Georg Benno (1860—1935)
1886 Habilitation unter Czerny in
Heidelberg, 1902 a. o. Professor. Nach
Lossen Chirurg an der Luisenheilanstalt
(1906—1927). 120 f.

Schmieder, Ludwig (1884—1938)
1913—1938 im Badischen Bezirks-

bauamt, seit 1920 Leiter desselben. Ihm oblag die Bauleitung der Universitätskliniken. 88, 146, 149

Schönlein, Johann Lukas (1793—1864) Internist in Würzburg, Zürich und Berlin. 144

Schuh, Franz (1804—1865) 1836 Professor der Vorbereitungswissenschaften für Chirurgie am Lyceum in Salzburg, 1842 Professor der Chirurgie in Wien. 60

Schwaiger, Max (geb. 1911) Assistent von Bauer in Breslau und Heidelberg. 1949 Habilitation. Seit 1956 Inhaber des zweiten Lehrstuhls für Chirurgie in Köln und Direktor der Chirurgischen Poliklinik, später Marburg, jetzt Freiburg. 126

Schwarz (gest. 1782) Oberamtsphysikus in Heidelberg, 1780 bis 1782 a. o. Professor an der Medizinischen Fakultät in Heidelberg. 22

Siebeck, Richard (1883—1965) 1924 Ordinarius für innere Medizin in Bonn, 1931 in Heidelberg, 1934 in Berlin, 1941—1952 Direktor der Medizinischen Klinik in Heidelberg. 149

Siebold, Karl Kaspar von (1736—1807) 1769—1807 Lehrer der Anatomie, Chirurgie und Geburtsheilkunde an der Hohen Schule zu Würzburg, ab 1766 Leibarzt und Hofrat des Fürsten Georg Carl. 9

Sievers, Roderich (1878—1943) Ausbildung bei Trendelenburg, Wilms und Payr. Chefarzt der Chirurgischen Abteilung der Universitäts-Kinderklinik und des Städtischen Kinderkrankenhauses in Leipzig. 75

Simon, Gustav (1824—1876) 1861 Professor der Chirurgie in Rostock, 1867 in Heidelberg als Nachfolger von O. Weber 31 f., 35, 49 bis 56, 61, 120, 122, 140

Stender, Arist (geb. 1903) Neurochirurg. 1949 a. o. Professor der Freien Universität Berlin, 1950 Ordinarius. 110, 113

Strempel, Karl Friedrich (1800—1872) Seit 1824 praktischer Arzt in Schwerin, 1826 in Rostock Professor der Medizin und Stadtphysikus, ab 1830 Mitglied der Medizinalkommission und Direktor der Medizinisch-Chirurgischen Klinik. 51

Stricker, Salomon (1834—1898) 1868 Professor der experimentellen Pathologie, 1872 Ernennung zum ordentlichen Professor in Wien. 60

Stromeyer, Georg Friedrich Louis (1804—1876) 1838—1841 Chirurg in Erlangen, 1841/42 in München, 1842—1848 in Freiburg, 1848 Nachfolger von Langenbeck in Kiel und zugleich Generalstabsarzt der Schleswig-Holsteinischen Armee. 32, 60, 124

Syme, James (1799—1870) Chirurg in London und Edinburgh. Schwiegervater von Lord Lister. 119

Thiersch, Karl (1822—1895) 1850 Arzt im Schleswig-holsteinschen Krieg, 1854 Professor der Chirurgie in Erlangen, 1867 in Leipzig. Konsultierender Armeearzt im Deutsch-französischen Kriege. 60, 82, 124, 155

Tiedemann, Friedrich (1781—1861) 1816 Professor der Zoologie, Anatomie und Physiologie in Heidelberg. 29 f., 161 f., 165

Trendelenburg, Friedrich (1844—1924) 1875—1882 Ordinarius für Chirurgie in Rostock, 1882—1895 in Bonn, 1895 bis 1911 Ordinarius in Leipzig. 73, 91

Valentin, Bruno (geb. 1885) 1922—1924 bei Enderlen, wo er sich 1923 habilitierte. 1924—1936 Chefarzt der Orthopädischen Klinik Anna-Stift in Hannover-Kleefeld und Landeskrüppelarzt der Provinz Hannover. 125

Vermale, Raymond de
Im 18. Jhdt. Oberwundarzt des Kurfürsten von der Pfalz. 16

Vierordt, Karl von (1818—1884)
1849 Professor für theoretische Medizin in Tübingen, ab 1853 Physiologie als Hauptkolleg und 1855 Professor der Physiologie und Direktor des Physiologischen Institutes. 32

Virchow, Rudolf (1821—1902)
1849 Professor der Pathologischen Anatomie in Würzburg, 1856 Berlin. 24, 45 f., 52

Voelcker, Fritz (1872—1955)
Assistent in Frankenthal und Heidelberg, wo er sich 1902 unter Czerny habilitierte. 1910—1918 Leiter der Chirurgischen Poliklinik. 59, 62—64, 66, 122 f.

Volhard, Franz (1872—1950)
1905 leitender Internist der Städtischen Krankenanstalten Mannheim, 1918 Professor der Inneren Medizin in Halle, ab 1927 in Frankfurt. 107

Volkmann, Richard von (1830—1889)
1867 Professor der Chirurgie in Halle. Im Kriege 1866 und 1870/71 Kriegschirurg. 53, 60, 120

Vulpius, Oscar (1867—1936)
1891—1896 Assistent bei Czerny in Heidelberg, 1894 Habilitation, 1902 a. o. Professor, ab 1896 leitender Arzt der Freiluftklinik Sanatorium Solbad Rappenau. 121 f.

Wachsmuth, Werner (geb. 1900)
1925—1928 bei Enderlen in Heidelberg, 1928—1934 bei v. Redwitz in Bonn. Heute Professor der Chirurgie und Direktor der Chirurgischen Universitätsklinik in Würzburg. 84, 124 f.

Walther, Philipp Franz von (1782—1849)
1804 Professor der Physiologie und Chirurgie in Landshut, 1818 in Bonn. 30 f., 37

Wasielewski, Theodor von (1868—1941)
1903 Habilitation in Berlin, 1907 a. o. Professor in Heidelberg und Leiter der wissenschaftlichen Abteilung des Institutes für Krebsforschung. 1916 Professor der Hygiene in Rostock. 65

Weber, Karl Otto (1827—1867)
1857 in Bonn Professor der Pathologischen Anatomie und Leiter der chirurgischen Abteilung des Evangelischen Spitals. 1865—1867 Professor der Chirurgie in Heidelberg als Nachfolger von Chelius. 31, 35, 43—48, 55, 119 f., 140, 144 f.

Weber, Wilhelm (geb. 1872)
Ausbildung in Berlin. Zuletzt Chefarzt des Städtischen Krankenhauses Friedrichsstadt in Dresden. Zusammen mit Ramstedt ein neues Operationsverfahren bei angeborener Pylorusstenose. 90

Weizsäcker, Viktor von (1886—1957)
Bis 1923 Assistent bei Krehl, 1917 Habilitation. Ab 1920 Leiter der Nervenklinik in Heidelberg. 1941 als Nachfolger von Foerster nach Breslau. Von 1945—1952 Lehrstuhl für „Allgemeine Klinische Medizin" in Heidelberg. 33, 110

Wells, Horace (1815—1848)
Zahnarzt in Hartford. 1844 erster Versuch zur Narkotisierung mit Lachgas. 55

Wells, Sir Thomas Spencer (1818—1897)
Ab 1841 Chirurg bei der königlichen Marine in England. 52

Wepfer, Johann Jakob (1620—1695)
1647 Promotion in Basel, im gleichen Jahr Anstellung als Stadtphysikus in Schaffhausen. 21

Werner, Richard (1875—1943)
1906 Habilitation unter Czerny, 1912 a. o. Professor, 1916—1934 Professor

der Chirurgie und Direktor des Samariterhauses (Klinische Abteilung des Institutes für Krebsforschung) als Nachfolger Czernys. 1934 Emigration. 1934—1943 Direktor der Krebsforschungsanstalt in Brünn. 122

Wilms, Max (1867—1918)
1907 Ordinarius für Chirurgie in Basel, 1910 in Heidelberg. 35, 71—76, 81, 123 f., 146, 150

Winter
1805—1816 Prosektor in der Heidelberger Anatomie unter Ackermann und Tiedemann, 1817—1820 Gehilfe in der neu errichteten Chirurgischen Klinik unter Chelius. 135

Winter, Anton (1734—1804)
Oberstabschirurg und Prosektor an der Kurpfälzisch Chirurgischen Militärschule in Mannheim. 16

Wolcott, Erastus Bradley (1804—1880)
1835 Armeechirurg in Amerika. 1839 praktischer Arzt in Milwaukee/Wisc. 52

Wossidlo, Hans Richard (1854—1918)
1883 als praktischer Arzt nach Afrika. 1892 Facharzt für Urologie in Wiesbaden und Dresden, seit 1896 in Berlin. 123

Wuertz, Felix (um 1500/1510—1590/96)
Wundarzt in Zürich. 14

Wullstein, Ludwig (1864—1930)
1913 Chefarzt am Krankenhaus „Bergmannsheil" in Bochum, 1918 Praxis für Chirurgie und Orthopädie in Essen. 75

Wutzer, Karl Wilhelm (1789—1863)
1830 Professor der Chirurgie in Halle, 1833—1855 in Bonn. 45, 47

Zenker, Rudolf (geb. 1903)
Assistent von Kirschner in Tübingen und Heidelberg, 1937 Habilitation. 1943—51 Chefarzt und ärztlicher Direktor der Chirurgischen Abteilung der Städtischen Krankenanstalten Mannheim. 1951 Ordinarius in Marburg, seit 1958 in München. 125

Zuckerkandl, Emil (1849—1910)
Schüler von Hyrtl, Rokitansky, Langer. 1879 a. o. Professor der Anatomie, 1882 Ordinarius in Graz, 1888—1910 Professor der Anatomie in Wien. 69

Zukschwerdt, Ludwig (geb. 1902)
1931 Habilitation in Heidelberg, 1941 Ordinarius für Chirurgie in Straßburg, jetzt Professor der Chirurgie und Direktor der Chirurgischen Universitätsklinik in Hamburg-Eppendorf. 84, 124 f.

Herstellung: Konrad Triltsch, Graphischer Betrieb, Würzburg

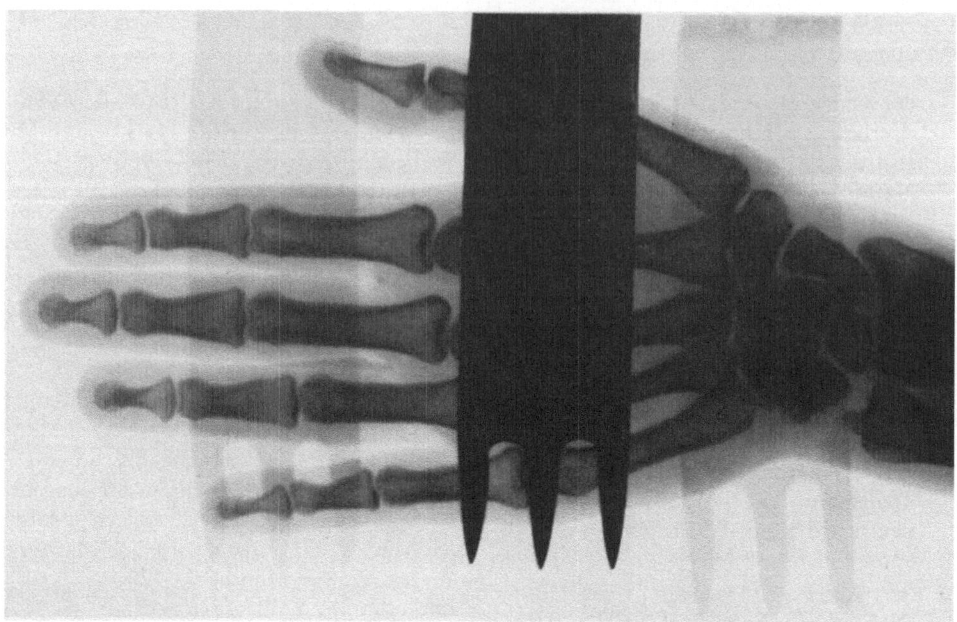

Die BASF-Gruppe erzielt mit ihren europäischen und überseeischen Produktionsstätten einen Umsatz von 5 Milliarden DM. Sie sieht ihre Aufgabe in der Entwicklung einer breiten Palette von chemischen Erzeugnissen, die an Verbraucher ·und einen großen Kreis von Verarbeitern aus der Industrie gehen. In den Laboratorien und Versuchsanlagen der BASF sind etwa 9000 Mitarbeiter tätig – darunter über 900 mit naturwissenschaftlicher Hochschulausbildung. Etwa 5 Prozent des Unternehmensumsatzes werden für Forschung ausgegeben. Der Schritt der BASF in das Pharmagebiet ist seit Jahren durch die langfristige Forschungsplanung vorgezeichnet.

Grundlegend neue Verfahren für die Herstellung der Vitamine A und E konnten bereits technisch realisiert werden. Weitere Arbeiten auf dem Gebiet der Vitamine und Pharmaprodukte sind angelegt. Das pharmakologische Laboratorium ist auf eine breite Screening-Testung ausgelegt und eine Reihe von pharmazeutischen Spezialitäten konnte in den letzten Jahren an namhafte deutsche Arzneimittelfirmen lizenziert werden. Der Erwerb der Nordmark-Werke GmbH, Hamburg, hat einen zusätzlichen Weg zur Erweiterung unseres Pharmabereiches geöffnet. Mit den besten Wünschen zum Erfolg des Chirurgenkongresses dürfen wir heute diese Information übermitteln.

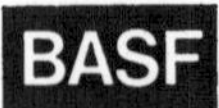

im Dienste des Lebens

50 JAHRE
HEIDELBERGER „CHIRURGIE"

Aus Anlaß des Jubiläums
des Gebäudes der Chirurgischen Klinik (bezogen 1939)

Mit Beiträgen von
Fritz Linder, Christian Herfarth
und Peter Anselm Riedl

Springer-Verlag

50 Jahre Heidelberger „Chirurgie"

DER WANDEL DER CHIRURGIE ZWISCHEN 1945 UND 1980

Von Fritz Linder

Die 50 Jahre alte Kirschner Klinik bietet mehr als einen willkommenen Anlaß, die chirurgische Historie dieser Zeitspanne ein wenig Revue passieren zu lassen. Herr Prof. Riedl hat in der Jubiläumsschrift Semper Apertus – ebenso wie heute – schon das architektonische Werk von Oberbaurat Ludwig Schmieder und Martin Kirschner gewürdigt.

Trotzdem sollen einige Punkte aus beiden Regionen angefügt werden. Zunächst Ludwig Schmieder, der von der Universität Heidelberg mit dem seltenen Dr. h.c. geehrt wurde. Er hat sich als Leiter des Hochbauamtes und Schöpfer des Generalbebauungsplans im Neuenheimer Feld seine mannigfaltigen Aufgaben nicht leicht gemacht. Eine umfangreiche Besuchsreise zu amerikanischen Medical Centers veranlaßte seinen progressiven Plan, die Chirurgie im Bergheimer Gelände durch ein Hochhaus noch einmal flott zu machen. Allein der Gemeinderat versagte 1929 seine Zustimmung. Schmieders Fahrt erinnert übrigens an die spätere ministerielle Abordnung von Baden-Württemberg, die 1964 auf Anregung von Wilhelm Hahn transatlantisch die Struktur und Architektur moderner amerikanischer Kliniken studiert hat.

Lassen Sie aber auch mich zur Vervollständigung der Historie noch ein wenig weiter zurückblenden. Eine Chirurgische Klinik gab es in Heidelberg tatsächlich erst seit 1818. Zunächst – im Dominikanerkloster – aber nur für einige Monate, bis der junge badische Militärarzt Maximilian (von) Chelius (Abb. 1), schließlich als Ordinarius, in den Weinbrennerbau im Marstall (jetzt Mensa) einzog. Dort fand sich fast eine moderne medizinische Konzeption: Chirurgie, Innere, Geburtshilfe und Haut, alle unter einem Dach, wodurch die interdisziplinäre Arbeit schon damals erleichtert werden konnte.

Der nächste Umzug erfolgte 1844 in des Jesuitenkloster; in ein Gebäude, das wegen seiner unhygienischen Situation von vornherein unmöglich war. Trotz-

---

* Vortrag anläßlich der 50-Jahrfeier der neuen Chirurgischen Universitätsklinik Heidelberg am 30. Juni 1989 im Neuenheimer Feld veranstaltet von den Fakultäten I und II für Klinische Medizin. Die beiden folgenden Beiträge von Ch. Herfarth und P. A. Riedl wurden bei derselben Veranstaltung vorgetragen.

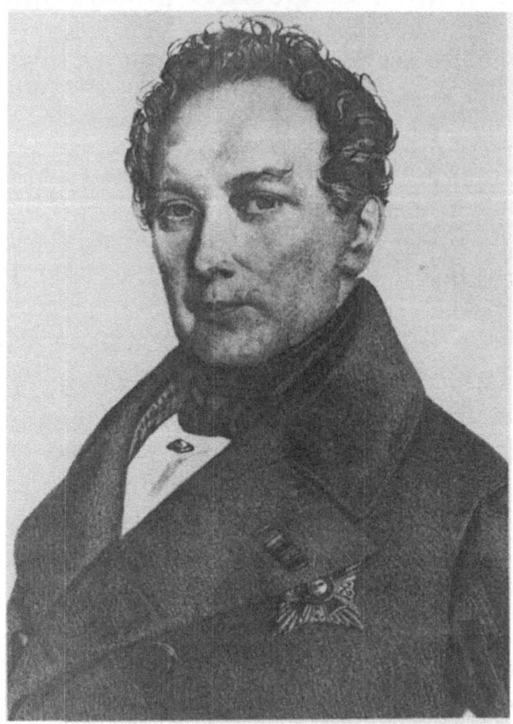

Abb. 1. Maximilian Joseph von Chelius

dem hat Simon dort die erste Nierenexstirpation (1869) auf der Welt durchgeführt und so aus der zum Operationssaal umgerüsteten Kapelle einen chirurgischen Wallfahrtsort geschaffen. Im 150. Jubiläumsjahr der Photographie
überhaupt mag es erlaubt sein, heute wieder einmal ein Bild der ersten Patientin
zu zeigen. Sie gehörte schließlich wegen der so zahlreich erbetenen Demonstrationen vor Chirurgen aus dem In- und Ausland dem klinischen Hauspersonal
an.

Die Bergheimer Chirurgie von 1876 bis 1939 dürfte ebenfalls unsagbar insuf-
fizient gewesen sein: Krankentransporte durchs Freie, keine Aufzüge, keine
Vorbereitungsräume! Zahlreiche Denkschriften von Fakultät und Rektorat,
ebenso wie von auswärtigen Fachvertretern, bezeichneten die Heidelberger
Chirurgie schlechthin als beklagenswert – trotz ihrer glanzvollen Leistungen
unter Persönlichkeiten wie Vincenz Czerny (Abb. 2, 1890), Wilms, Enderlen
u.a. Als Kontrast sei ein neuer OP-Saal aus den 60er Jahren mit extrakorpora-
lem Kreislauf und Monitoren gezeigt (Abb. 3). Erst als Kirschner (Tübingen)
einen Ruf nach Heidelberg wegen der baulichen Misere ablehnte und dann im
Vertrauen auf eine Neubauzusage aber doch den zweiten Ruf 1934 annahm,
begann eine fünfte Bauetappe, in der wir uns – wenigstens partiell – eigentlich
immer noch befinden.

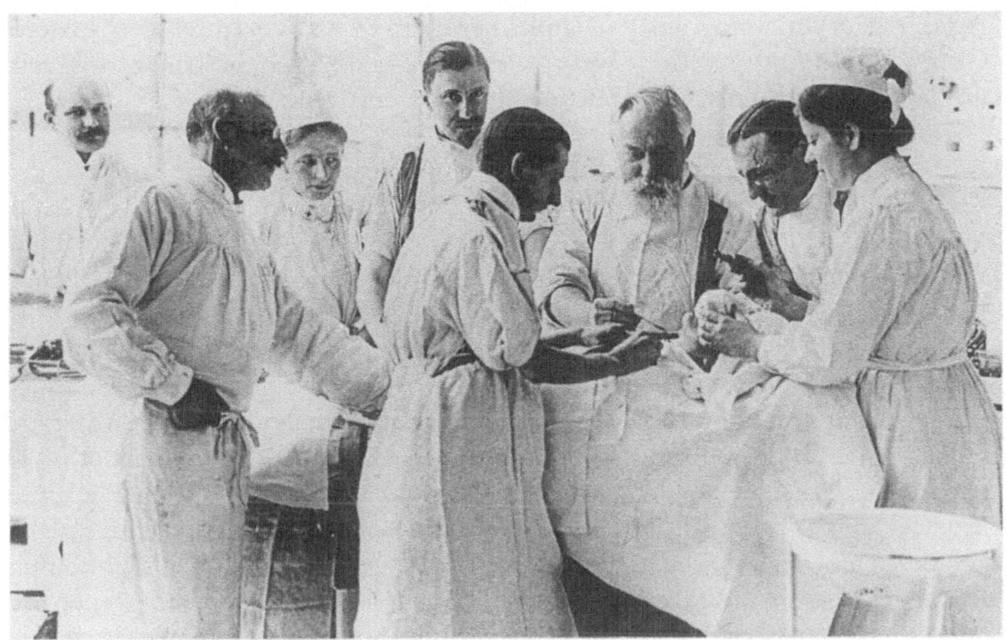

Abb. 2. Vincenz Czerny mit seiner Operationsgruppe im Jahre 1890

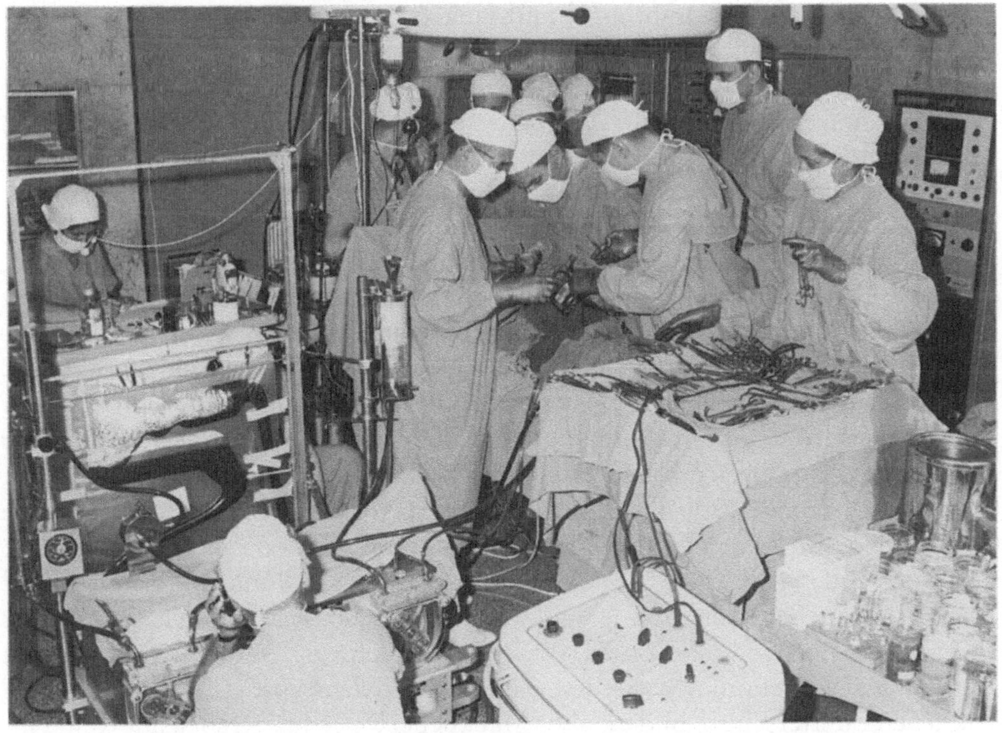

Abb. 3. Moderner Operationsraum. Intracardialer Eingriff mit Hilfe des extrakorporalen Kreislaufes

Was war geschehen? In der Zwischenzeit hatte Oberbaurat Schmieder den Beginn der Verlegung ins Neuenheimer Feld – als Vorläufer des späteren Gesamtklinikums – mit der Chirurgie durchgesetzt. Auch die Universität hatte ihr Ja-Wort gegeben. Ein bezeichnender Satz lief freilich um:

> „Skalpell und Retorte aufs Neuenheimer Feld,
> aber der Geist muß in der Stadt bleiben."

Wissenswert auch der finanzielle Ansatz für das neue chirurgische Gebäude: 5 Millionen RM, die nicht um eine Mark überschritten wurden.

Und nun zu Martin Kirschner selbst (Abb. 4). Wie so mancher Chirurg in Breslau geboren, hatten sich schon mehrere Vorfahren seit dem 18. Jahrhundert dem gleichen Beruf gewidmet. Eine Ausnahme machte der juristische Vater, der schließlich den Posten eines Oberbürgermeisters im Kaiserlichen Berlin erreichte. M. Kirschners Fleiß und Gewissenhaftigkeit, sein klarer Blick und Intellekt müssen einmalig gewesen sein. Seine bemerkenswerte technische Begabung schlug sich z. B. schon in der OP-Ausstattung wie auch in den komplizierten fahrbaren Notfallwagen nieder. Auch die Musik spielte wegen der regionalen Spinalanaesthesie eine gewisse Rolle. So gehörte z. B. der Hohenfriedeberger Marsch zum Repertoire für Eingriffe bei älteren Offizieren oder Rosamundes Ballettmusik zur Befriedung zarterer Damen. Weiterhin waren die Extensionsgeräte, der Drahtnagel und viele operative Leistungen wie die pulmonale Lappenresektion, die Embolektomie bei fulminanter Lungenembolie, der Oesophagusersatz (Magenhochzug) oder der Zielbügel für das Ganglion Gasseri kennzeichnend.

Die Heidelberger „Wunderklinik" (wie sie in vielen Zeitungen und Zeitschriften damals genannt wurde) war Kirschners drittes klinisches Bauobjekt:

1. Umbau in Königsberg 1921 nach Payr und Friedrich, dann
2. Tübingen 1927, wo ein beachtliches Hochhaus mit 9 Stockwerken entstand, in dessen Fundament als besonders stabiles Element ein Band seiner frischen „Operationslehre" eingemauert wurde. Schließlich als
3. der jetzige Bau, in dem wir auch heute noch befriedigend arbeiten können.

Der Umzug vom Bergheimer Gelände erfolgte am 3. Juli 1939 im Rahmen einer militärischen Übung, deren Leitung unter dem ersten Oberarzt Rudolf Zenker zusammen mit Schwestern und Pflegern sowie der Mithilfe einer Heereseinheit ablief. Der nahende Krieg warf seine Schatten voraus, wobei retrospektiv die Klinik am Kriegsende noch gnädig davongekommen war. Das friedensmäßige Weiß der äußeren Fassade wechselte zwar bald in ein dunkles Tarngrün und unter Nutzung der Kellerräume und Zwischengeschosse konnten maximal über die vorgesehenen Betten von ca. 400 oftmals mehr als 700–800 Kranke und Verwundete aufgenommen werden. Zahlreiche Zwischenwände konnten einen leidlichen Splitterschutz bilden, aber glücklicherweise bis Kriegsende kein einziger direkter Treffer! Nur Glassplitter gab es durch den Abschuß einer sicher zu nahe aufgestellten Flakbatterie. Ein kleiner Lichtblick war der landwirt-

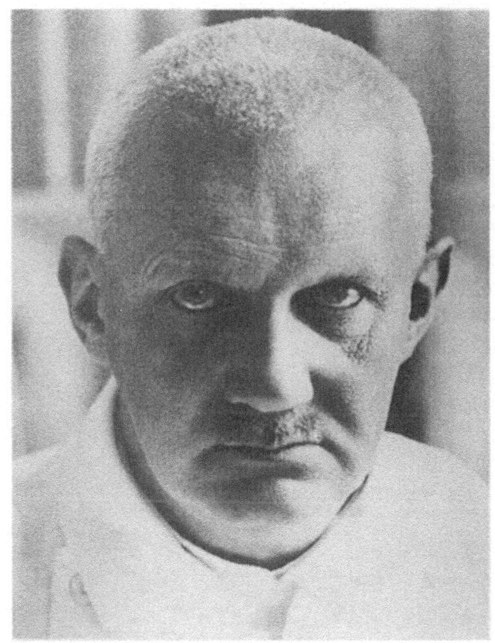

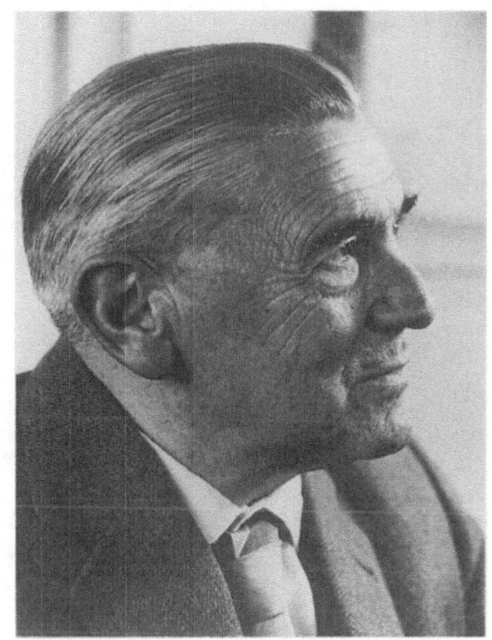

Abb. 4. Martin Kirschner 1933–1942   Abb. 5. Karl Heinrich Bauer 1943–1962

schaftlich bis zum Neckar genutzte Klinikgarten; oftmals auch in der mageren Nachkriegszeit noch ein willkommener nächtlicher Jagdgrund für manches Familienoberhaupt, das als Beute Kohlköpfe, Äpfel, Birnen oder Quitten finden konnte.

Am 30. August 1942 starb Martin Kirschner in seiner Heidelberger Klinik mit nur 63 Jahren. Es handelte sich um eine unheilbare bösartige Erkrankung, für die jede Hilfe zu spät kam.

Sein Nachfolger war auf Wunsch der Fakultät der 53jährige K. H. Bauer, der letztlich aus der renommierten früheren Mikulicz-Klinik in Breslau (1933–1943) kam (Abb. 5).

Bauer stammte aus Schwärzdorf in Oberfranken. Mit seinen Anlagen reifte eine Persönlichkeit von beispielhaftem Fleiß, größtem Organisationstalent und Intellekt sowie unbeugsamem Charakter heran. Nach humanistischem Abitur studierte er vorwiegend an Bayerischen Universitäten und war nach 1914, seinem Approbationsjahr, als Truppenarzt im Westen bis zum Kriegsende trotz mehrfacher eigener Verwundungen und Verschüttungen tätig. Bei Aschoff begann er 1919 eine fruchtbare pathologisch-anatomische Zeit, die bei Stich in Göttingen seine wissenschaftlichen Arbeiten von der Erbbiologie bis zur Onkologie sehr schnell ins Laufen brachte. Das letztere Thema ließ u. a. sein monumentales „Krebsproblem" (mit zwei Auflagen) entstehen. Es dürfte kein zweites Werk in der Weltliteratur geben, das, von einem Arzt allein geschrieben, so unendlich viele klinische Anregungen bietet. Ebenso wie Czerny bestimmte

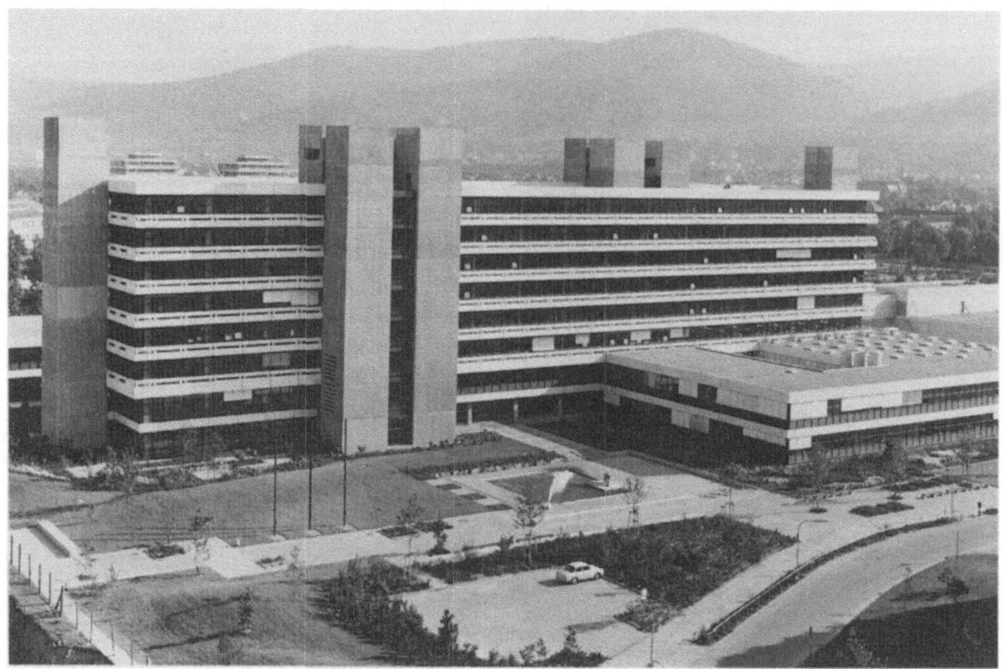

Abb. 6. Das Deutsche Krebsforschungszentrum, das ab 1964 auf Initiative von K. H. Bauer
errichtet wurde

K. H. Bauer die spätere onkologische Schiene der Klinik, die in dem großartigen DKFZ (Abb. 6) gipfelte.

Weiterhin wurde die experimentelle Arbeit (z. B. mit dem Benzpyren-Krebs
oder dem Studium und Verbot des radioaktiven Thorotrast) ebenso wie die
operative Technik in der Heidelberger Klinik durch K. H. Bauer in mannigfa-
cher Weise bereichert. Hier sei nur die freihändige Koagulation von Ganglion
Gasseri und Hypophyse (rund 3000 Fälle) genannt, die Sehnenplastik bei irreparabler Radiuslähmung oder seine Modifikation des sensiblen Krukenberg-
Greifarmes besonders für Verwundete mit doppelseitigem Hand- und Augen-
verlust. Immer galt für ihn das Prinzip, mit dem kleinsten Eingriff den größten
Effekt zu erreichen.

Weiterhin lag ihm neben der Behandlung auch die Verhütung des Verkehrs-
unfalles am Herzen. Weniger bekannt ist seine Anregung zur gesetzlichen
Geschwindigkeitsbegrenzung innerorts, die schon nach einem Jahr einen deutlichen Abfall der tödlichen Straßenopfer brachte. Ebenso waren die heute
obligaten Schutzhelme der Motorradfahrer weitgehend das Werk seines unermüdlichen Drängens.

Zu seinen zahlreichen Initiativen gehörte in der unmittelbaren Nachkriegszeit auch die erfolgreiche Aufhebung der amerikanischen Requisitation der
unversehrten Chirurgischen Klinik. Trotz der Unterschrift von Eisenhower
erreichte K. H. Bauer mehrmals unter energischem Hinweis auf die Genfer

Konvention die Freigabe der Klinik zum Schutze der so zahlreichen transportunfähigen Patienten.

Die beiden amerikanischen Befehlsüberbringer, die Professoren Oliver Cope (der Endokrin-Chirurg von Boston) und Frank Gerbode (der Herzchirurg von San Francisco) haben noch später wiederholt diese Begegnung als den Wiederbeginn der kollegialen Freundschaft bezeichnet. Hieraus erwuchs allmählich der chirurgische Wissensaustausch in beide transatlantischen Richtungen, der bis heute mehr als drei Dutzend deutscher Chirurgen aus Berlin und Heidelberg mit modernstem Wissen zurückkehren ließ. Eine der ersten humanitären Taten nach dem Kriege war übrigens die temporäre Überlassung eines Intubationsbestecks aus dem hiesigen amerikanischen „Station Hospital", das von einem Werkmeister des damaligen K.W.I.-Labors in einer Nacht nachgebaut wurde.

Nicht minder hervorstechend war Bauers Übernahme von Klinischem Dekanat und Rektorat, durch die letztlich die Ruperto Carola als erste im bizonalen Rumpf-Deutschland am 15. 8. 1945 wieder eröffnet werden konnte.

Was dies für die heimkehrenden Studenten in ihren oft noch abgetragenen Uniformen mit den so typischen Holzknöpfen bedeutete, war unbeschreiblich: endlich wieder Hoffnung auf ein erreichbares Lebensziel. Und all dies für Bauer neben seiner akademischen Bürde mit einem schweren täglichen Operationsprogramm! Auch ihm blieb dazu eine heimtückische, aber zunächst noch operable Erkrankung (1946) nicht erspart, die wohlvorbereitet mit Transfusionen – z. T. von Fakultätskollegen – zu einer glücklichen chirurgischen Heilung mit langjähriger erfolgreicher Tätigkeit gebracht werden konnte. Erst 30 Jahre später traf ihn eine unabhängige Erkrankung der gleichen Art, der er fast bis zum Ende (1962) in steter Arbeit zu widerstehen versuchte.

Der Nachfolger K. H. Bauers (ab 1962) war noch sein eigener Schüler, der mit Glück im Juni 1945 seinen Hauptverbandsplatz von der Görlitzer Neisse in die amerikanische Zone überführen konnte. Auch er war in Breslau geboren und schon dort bei seinem Lehrer ab 1938 – mit Ausnahme von 6 Kriegsjahren – in die Chirurgie eingetreten.

Stärker betont wurde jetzt der Zeit entsprechend der physiologische Trend unseres Faches, wozu die Mithilfe des Pharmakologen O. Eichler in klinikeigenen Laborräumen besonders dienlich war. Das modernere Armamentarium bestand einmal in einer verfeinerten präoperativen Diagnostik sowie in mannigfachen Fortschritten der intra- und postoperativen Vor- und Nachsorge (Abb. 7 und 8). Als gezieltes Beispiel möge nur die moderne Herzchirurgie gelten, die von mehreren anglo-amerikanischen Gastkollegen unterstützt wurde. Seit 1952 wurden so am geschlossenen und offenen Herzen bis zum Ende des Jahres 1980 – schließlich in einer selbständigen Abteilung – 20 000 cardiale Eingriffe durchgeführt. Ebenso erwähnt werden müssen die 1000 Nierentransplantationen der Urologen sowie die Verpflanzung von Leber und Herz, denen vielleicht auch bald das Pankreas folgen wird. Ebenso ist die autoplastische NNR-Transplantation nach bilateraler adrenaler Exstirpation ein originärer Fortschritt gewesen, bevor das Cortison (nach 1952), besonders für DDR-Patienten, noch nicht

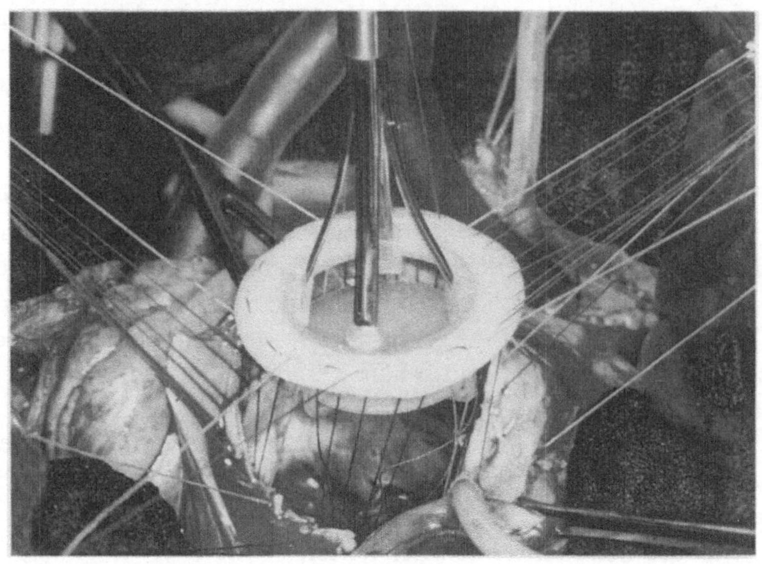

Abb. 7. Ersatz einer insuffizienten Mitralklappe

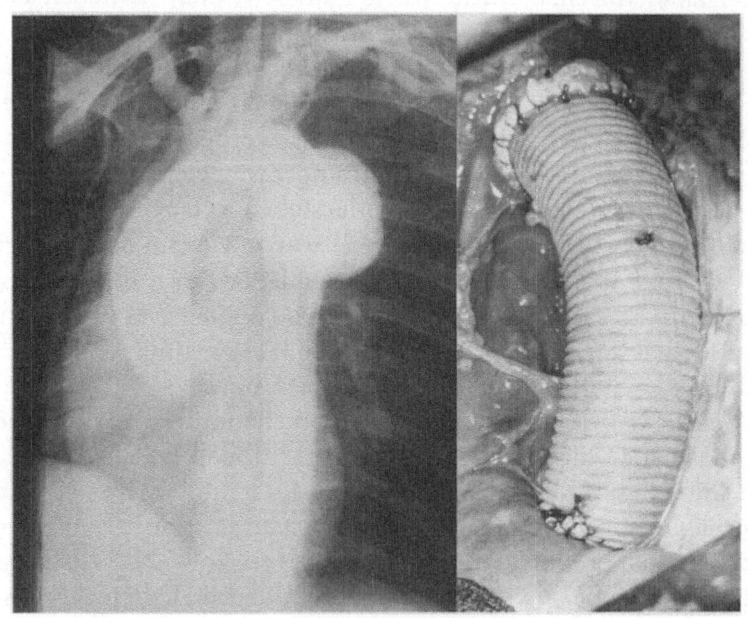

Abb. 8. Traumatisches Aortenaneurysma, durch Kunststoff-Prothese ersetzt

so unbegrenzt zur Verfügung stand. Eine frühe Kooperation mit dem benachbarten Max-Planck-Institut können die zusammen mit Schwaiger durchgeführten Isotopenmessungen der peripheren Durchblutung belegen. Auch Jod 131
zur Behandlung des Schilddrüsencarcinoms erhielten wir dank der Gruppe um
Nobelpreisträger Bothe direkt aus England, nachdem ein deutscher Mißbrauch

der Atomphysik entsprechend der Auflage von Otto Hahn für unglaubwürdig angesehen werden konnte.

Aber jetzt noch einmal zurück zur baulichen Fortentwicklung, an die erst 20 Jahre nach Kriegsende richtig herangegangen werden konnte. Zur Behebung der Raumnot diente einmal die Vermehrung der OP-Säle von 5 auf 15, denen dank der primären Planung Kirschners jeweils ein gegenüberliegender Raum der Narkose zugeordnet werden konnte. Ebenso ein Stockwerk höher ausreichende Umkleideräume entsprechend den modernsten Anforderungen der Asepsis. Die noch vorhandenen Patientensäle wurden ebenfalls bald unter Hinzunahme der Balkone in kleinere Einheiten (3 bis 5 Betten) unterteilt. Für die Pflege (Essensausgabe, Saalgymnastik etc.) wurde dieser Umbau freilich nicht nur als Vorteil angesehen, jedoch die sog. Lebensqualität verlangte dies auch im Krankenhaus für Erwachsene, ebenso wie das „Rooming in" bei den Kindern.

Laut Berufungsvereinbarung sollte parallel zum Behandlungsbau und der Straße ein ähnlicher Längstrakt von Ost nach West errichtet werden, um zeitentsprechend weiteren Raum für neue Abteilungen zu schaffen. Durch die Rezession von 1966 schrumpfte freilich dieses Projekt auf einen Kubus zu-

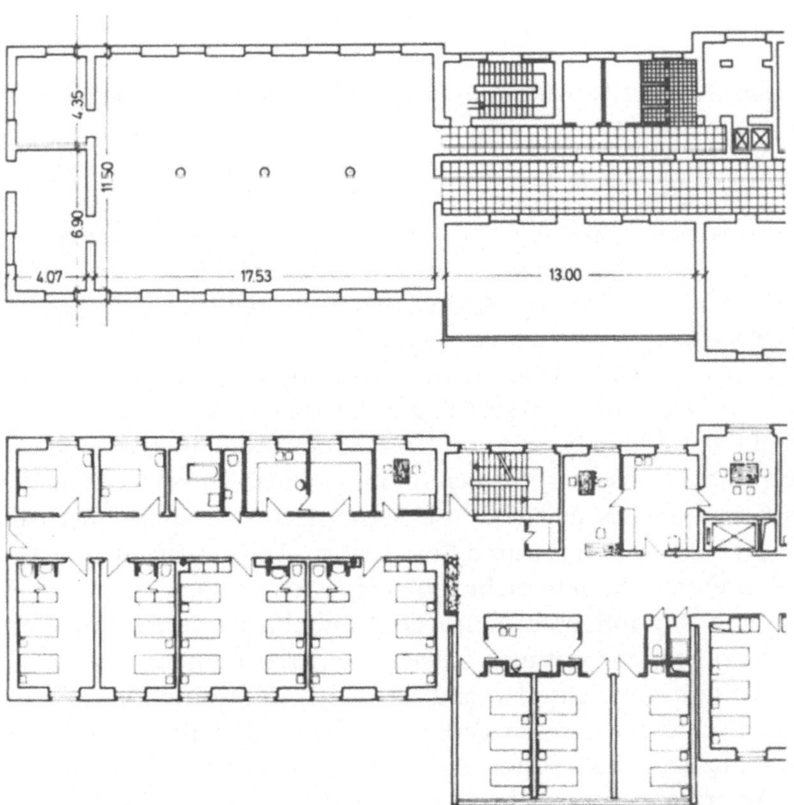

Abb. 9. Saalunterteilung in kleinere Krankenzimmer nach 1962

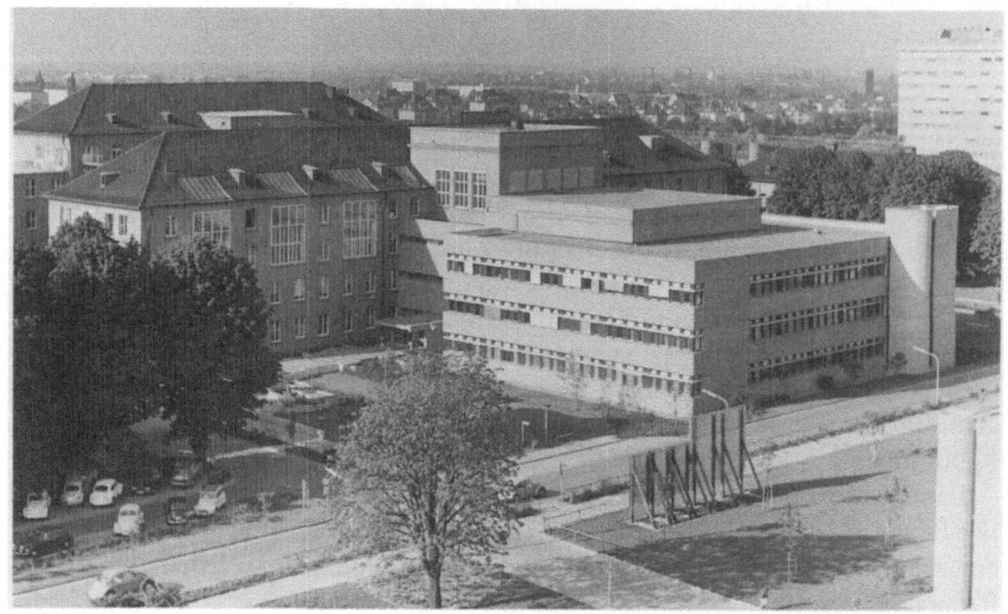

Abb. 10. Erweiterungsbau ab 1966 an der Nordseite der Klinik

sammen (Abb. 10), der für die Poliklinik, die Urologie, die Herzchirurgie, die Anaesthesie und die Intensivpflege verschiedener Grade willkommenen Zuwachs brachte. Die verbaute Summe für die genannten Objekte belief sich immerhin auf 44 Mio. DM in rund 20 Jahren, wozu auch noch der Ausbau der Kinderchirurgischen Abteilung kam. Bemerkenswert eine Gegenüberstellung zur genannten Gesamtbausumme von 1939 mit 5 Mio. RM. Hinzuzählen muß man auch noch 5 Mio. DM, die Mildred Scheel für die Einrichtung der Chirurgischen Psychosozialen Nachsorge gespendet hat.

Die beschriebene Erweiterung der Klinik ermöglichte ab 1962, in Anlehnung an ausländische Department-Systeme, die allmähliche Vermehrung von 1 auf 8 ordentliche Lehrstuhlinhaber mit entsprechenden Abteilungen, zu denen noch eine Reihe von Sektionsleitern kamen (Abb. 11). Daß an keine totale Fragmentation des Gesamtfaches gedacht war, sollte nach häufigem amerikanischem Vorbild auch für die Zukunft durch Rotation der Assistenten entsprechend dem „Residency Training" System nicht ganz vergessen werden; einmal im Interesse der Ausbildung der jüngeren Chirurgen und ihres interdisziplinären Überblickes, nicht zuletzt zur optimalen Therapie des Patienten.

Schauen wir nun zum Schluß über die mehr als 40 Jahre zurück, dann werden wir Älteren unschwer den tiefen Verlust an Wissen und Technik erkennen, den die deutsche Medizin, insbesondere die Chirurgie, seit ca. 1930 auch im Urteil der Anglo-Amerikaner erlitten hatte. Um so erfreulicher, daß seitdem nach den gleichen Schiedsrichtern unsere Leistung Schritt für Schritt wieder anstieg und dabei ist, den Anschluß an das Orchester der internationalen Medizin auf vie-

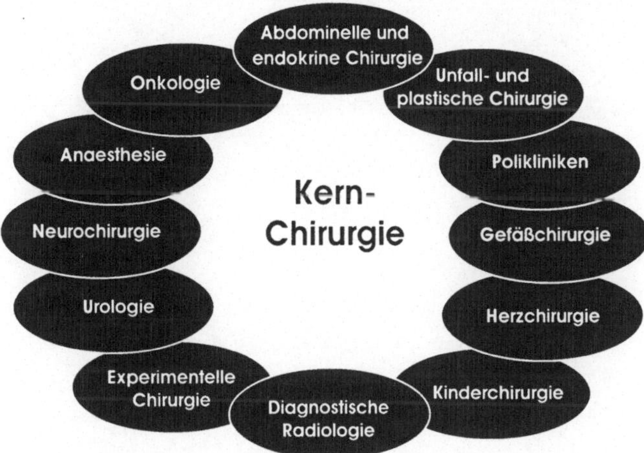

Abb. 11. Aufteilung der Chirurgischen Universitätsklinik in einzelne Spezialdisziplinen

len Gebieten wieder zu erreichen. Daß hierzu auch das architektonische Gehäuse einer Klinik gehört, ist letztlich der Verdienst von L. Schmieder und M. Kirschner sowie unserer Universitätsbauexperten, denen wir mit ihren Leitern, den Herren Werkle und Gropp, herzlichen Dank schulden. Auch der temporäre Gemüsegarten dient heute wieder als Zierde für die Genesung der Patienten.

KLINISCHE UND WISSENSCHAFTLICHE PERSPEKTIVEN DER CHIRURGISCHEN UNIVERSITÄTSKLINIK HEIDELBERG

Von Christian Herfarth

Stand und Perspektiven einer Chirurgischen Klinik zu beschreiben heißt, auf den Schultern der Vorgänger in der Klinik die Möglichkeiten der Gegenwart zu nutzen – denn unsere besondere Chance ist es, chirurgische Traditionen weiterzuentwickeln und gleichzeitig das äußerst hochqualifizierte wissenschaftliche Umfeld Heidelbergs zu nutzen. Klinische Arbeit und Forschung ist dann besonders erfolgreich, wenn sie in einem größeren Verband bzw. Verbund durchgeführt wird und durch gezielten Austausch untereinander Einzelbereiche befruchtet werden. Man kann das anhand der Onkologie, der Transplantation, der Herzchirurgie, der Urologie, der Gastroenterologischen oder Endokrinen Chirurgie, der interventionellen Radiologie und anderer Spezialgebiete unserer Klinik demonstrieren.

Zunächst aber ein *Postulat:* Basis jeder erfolgreichen klinischen Forschung ist *excellente* Patientenversorgung, und für das Wohl des Patienten arbeiten, ist die *vornehmste Aufgabe* einer Chirurgischen Universitätsklinik. Dies muß ihr Ziel auch aus Gründen der Wissenschaftlichkeit bleiben. Es ist eine alte klinische Erfahrung, daß klinisch-wissenschaftliche krankheitsbezogene und theoretische Forschung und die sich hieraus ergebenden Erkenntnisse auf dem soliden klinischen Fundament einer möglichst guten Krankenversorgung am besten gedeihen. So drehen sich eigentlich letzthin sämtliche Maßnahmen immer um den Patienten, und oberster Maßstab bleibt der klinische möglichst wissenschaftlich paradigmatische Erfolg. Mit anderen Worten bedeutet dies nichts anderes als Heilung eines Patienten oder wesentliche Verbesserung seiner Erkrankung und seines Leidens.

Betrachtet man die klinische Arbeit aus der Perspektive der Forschung, so hat heute der Grundlagenforscher die Möglichkeit des spektakulären Forschungsergebnisses mit breiter Wirkung, ohne daß sofort oder überhaupt die klinische Bedeutung gesichert sein muß. Für ihn gilt der Erkenntnisgewinn. Dem Kliniker bleibt die Arbeit, in kleinen und behutsamen Schritten wissenschaftliche Ergebnisse in die Praxis umzusetzen, die exakte Überprüfung neuer Therapieverfahren und die genaue dokumentierende und registrierende Beobachtung. Auch ein Anzeichen für die allgemeine Wertung ist, daß die hoch angesehenen Forschungspreise wie Nobel- oder Kettering-Preis praktisch ausschließlich an Grundlagenforscher gehen. Der Kliniker erlebt die Befriedigung und die Freude der erfolgreichen Hilfe für einen oder eine Gruppe von Patienten, aber hiermit auch die Genugtuung der paradigmatischen Tat. Für den Zusammenhalt und auch für die Befriedigung im Beruf muß dieses Glücksgefühl auch eine Schwester oder Pfleger empfinden, um ihren Beruf richtig zu verstehen – dies ist bei fragmentierter Arbeitszeit manchmal gar nicht so leicht!

Unsere klinische Tätigkeit, unser Denken und Planen ruht auf *fünf Säulen:* der klinisch-wissenschaftlichen Tradition, der Leistung der Schwestern, Pfleger und Ärzte, dem funktionsgerechten Arbeitsplatz, d. h. letzthin dem Bau – den wir heute am 50. Jahrestag feiern – und schließlich der Forschung mit ihrer Einpassung in die Klinik. Letzthin ist Ziel die universitäre Krankenversorgung. Bei allem ist die Lehre nicht zu vergessen.

Die Tradition: Wir feiern zwar den 50jährigen Bau der Chirurgischen Klinik durch Martin Kirschner, unsere akademische Chirurgie ist jedoch gut 120 Jahre alt. Maximilian Joseph von Chelius gründete 1818 die akademische Chirurgie und blieb vier Dezennien Ordinarius der Chirurgischen Klinik, die durch excellente Patientenversorgung einen weltweit ausstrahlenden Ruf erwarb.

Die chirurgische Tradition dieser Klinik setzte von vornherein bestimmte Akzente, die eigentlich heute noch gelten. Die Pathophysiologie, die Kenntnis der krankhaften Vorgänge um ein Trauma bei einer Operation war schon für Karl Otto Weber in den 60er Jahren des vorigen Jahrhunderts das zentrale Thema. Seine Konzeption galt damals als einmalig. Eugen Enderlen setzte erneut pathophysiologische Akzente mit einem anderen wichtigen Bereich aus der Chirurgie: der Verpflanzung von Organen und Geweben. So wurde Eugen Enderlen eigentlich der Ur-Vater unseres Transplantationszentrums in Heidelberg, aus dem sich jetzt ein Forschungsschwerpunkt Transplantation entwickelt.

Die Behandlung bösartiger Tumoren war und bleibt ein entscheidender wissenschaftlicher Schwerpunkt der Klinik. Der Chirurg Vincenz Czerny verzichtete sogar auf seinen chirurgischen Lehrstuhl, um ein Krebsforschungs- und Behandlungsinstitut zu gründen – später die Czerny-Klinik. Neben einer ähnlichen Einrichtung in Moskau und in Buffalo/USA war damit in Heidelberg das interdisziplinäre Krebsinstitut eines der ersten in der Welt.

Vincenz Czerny's jetzt wieder so aktuelle Idee war, durch kombinierte Therapieverfahren entsprechend dem modernen Konzept der multimodalen Therapie das Krebsproblem zu entwirren. 1906 hielt er den 1. Internationalen Krebskongreß in Heidelberg ab.

Das Wahrzeichen Czerny-Klinik erhielt durch K. H. Bauer mit Gründung des Deutschen Krebsforschungszentrums (DKFZ) und damit der Realisierung eines von den Kliniken unabhängig arbeitenden, jedoch gleichzeitig äußerst mit ihr verbundenen Forschungszentrums, die entscheidende Ergänzung. Weltgeltung und großer Erfolg dieser Einrichtung führte zum großen Gewinn auch für die Kliniker, ermöglicht diese Einrichtung doch frei von der Belastung der Klinik wissenschaftliche Fragestellungen mit äußerster Intensität zu verfolgen, die dank des engen Verbundes wieder in die Klinik zurückwirken.

Mein hochverehrter Vorgänger – Fritz Linder – setzte die Tradition „Onkologie in der Chirurgie" fort. Er gründete den ersten Onkologischen Arbeitskreis Mitte der 60er Jahre und später zusammen mit den Medizinischen Fakultäten aus Heidelberg und Mannheim und dem DKFZ das Tumorzentrum Heidelberg/Mannheim (als sog. interdisziplinäre onkologische Einrichtung (IOE)). Fritz Linder war es auch, der die Herzchirurgie nach seinen großen persönlichen klinischen Erfolgen in Berlin in Heidelberg zu einer selbständigen Einrichtung ausrichtete. Der heutige Erfolg ist evident. Es entwickelte sich hier auch – nicht zuletzt auch durch den Einsatz von Jörg Vollmar – die Gefäßchirurgie zu einer außerordentlichen Spezialität.

Schwestern, Pfleger und Ärzte: Bericht über Stand und Perspektiven einer Chirurgischen Klinik kann nicht ohne Erwähnung des *Schwesternproblems* erfolgen. In der Klinik arbeiten im Augenblick ganz ausgezeichnete Schwestern und Pfleger. Ich habe sogar den Eindruck, daß die Qualität und das Engagement noch angestiegen ist. Vielleicht liegt es auch an einem zunehmenden Selbstbewußtsein und Stolz für den eigenen Berufsstand. Dies darf aber nicht zu einer Dissoziierung zwischen pflegerischem und ärztlichem Bereich führen, sondern gerade zum Gegenteil. Leider sind die Intentionen im berufsständischen und Funktionärskreisen teilweise anders interpretierbar.

Die Probleme des Schwesternberufes liegen auf der Hand. Hier ist zunächst vordergründig die tarifliche Struktur zu erwähnen, die besser differenziert werden muß. Entscheidende Gehaltssteigerungen für größere persönliche Leistung und tiefergehende oder spezielle Ausbildung müssen möglich sein. Erste Ansätze sind zu verzeichnen. Es ist aber auch zu fordern, daß Schwestern an einem Universitätsklinikum mit ihren speziellen Aufgaben entsprechend ihrem besonderen Einsatz sondertariflich bezahlt werden. Wir selbst bemühen uns auch, für den Berufsstand differenzierte und spannendere, d. h. motivierende und anreizende Aufstiegsmöglichkeiten mit Abstufungen und Spezialisierungen zu entwickeln. Neben der Ausbildung von Intensivschwestern und OP-Schwestern verfolgen wir spezielle Ausbildungswege, die noch nicht vom Berufsverband der Pflege anerkannt sind: die Ausbildung der Onkologieschwester und jetzt auch der Transplantationsschwester.

Wir haben aber auch neue Kooperationsstrukturen erarbeitet, um den Ablauf der Tätigkeit in der Klinik und die Krankenversorgung gemeinsam besser gestalten zu können. Die Leitgedanken erscheinen sehr ermutigend.

In dieser Klinik arbeiten über 500 Schwestern und Pfleger. Geht man von einem natürlichen Wechsel von 15–20% im Jahr als Minimum aus – verständlich bei der Vielzahl von jungen Schwestern und Schülerinnen – so bedeutet dies pro Jahr Anwerbung und Einstellung von mehr als 100 Schwestern und Pflegern. Die ungeheuere Aufgabenbelastung für die leitenden Pflegekräfte ist evident. Eine Oberin dieses Hauses ist daher durchaus mit dem Personaldirektor eines Industrieunternehmens zu vergleichen.

Keine optimale Leistung ist in einer Klinik vorstellbar, wenn nicht von seiten der ärztlichen Mitarbeiter ganz Besonderes, Universitäres geleistet wird. Ohne Blick auf die Uhr mit ungeheurem Einsatz zu allen Zeiten kompensieren die Ärzte unserer Klinik Schwächen in der personellen Ausstattung und führen entscheidende Entwicklungen weiter. So wäre der besondere Erfolg auf vielen Gebieten der operativen Chirurgie nicht denkbar, würde sich nicht der akademische Nachwuchs exceptionell einsetzen. Bürokratische Zeitstrukturen und Diktate von tariflichen Vorschriften ließen eine Universitätsklinik im Provinziellen erstarren. Hierfür gibt es bereits eine Reihe von Beispielen. Möge das Land Baden-Württemberg nicht – verlockt, verführt und korrumpiert durch die Sintflut der Mediziner in der Ausbildung – ungerechte und tariflich diskriminierende Stellenstrukturen etablieren. Der nächste Konflikt wäre programmiert!

Bau und Funktion: Klinische Versorgung in dem von Martin Kirschner so genial konzepierten Gebäude erfordert laufend Anpassung und Weiterentwicklung, auch wenn wir Kirschners Konzeption als zeitlos ansehen. Eine Universität und ihr Bauamt sind daher für eine derartige Klinik immer wieder gefordert. Was ist alles in den letzten 5 Jahren geschehen? Vollkommene Erneuerung von 7 Operationssälen, Bau einer Operationseinheit von drei OP-Räumen mit Infrastruktur im Parterre mit zusätzlich einer intraoperativen Strahlentherapie, komplette Erneuerung des ambulanten Operationsbereiches, Schaffen einer ambulanten Einheit für Onkologie, Proktologie und Endoskopie, Ergänzung der Radiologischen Diagnostik, Renovierung und Umbau der letzten – im letzten Jahrzehnt noch nicht geänderten – Stationen, die seit 1939 unter jetzt kaum noch vertretbaren Bedingungen in Funktion waren. Eine neue Intensivstation, eine separate Intensiveinheit für Leber- und Herztransplantation, Erweiterung der Kinderchirurgie sind die nächsten Schritte. Mittel in Höhe von 60 Millionen stehen bereit. Ein gestaffelter Zeitplan sichert die weiteren Schritte, und wir erhoffen als letztes dann auch ein besseres Erscheinungsbild der Klinik mit einem neuen Verputz, der nicht nur auf seiner Schokoladenseite zum Neckar hin glänzt, sondern auch seine Tarnfarbe von 1940 zum Land hin verliert.

Studenten und Lehre: Eine der Hauptaufgaben wird immer wieder kaum erwähnt und beachtet: wir betreuen pro Jahr um 1000 *einzelne* Studenten. Daß hier Härten und Schwächen im einzelnen auftreten, ist bei dieser Zahl nur logisch. Auch arbeiten alle ärztlichen Mitarbeiter intensiv mit, um möglichst effizient und praxisnah Wissen zu vermitteln. Mir schwebt ein ganz anderes Curriculum vor: längere Stationspraktika anstelle des kurzen bedside-teaching und eine klinikorientierte Vorlesung, die auch etwas von dem Geist des Faches vermittelt und Kontinuität bringt. Nur eine Facette am Rande: wir haben aus Eigeninitiative und aus Drittmitteln eine Videoeinrichtung für über 300 000 DM angeschafft, die Wesentliches im Unterricht leistet. Eigener Einsatz von der Klinik bzw. ihren Ärzten ermöglicht dies, da derartige Mittel wohl kaum extra für die Lehre zur Verfügung stehen.

Universitäre Krankenversorgung und Forschung: Die Patientenversorgung erlangt von der Qualität her gesehen ein Plateau. Hier sind Steigerungen auch kaum noch denkbar. Das Spektrum der Krankenversorgung verändert sich jedoch laufend. Ich meine hiermit die Entwicklung immer wieder neuer Schwerpunkte durch klinisch wissenschaftliche Auseinandersetzung mit neuen Operationen und neuen medizinisch-therapeutischen Konzepten. Forschung in einer Klinik ergibt sich aus ihren operativen Schwerpunkten und ihrem Verbund mit den anderen Institutionen, wobei immer das oberste Ziel bleiben muß: Die Therapie zu verbessern.

Forschung kann man anhand von Vorträgen und Publikationen einer Klinik messen und vor allen Dingen auch mit Maß und Zahl mit Hilfe der eingeworbenen Drittmittel. Die Publikations- und Vortragsaktivitäten dieser Klinik überschreiten 400/Jahr. Drittmittel in deutlicher Höhe sind der Beweis von Fleiß, Ideenreichtum, Konsequenz, Einsatz und vor allem auch Originalität. Zum Beispiel hat die Abteilung für Allgemeine Chirurgie, Unfallchirurgie und Poliklinik über Jahre Infrastruktur, Personal und Investition durch Drittmittel in extremen Höhen eingeworben und sozusagen das Land Baden-Württemberg damit unterstützt. Die Zuwendung der Deutschen Forschungsgemeinschaft, des Bundesministeriums für Forschung und Technologie und des Bundesministeriums für Arbeit und Soziales, des Sozialministeriums des Landes Baden-Württemberg, von Stiftungen u. a. sind Mittel, die auch die Klinik als Ganzes stützen und Mängel und Lücken kompensieren, die eigentlich Universität und Land ausgleichen müßten.

Die Chirurgische Klinik wächst, blüht und gedeiht. Den Strauß der Projekte und Schwerpunkte, Kooperationen und klinisch-wissenschaftlichen theoretischen Forschungsverbünde zeigt Abb. 1.

Als die Universität vor drei Jahren ihr Jubiläum von 6 Jahrhunderten feierte – 6 Jahrhunderte in einer Kontinuität – so wurde zum Wahlspruch erhoben „*Aus Tradition in die Zukunft*". „Aus Tradition in die Zukunft" könnte auch der Wahlspruch der Chirurgischen Universitätsklinik sein. Er ergänzt sich auf das beste mit dem eigentlichen Wahlspruch dieser Chirurgie „Virtute et exemplo".

Auf den Schultern der Giganten von früher verfolgen wir eine differenzierte Chirurgie in vielen Abteilungen und Bereichen im Verbund mit einer klinischen Forschung, die von dem engen Kontakt mit anderen theoretischen Einrichtungen Heidelbergs lebt.

Die europaweite Vernetzung im großen ist für die bildgebenden Verfahren der Radiologie und die Kardiochirurgie als nächster Schritt vorgesehen. Neben dieser Entwicklung planen wir in der Klinik für die klassischen Gebiete der viszeralen Chirurgie, Forschungseinheiten. Sie sollen unabhängig, aber eingebettet in den klinischen Ablauf bestimmte Forschungsaufgaben verfolgen und vielleicht Patienten noch mehr helfen können, indem neue wissenschaftliche Erkenntnis direkt transformiert wird. Es soll uns gelingen, Forschung mög-

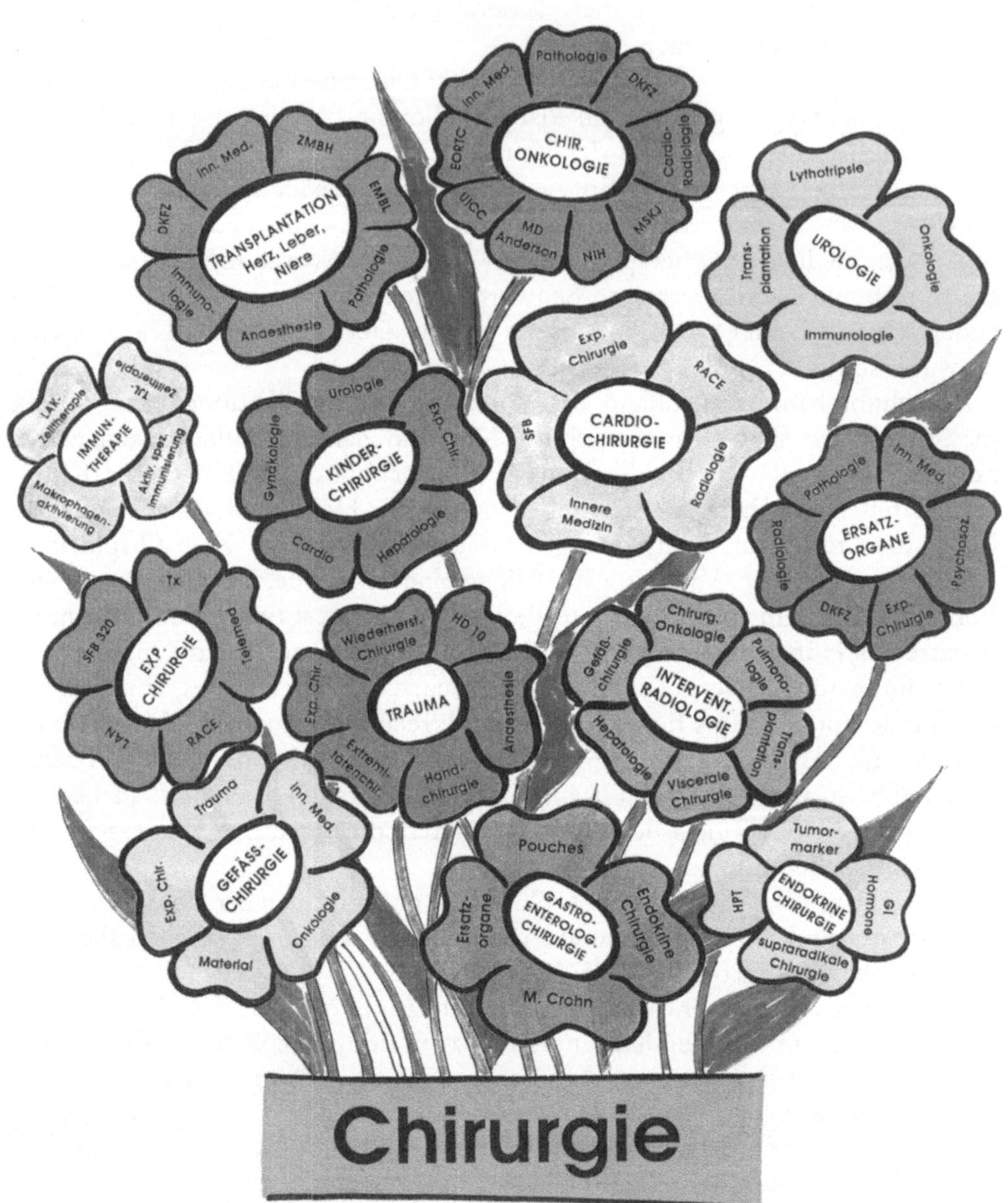

Abb. 1

lichst auf kürzestem Weg in die medizinische Praxis umzusetzen, beispielhaft zu wirken und hier für unser Fach „Chirurgie" auszustrahlen und nochmals das oberste Ziel: Verbesserung und Forschung zum Wohl des Patienten im Verbund mit Schwestern, Pflegern und Ärzten in dem Bewußtsein einer außerordentlichen Tradition und dem Bekenntnis einer absoluten wissenschaftlichen Aufrichtigkeit.

DIE BAULICHEN AKTIVITÄTEN DER HEIDELBERGER CHIRURGIE

Von Peter Anselm Riedl

Daß der fünfzigste Geburtstag eines Gebäudes gefeiert wird, ist eigentlich nur gerechtfertigt, wenn sein Rang als Geschichts- und Kunstgeschichtszeugnis es nahelegt oder wenn seine Funktion ihm ein ungewöhnliches Maß allgemeiner Aufmerksamkeit sichert. So offensichtlich die zweite Bedingung von einer großen Universitätsklinik erfüllt wird, so bestimmt läßt sich behaupten: Die Heidelberger Chirurgie – ich folge dem heimischen Brauch und setze fortan den Namen der Disziplin zusatzlos mit dem Bauwerk gleich – repräsentiert auf besondere Weise auch Architekturgeschichte. Die Eckdaten ihrer Errichtung könnten ominöser nicht sein: 1933, im Jahr der nationalsozialistischen Machtergreifung, begonnen und 1939, im Jahr des Beginns des Zweiten Weltkriegs, fertiggestellt, scheint sie ein Dokument der in ihrer Dunkelheit nur noch vom Kriege selbst überbotenen Phase deutscher Geschichte zu sein. Aber dieser Schein trügt in mancher Hinsicht: Denn die Planung des Baus reicht weit zurück in die Zeit der Weimarer Republik, und seine Gestalt resultiert aus der Auseinandersetzung mit unterschiedlichen Formauffassungen. Freilich, die Stigmata des Dritten Reiches lassen sich nicht übersehen, und es ist die Pflicht des Historikers, sie beim Namen zu nennen.

Man kann über die Heidelberger Chirurgie nicht reden, ohne den Blick zunächst in die Vergangenheit zurückzulenken, also nach der Geschichte der räumlichen Unterbringung der chirurgischen Einrichtungen in Heidelberg und der unmittelbaren Vorgeschichte der Klinik im Neuenheimer Feld zu fragen. Ich werde dies im ersten Teil meines Referats tun, um im zweiten über die Baugeschichte und den architekturhistorischen Stellenwert der Klinik zu sprechen. Vorausschicken muß ich, daß ich mich auf eine Reihe jüngerer Untersuchungen stütze: allen voran auf den Band »Heidelberger Chirurgie von 1818– 1968« von Heinrich Krebs und Heinrich Schipperges, auf die Beiträge meiner Mitarbeiterinnen und Mitarbeiter in den Festschriftbänden »Die Gebäude der Universität Heidelberg« und auf die – mir als Manuskript zugänglich gemachte – umfangreiche neue Untersuchung »50 Jahre Neubau der Chirurgie 1939– 1989« von Meinhold Lurz.

Bis zur Erbauung des Bergheimer Altklinikums seit den Jahren um 1870 war die Heidelberger Chirurgie räumlich mehr schlecht als recht versorgt. Umge-

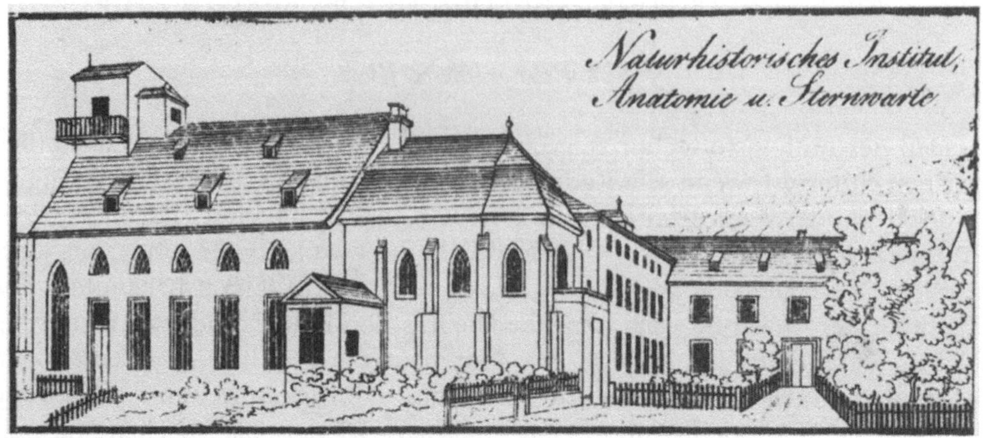

Abb. 1. Dominikanerkloster, Ansicht nach Hengstenberg

widmete ältere Gebäude dienten Funktionen, welchen sie zwangsläufig nur bedingt gerecht werden konnten. Nachdem 1817 der Universität die Einrichtung eines chirurgischen Lehrstuhls zugestanden worden ist, wird 1818 im früheren Dominikanerkloster der Betrieb mit zwölf Betten aufgenommen. Das in der westlichen Vorstadt im Bereich Hauptstraße/Brunnengasse gelegene Kloster ist nur ein Provisorium, denn zur gleichen Zeit wird bereits über den Umzug der Gebäranstalt, der Inneren Medizin und der Chirurgie in die städtische Kaserne im Marstallhof verhandelt. Noch 1818 zieht die klinische Medizin in den sogenannten Weinbrennerbau im Marstallhof, der nach den Plänen der Direktoren einige zweckdiktierte Umbauten erfährt. Aber räumliche Enge und Behinderungen vielerlei Art lassen schon bald über eine neue Unterbringungslösung nachdenken. Wieder muß ein Kompromiß den Nöten abhelfen: 1844 wird der Inneren Medizin und der Chirurgie das ehemalige Seminarium Carolinum in der Seminarstraße zugewiesen. Das ehemalige Konvikt der Jesui-

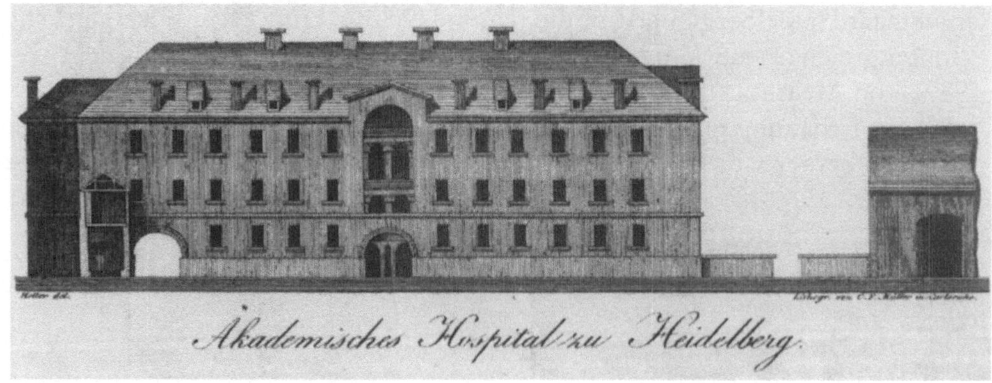

Abb. 2. Sog. Weinbrennerbau im Marstallhof, Sitz der Chirurgischen Klinik von 1818–1844, zeitgenössische Ansicht

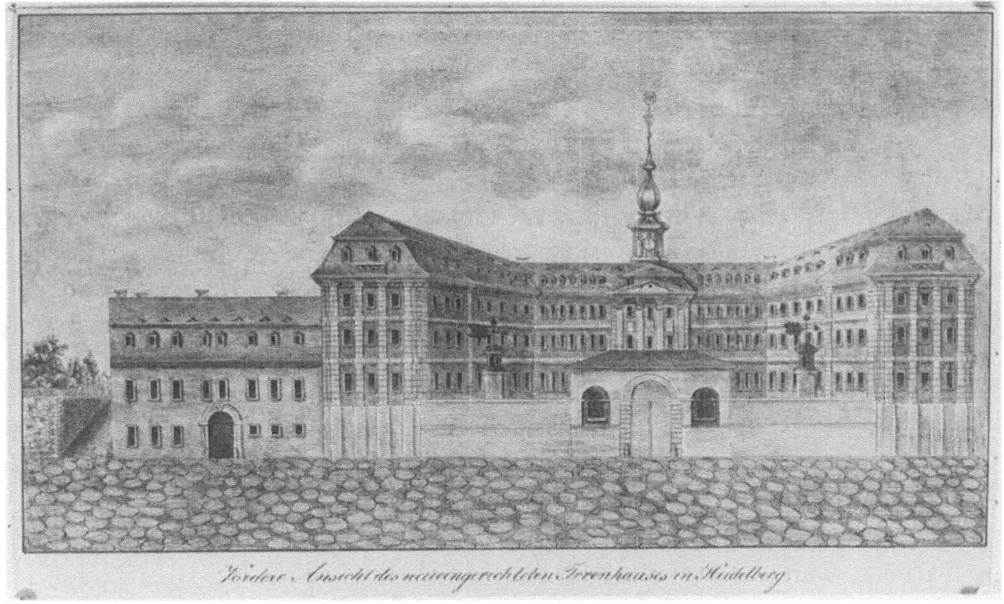

Abb. 3. Seminarium Carolinum. Ansicht aus dem frühen 19. Jh.

ten und Lazaristen, von 1825 bis 1842 Sitz der Irrenklinik, wird so umgebaut, daß es die Ansprüche für ein Vierteljahrhundert erfüllt – oder besser: erfüllen muß, denn von großzügiger Ausstattung kann nicht die Rede sein. Um einen Begriff von den finanziellen Restriktionen zu geben, sei nur erwähnt, daß das große rundbogige Operationsraumfenster aus dem Weinbrennerbau wiederverwendet wird, als es um die Installation des neuen Operationsaales geht. Wenn Otto Weber, als Klinikdirektor Nachfolger von Maximilian Josef Chelius, 1865 schreibt: »so imposant das düstere Gebäude von außen erscheint und so großartig dasselbe sich darstellt, so mangelhaft ist seine innere Erscheinung den Bedürfnissen eines Krankenhauses entsprechend«, dann verbergen sich hinter diesen Zeilen Negativerfahrungen, die von hygienischen Problemen bis zum Ärger mit dem Tunnel der Odenwaldbahn reichen. Auf der Positivseite der Seminarstraßenära stehen so eindrucksvolle medizinische Taten wie die erste Nierenexstirpation durch Gustav Simon im Jahre 1869.

Als diese berühmt gewordene Operation durchgeführt wird, bahnt sich die erste wirklich generöse Antwort auf den Ruf der Heidelberger Kliniker nach einer angemessenen Raumversorgung an. Mit dem Bergheimer Klinikum wird eine Anlage geschaffen, die auf der Höhe der damaligen medizinischen und architektonischen Entwicklung steht, zugleich aber dem Gebot der Sparsamkeit verpflichtet ist. Eine Kombination der zeitaktuellen Krankenhaussysteme – nämlich der einbündigen deutschen Korridorbauweise, des französischen Pavillonschemas und des in Amerika ausgebildeten Barackensystems – scheint ein hohes Maß an Funktionstüchtigkeit zu garantieren, und in der Tat erfüllt die

Chirurgische Klinik mit ihrem Hauptpavillon und den vier Krankenbaracken, denen sich später unter Vinzenz Czerny ein Absonderungspavillon und der um einen Operations- und Hörsaalanbau erweiterte frühere Medizinische Pavillon I zugesellen, offenkundig eine Zeitlang die Erwartungen ihrer aktiven und passiven Nutzer. Aber mit den Jahren stellen sich die Schwierigkeiten ein, die mit jedem Wachstum untrennbar verbunden sind: Was heute weit genug ist, schnürt morgen die Luft ab, was heute Zukunft vorwegnimmt, ist übermorgen veraltet.

Pläne für eine radikale Erweiterung des Bergheimer Klinikums schließen bald schon Gedanken über eine mögliche Partial- oder Totalverlegung ein. Schon vor dem Ersten Weltkrieg wird die Errichtung einer neuen Medizinischen Klinik auf dem Areal des Botanischen Gartens, der seinerseits auf die Neuenheimer Seite umgesetzt werden soll, erwogen, aber erst 1919–22 kommt es zur Errichtung der Klinik nach den reduzierten Plänen des Heidelberger Bezirksbauinspektors Ludwig Schmieder und Ideen des Internisten Ludolf Krehl. Schmieders Hospital beeindruckt durch seine großzügige Disposition und überrascht zugleich durch Züge, die es in eine historistische – genauer: neubarocke – Tradition stellen. Es mag ein merkwürdiger Zufall sein, daß im 20. Jahrhundert im Bergheimer Bereich ein Großbau entstand, der sich in Schema und Formensprache absolutistischen Residenzanlagen verbunden zeigt; eigentümlich ist immerhin, daß sich nach der Zerstörung Heidelbergs im Orléansschen Krieg Kurfürst Johann Wilhelm mit dem Gedanken getragen hatte, in der Neckarebene westlich vor der Stadt einen gewaltigen Schloßkomplex aufführen zu lassen. Schmieder bekundet mit seiner Ludolf-Krehl-Klinik eine konservative, spürbar durch Friedrich Ostendorf geprägte Baugesinnung, die dem doppelten Postulat gerecht wird, alle Räume unter ein Dach zu bringen und den Neubau gestalterisch mit dem angrenzenden Klinikviertel und der nahen Altstadt zu versöhnen.

Es ist der gleiche Ludwig Schmieder, der, inzwischen zum Leiter des Bezirksbauamtes Heidelberg aufgerückt, zu einer der beiden Protagonisten bei der Erbauung der neuen Chirurgie im Neuenheimer Feld wird. Der zweite Hauptakteur ist der Chirurg Martin Kirschner. Aber der Bericht muß hier um einige Auskünfte über den Gang der Dinge seit dem zweiten Jahrzehnt unseres Jahrhunderts ergänzt werden. Schon in einer 1911 datierten Denkschrift der Universität werden die Zustände in der Bergheimer Chirurgischen Klinik als besorgniserregend beschrieben: Das Hospital sei zu klein geworden; die kombinierte Pavillon-Baracken-Bauweise habe sich nicht bewährt, weil die Dezentralisierung für die Kranken häufig zum Verhängnis geworden sei; auch für den Unterricht sei eine enge Vernetzung der Funktionen wünschenswert. Ein Generalbebauungsplan von 1912 sieht unter anderem die Erbauung einer neuen Chirurgischen Klinik als Pendant zu der geplanten Medizinischen Klinik vor, und zwar auf dem Gelände der nach Neuenheim zu verlegenden Psychiatrischen Klinik. 1913 wird der Botanische Garten in der Tat transloziert, ein paar Jahre später, wie erläutert, die Medizinische Klinik errichtet – nur: die Chirurgie geht leer aus. In einer Denkschrift wird 1925 von der Bergheimer Chirurgie gesagt,

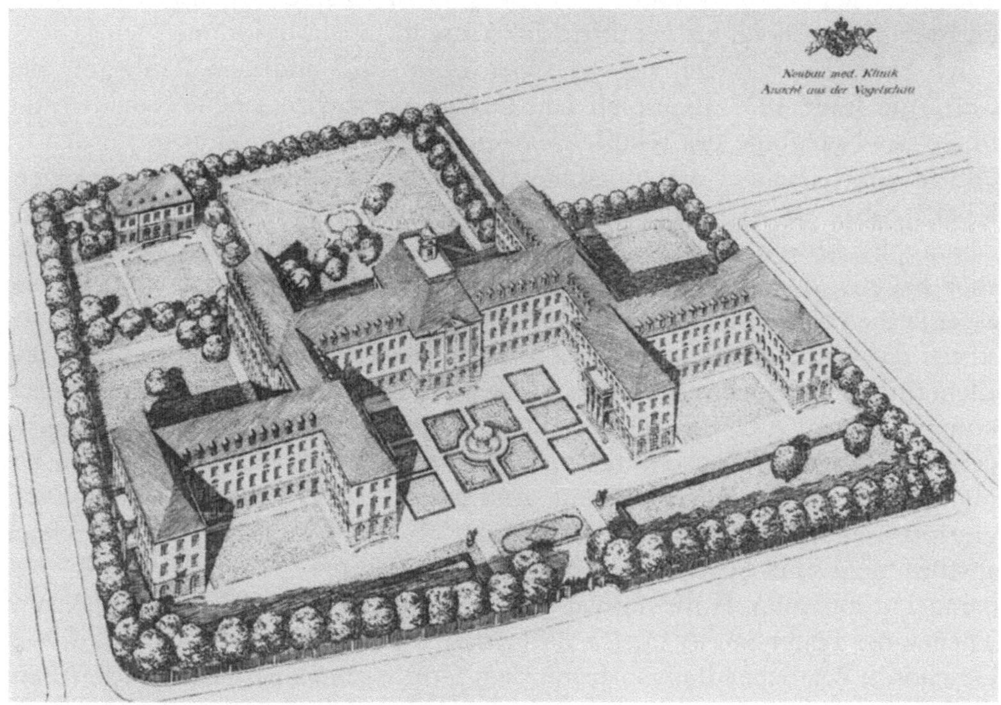

Abb. 4. Ludolf-Krehl-Klinik, erster Entwurf von L. Schmieder, 1914 (Vogelperspektive)

»daß sie als eine der allerschlechtesten chirurgischen Kliniken im ganzen Deutschen Reiche bezeichnet werden muß«, in einem zwei Jahre jüngeren Memorandum werden die Zustände von neuem als unerträglich angeprangert.

Jetzt endlich kommt Bewegung in die Fronten. Im Auftrag des Kultusministeriums legt Ludwig Schmieder im Sommer 1929 den Entwurf zu einer Chirurgischen Klinik auf der Bergheimer Seite vor, die sich morphologisch und stilistisch aufs erstaunlichste von der Ludolf-Krehl-Klinik unterscheidet. Geplant ist ein mächtiger, über 35 Meter hoher Hochhauskomplex mit Flachdach, dessen zehngeschossiger Mittelbau von zwei siebengeschossigen Seitenbauten flankiert wird. Die Vorstellung der Funktionsverdichtung und die formale Ausbildung stehen sichtlich im Zeichen von Eindrücken, die Schmieder auf einer Studienreise in die Vereinigten Staaten empfangen hat. Doch das Projekt stößt beim Heidelberger Stadtrat auf schroffe Ablehnung: Ein Hochbau an dieser Stelle sei mit dem Stadtbild nicht vereinbar. Schmieder modifiziert seinen Plan, kann die Stadt aber nicht zu einer Meinungsänderung bewegen. Im Oktober 1929 erbittet das Ministerium schließlich eine Prüfung der Frage, ob der Neubau auf der Neuenheimer Seite verwirklicht werden könnte. Die Medizinische Fakultät nimmt diese Anregung auf, stellt aber ein Junktim mit dem Projekt einer Verlegung sämtlicher klinischen und theoretischen Institute in das Neuenheimer Feld her. Ein Gedanke ist damit lanciert, der das Planungs- und

Baugeschehen der Universität Heidelberg bis in unsere Gegenwart bestimmt und vermutlich noch bis ins dritte Jahrtausend hinein bestimmen wird.

Ich kann das, was sich sich zwischen Ende 1929 und dem Baubeginn der Chirurgie Ende 1933 abgespielt hat, nur knapp nachzeichnen. Nachdem die Frage der Nachfolge des Klinikdirektors Eugen Enderlen akut geworden ist und Martin Kirschner die Annahme eines Rufes nach Heidelberg von einem Klinikneubau abhängig macht, erarbeitet Schmieder 1932 einen »General-Bebauungplan für die neuen Institute der medizinischen und naturwissenschaftlichen Fakultät der Universität Heidelberg«. Nördlich des Neckars soll als erste einer Reihe von Kliniken westlich des 1930 fertiggestellten Kaiser-Wilhelm-Instituts die Chirurgie entstehen. Es müssen immense administrative und vor allem finanzielle Hürden überwunden werden, bevor es zum ersten Spatenstich kommt – einem Akt, der nunmehr in eine von den Nationalsozialisten getragene und propagandistisch entsprechend aufbereitete Feier eingebunden ist. Maßgeblich für die Bauausführung sind einmal der erwähnte Generalbebauungsplan, zum anderen Pläne Schmieders, die in Verbindung mit Kirschner ausformuliert sind. Schon ein Vorprojekt vom Februar 1933 hat einen aus zwei parallel gruppierten, H-förmig verstrebten Trakten bestehenden Komplex zum Thema; der Bettenbau ist in sich differenziert und erreicht in der Mitte sieben Geschosse; der Behandlungsbau mit dem Hörsaalannex ist niedriger gehalten. Auffallend sind die (an das ältere Projekt für Bergheim erinnernden) Flachdächer und die Formgewinnung aus dem Widerspiel kubischer Baumassen und klarer Wandflächen einerseits und unterschiedlich dimensionierter und proportionierter Fensteröffnungen andererseits. Der Einfluß des »Neuen Bauens« auf Schmieder ist unübersehbar, auch wenn es mehr die Art-Deco-Variante als der strenge Bauhaus-Funktionalismus ist, der den Architekten beeindruckt zu haben scheint. Die definitive Form der Klinik führt Schmieder selbst auf Auflagen der Stadt, staatliche Interventionen und Wünsche Kirschners zurück. »Als man sich nach der Machtübernahme für das Bauen auf dem rechten Neckarufer entschloß, erschien auch dieser Entwurf der Stadt noch zu hoch. Finanzministerium und Kultusministerium wollten anstelle des gläsernen Verbindungsbaus mehr Masse haben [...] Es wurde ein Stockwerk weggenommen und als einstöckiger Gartenpavillon dem Bau vorgelagert. Mit Prof. Kirschner hatten die Verhandlungen [...] eben begonnen. Er billigte es damals nicht, daß ich den Wünschen der Stadt nachgegeben hatte. Für den klinischen Betrieb wäre die Privatstation im Krankenhaus ja auch besser gewesen. Der Entwurf enthielt damals schon alle wesentlichen Bestandteile der heutigen Ausführung«. Und Schmieder fügt hinzu: »Als die Berufung Prof. Kirschners greifbare Formen angenommen hatte, mußten dessen Wünsche berücksichtigt werden, die darauf hinausliefen, mehr Nebenräume [...] zu bekommen [...] Der Entwurf wurde im Modell festgelegt und hatte große Schiebefenster. Diese sowie die starke horizontale Lagerung des Baues gefiel maßgebenden Stellen in Karlsruhe nicht und auf deren Einfluß ist es zurückzuführen, daß die Architektur geändert und nun eine Reihung mit stark vertikaler Tendenz [...] gewählt wurde«.

Daß Kirschner nicht nur den Hochhaustyp, sondern auch funktionalistisch klare Architekturformen bevorzugte, wird durch die von ihm wesentlich miterdachte Tübinger Chirurgische Klinik belegt; der von Hans Daiber in den Jahren 1930 bis 1935 errichtete, nutzungsmäßig und formal strikt organisierte Bau fand noch 1939 Kirschners Beifall als ein »Wahrzeichen des Kunstempfindens unserer Zeit«, das »dazu bestimmt erscheint, Jahrhunderte zu überdauern« – ein Urteil, das nationalsozialistischem Kunstgeschmack schwerlich behagen konnte. Schmieder selbst schöpfte, wie Lurz nachweisen konnte, wesentliche Anregungen aus dem 1932 erschienenen Buch »Der Krankenhausbau im In- und Ausland« von Hans Ritter, einer fortschrittlichen und auf den medizinisch-therapeutischen Kern des Klinikbaus konzentrierten Veröffentlichung.

Daß Schmieder sein Projekt in zwei so entscheidenden Punkten wie der Fenster- und Dachausbildung korrigierte, ist nicht ohne weiteres im Sinne einer Unterwerfung unter nationalsozialistische Bauideale zu bewerten. Schließlich finden sich flache Walmdächer und vertikale Fensterformen auch an Karl Grubers Neuer Universität aus den Jahren 1930–1934. Wahr ist allerdings, daß sich in den zwanziger Jahren eine Phalanx deutschnationaler Architekten gegen das »Neue Bauen«, wie es Bauhaus oder Stijl propagierten, erhob und so etwas wie einen historisch legitimierten Mittelweg suchten. Auch wenn es seltsam anmutet, daß sich Schmieder gleichsam hinter seine eigene Entwicklung zurückdrängen ließ: Man darf seine späthistoristischen Anfänge nicht vergessen, und man darf andererseits auch nicht übersehen, daß er, als es um die künstlerische Ausstattung der Chirurgie ging, sich als ein gläubiger Anhänger der neuen Kunstmaximen erwies. Auch in den großräumigen Projekten, wie sie die Varianten des Generalbebauungsplanes darstellen, ist etwas von der Überheblichkeit faschistischen Ordnungsdenkens spürbar: Absolutistisch inspirierte Weitläufigkeit und Regelhaftigkeit gehen mit einem Pathos zusammen, das sich volkshaft gebärdet. Die von der Chirurgie angeführte Reihe der Klinikbauten entlang des Neckarbogens läßt das noch weniger spüren als der gewollt monu-

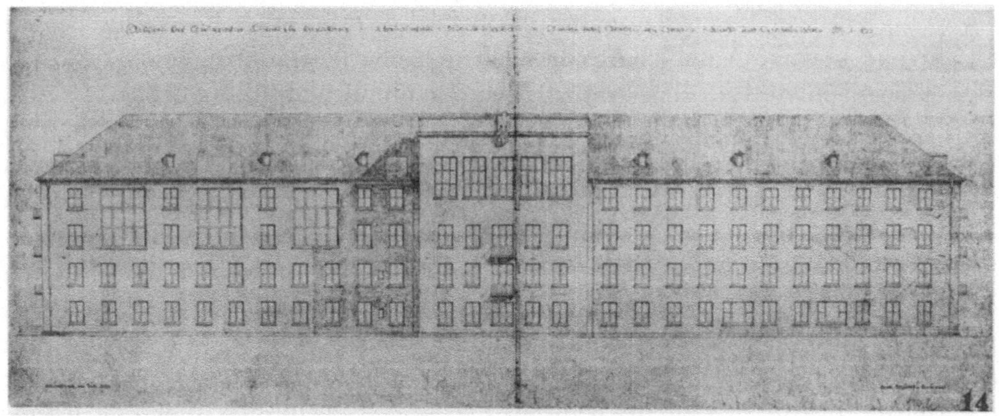

Abb. 5. Definitives Projekt der Chirurgischen Klinik in Neuenheim von Schmieder, Aufriß

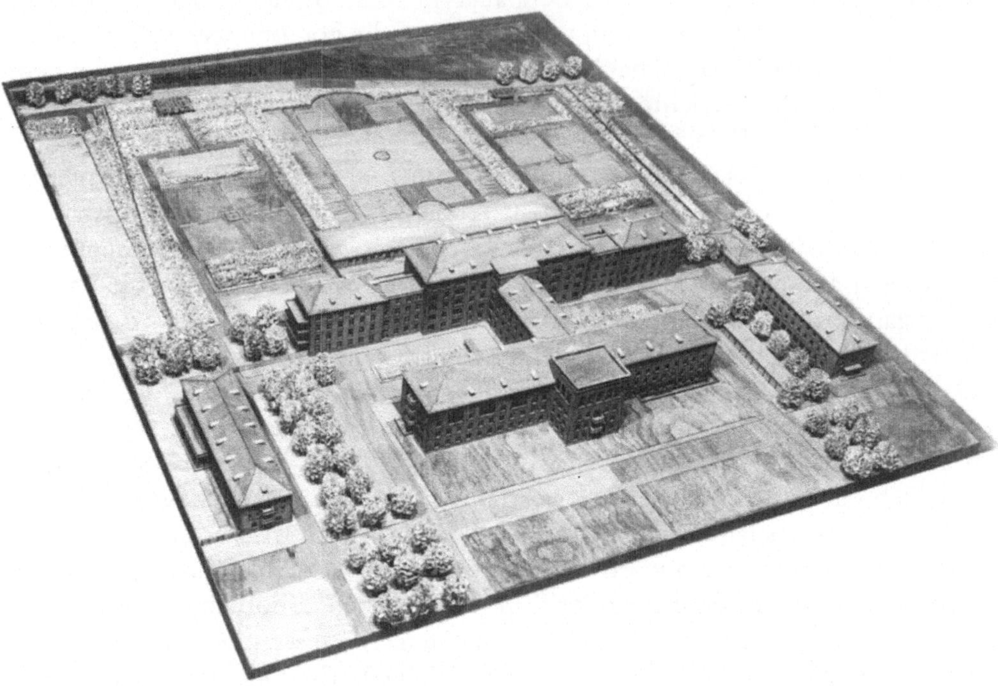

Abb. 6. Definitives Projekt der Chirurgischen Klinik in Neuenheim von Schmieder, Photo des
Modells

mentale Bezirk mit den um kolonnadengesäumte Höfe gruppierten naturwissenschaftlichen Instituten, der östlich von einem Torbau eingeleitet wird und
der im Westen in einem halb tempel-, halb basilikaartigen »Studentenhaus«
kulminiert. Was immer man über die Nachkriegsbebauung mit all ihren System-
und Formbrüchen denken mag: Man darf, meine ich, froh sein, daß Schmieders
ausschweifende Neuenheim-Phantasie Papier beziehungsweise Modell blieb.

Mit Kirschner lag Schmieder übrigens bald in einem Streit, der über das
übliche Spannungsverhältnis zwischen Nutzer und Gestalter hinausging und
zeitweilig groteske Formen annahm. Wohl zu Recht vermutet Lurz eine Rivalität um die geistige Vaterschaft, die sich in lächerlichen Streitereien um den
Besitz des Schlüssels für den Rohbau, aber auch in unverhüllter verbaler Kritik
Luft machen konnte. Schmieder bemerkt zwar: »Ich erkenne es dankbar an, daß
Prof. Kirschner gerade in schönheitlicher Hinsicht und in der Gestaltung des
Baues mir völlig freie Hand gelassen hat«, zieht aber die maliziöse Bilanz: »Es
war eben hier ein anderer Gestalter als in Tübingen am Werk. Daß die Heidelberger Klinik aus einem Guß entsteht, dafür habe ich gesorgt und werde ich
sorgen. Das geht über das Können und Verständnis eines Klinikdirektors
hinaus«. Kirschner seinerseits verkündet hintersinnig: »Der Architekt muß zum
Chirurgen und der Chirurg zum Architekten werden, soll das gemeinsame Werk
die Meister loben! [. . .] Nichts wäre für die Sache verhängnisvoller als Unstim-
migkeiten und Gegensätze zwischen den beiden Hauptbeteiligten«.

Der Streit um die Autorschaft hat im Rückblick zweifellos eher anekdotische Bedeutung. Es liegt auf der Hand, daß sich Schmieder bestimmten Wünschen zu beugen hatte, es ist aber auch offensichtlich, daß sein gestalterisches Idiom beherrschend blieb. Einzelne Maßnahmen, wie die halbrunde Ausbildung der Halle der Privatstation, gehen nachweislich auf die Intervention Kirschners zurück, andere sind von der Verpflichtung zur Sparsamkeit diktiert, der sich sowohl Architekt als auch Klinikdirektor zu unterwerfen hatten. Aus der Planungsphase datiert die Auflage der Medizinischen Fakultät: »Die architektonische Gestaltung wird der Not der Zeit entsprechend einfach aber monumental und zugleich allen hygienischen und medizinischen Anforderungen entsprechend erfolgen«; Schmieder beteuert wenig später: »Alles so schlicht als möglich, bei sparsamer Verwendung von Hausteinen«. Anläßlich der Einweihung formuliert Kirschner: »Eine chirurgische Klinik ist in erster Linie ein Zweckbau, vergleichbar einer Fabrik zur Umwandlung von mit chirurgischen Leiden behafteten Menschen in Gesunde oder Gebesserte durch Fließarbeit am laufenden Band.«

Eingelöst wurden jedenfalls die drei von Kirschner für die Klinik erhobenen Forderungen nach Ruhe, guter Belichtung und Belüftung sowie Optimierung des Binnenverkehrs. Freilich konnte es nicht ausbleiben, daß der Fortschritt der medizinischen Wissenschaft und das Anwachsen der Nutzungsansprüche Eingriffe in die Bausubstanz und damit die architektonische Gestalt nötig machte. Die Neckaransicht wurde gravierend durch die ausgreifende Ummantelung der balkonbestückten Zwischentrakte des Krankenbaus verändert, die Nordpartie durch die Angliederung des großen kubischen Erweiterungsbaus der Jahre um 1970. Die Chirurgische Klinik von heute ist mithin nur noch bedingt die Schmieders und Kirschners, aber der Altbau ist – und bleibt wohl auch, solange die Klinik an diesem Ort weiterbesteht – bestimmender Kern der ganzen Anlage.

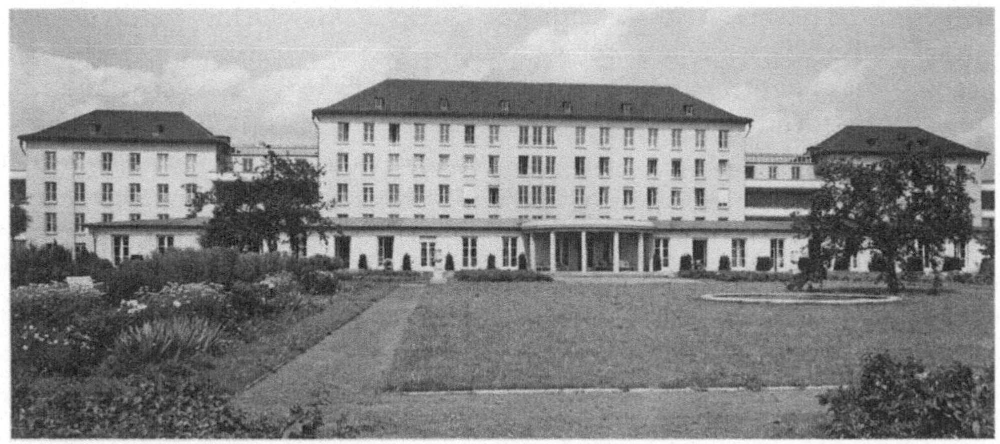

Abb. 7. Chirurgische Klinik in Neuenheim nach Fertigstellung von der Neckarseite aus

Interessanterweise haben sich in dem gerade auch im Inneren mehrfach restaurierten und modifizierten Gebäude Ausstattungselemente erhalten, die an die traurigste Periode der deutschen Geschichte erinnern. Die Wandbilder in den Hallen der Obergeschosse des Krankenbaus mit Szenen aus Heidelbergs Stadt- und Universitätsgeschichte mögen auf den ersten Blick eher harmlos anmuten, aber wenn man sich in ihre Entstehungsgeschichte vertieft, wenn man sieht, wie Kriterien politischer Wohlgefälligkeit die Auswahl der Künstler bestimmten, und wenn man sich die von der damaligen Theorie formulierte erzieherische Rolle der Wandmalerei vergegenwärtigt, ändert sich der Eindruck. Vollends enthüllen sich Erwin Spulers Keramikdekoration im ersten Obergeschoß des Behandlungsbaus und Emil Sutors Holzskulptur im Eingangsbereich des Hörsaals im dritten Obergeschoß als Zeugnisse eines ideologisch instrumentalisierten Menschenbildes. So stellt Sutors »Irminsul« die Gestalten von Mann, Frau und Kind in einen völkisch-heroisierenden Zusammenhang: Vor der germanischen Welt- und Lebenssäule demonstrieren der Mann mit dem Schwert, die Frau mit der Feuerschale und der Knabe mit der Lebensrute das Rollenspiel einer Familie, wie sie der mythisch aufgeladenen Phantasie damaliger Progagandisten entsprang. Nicht die Aufgabe einer Klinik, sondern ein angeblicher historisch-gesellschaftlicher Auftrag wird hier exponiert, und man wird fragen, ob solchen Bekundungen heute noch ein Daseinsrecht zustehen darf. Ich gehöre nicht zu den Anhängern der vielerörterten Meinung, daß nationalsozialistische Kunst um der historischen Aufklärung willen in die Museen gehöre, aber ich fände es falsch, bildnerische Relikte des Dritten Reiches dort zu tilgen, wo sie an ihren originalen Orten überdauert haben. Vergangenheit läßt sich durch Beseitigung ihrer Manifestationen so wenig auslöschen, wie sie sich durch Beschwörungsformeln aufbessern läßt; sie zwingt uns vielmehr zur Rechenschaftslegung.

Ich komme zum Ende. Die Heidelberger Chirurgische Klinik bezeugt, so jung sie für ein Bauwerk ist, auf vielfältige Weise Geschichte: Geschichte unserer Stadt, Geschichte unserer Universität, Geschichte einer gerade in Heidelberg ruhmreichen wissenschaftlichen Disziplin, Geschichte von Planungen im späten Kaiserreich und in der Weimarer Republik, Geschichte architektonischer Auffassungswandlungen, Geschichte der schließlichen Verwirklichung unter einem totalitären Regime, Geschichte der Umgestaltungen bis in unsere Gegenwart. Wenn man sich klarmacht, daß das Gebäude nur sechs Jahre älter ist als unsere Demokratie, will einem das alles kaum glaubhaft erscheinen. Aber eben dieses Faktum – daß die Klinik nämlich ihre Funktion ganz überwiegend in Zeiten des Friedens und Freiheit erfüllen durfte – ist Grund zu Freude und Genugtuung.